德国脊柱侧凸非手术疗法金标准

Dreidimensionale Skoliosebehandlung
Atmungs-Orthopädie System Schroth, 9/E

施罗特脊柱侧凸三维治疗 第9版

编著 / ［德］克里斯塔·莱纳特·施罗特（Christa Lehnert-Schroth）

［奥］彼得拉·奥纳·格勒布尔（Petra Auner-Gröbl）

主译 / 谢智子

［德］达维德·康拉德·莱尔（David Konrad Lehr）

译者 / （按姓氏拼音排序）

［德］达维德·康拉德·莱尔（David Konrad Lehr）

代希蕊　王萌萌　温翔列　谢智子　杨婷婷

ELSEVIER

北京科学技术出版社

Elsevier (Singapore) Pte Ltd.
3 Killiney Road, #08-01 Winsland House I, Singapore 239519
Tel: (65) 6349-0200; Fax: (65) 6733-1817

Dreidimensionale Skoliosebehandlung: Atmungs-Orthopädie System Schroth
9. Auflage 2021
Copyright © Elsevier GmbH, Deutschland. All rights reserved.
ISBN: 9783437464621

著作权合同登记号　图字：01-2022-1776

图书在版编目（CIP）数据

施罗特脊柱侧凸三维治疗：第9版 /（德）克里斯塔·莱纳特·施罗特，（奥）彼得拉·奥纳·格勒布尔编著；谢智子，（德）达维德·康拉德·莱尔主译 . — 北京：北京科学技术出版社，2022.7（2024.9 重印）
　　ISBN 978-7-5714-2234-9

　　Ⅰ . ①施… Ⅱ . ①克… ②彼… ③谢… ④达… Ⅲ . ①脊柱畸形 – 治疗 Ⅳ . ①R682.305

中国版本图书馆CIP数据核字（2022）第058473号

责任编辑：张真真	**网　址**：www.bkydw.cn	
责任校对：贾　荣	**印　刷**：北京捷迅佳彩印刷有限公司	
图文制作：北京永诚天地艺术设计有限公司	**开　本**：889 mm×1194 mm　1/16	
责任印制：吕　越	**字　数**：300千字	
出 版 人：曾庆宇	**印　张**：14.5	
出版发行：北京科学技术出版社	**版　次**：2022年7月第1版	
社　　址：北京西直门南大街16号	**印　次**：2024年9月第5次印刷	
邮政编码：100035	ISBN 978-7-5714-2234-9	
电　　话：0086-10-66135495（总编室）		
0086-10-66113227（发行部）		

定　价：160.00元

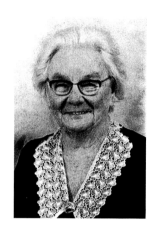

Katharina Schroth

1894 年 2 月 22 日—1985 年 2 月 19 日

因创立和实施施罗特疗法而被授予德意志联邦共和国联邦十字勋章。

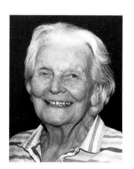

Christa Lehnert-Schroth

1924 年 12 月 8 日—2015 年 3 月 22 日

Christa Lehnert-Schroth 继承母亲的治疗理念，并将其与时俱进地深化发展。同时，她基于最真切的信念、高水平的能力及对于患者需求的深刻理解治疗患者。我们将本书归功于她对这份工作的热爱。毫不夸张地说，她用一生成就了三维呼吸矫形体系。

Dr.Petra Auner-Gröbl

第 2 版序言

脊柱侧凸的治疗问题，一直没有得到解决。即使是数十年的研究和日益复杂的治疗方法的实施也没有改变这一点。形态异常的矫正和矫正后效果的维持仍然是主要目标。通过大量的术前、术中和术后措施，可能可以达到这个目标。然而，矫形术后大部分脊柱被固定住是否就是理想结果？此外，除了矫形手术治疗的昂贵开销外，术后侧凸虽然从外观上被较成功地矫正，但伴随着僵硬的脊柱，这些患者的预期寿命是否比未接受矫形手术的患者的寿命更长？我们知道的仅是经过成功手术治疗后的患者主诉的愉悦生活。但是，由于缺乏广泛的纵向研究，术后脊柱的工作能力和承载能力如何并不十分清楚。最终能被证实的是：在很多情况下，个人主观动机的影响反而是第一位的。一些患者经过手术治疗重新回到日常生活中后，会质疑术前的决策。因此，所有对脊柱侧凸患者的身体和心理均有积极影响的治疗建议都应该被欢迎。

Katharina Schroth 女士本人也患有脊柱侧凸，她在 60 年前（译者注：1921 年）发明了一套治疗脊柱侧凸的特殊方法，并建立了一套受欢迎的系统，在她之前没有人以这样的形式、深度及成功率治疗患者。她制订了一套巧妙又有意义的运动计划——将骨盆作为脊柱侧凸动态矫正的基石，以骨盆在矫正末位的固定点为起点，从这个位置做脊柱伸展运动。当然，与此同时，肋骨旋转导致的凸侧（译者注：胸侧或背侧的凸起）也会因结合呼吸训练而得到显著的改善。最重要的理念是，这是一种功能性的治疗方法，可以帮助脊柱侧凸患者通过习得的方式、方法，最大限度地保持治疗效果。

Christa Lehnert-Schroth 女士（后文简称 Schroth 女士）传承着其母亲的奉献精神。20 多年以来（译者注：约自 1961 年到 1981 年）她在德国巴特索伯恩海姆领导、管理着一家强化治疗脊柱侧凸的专科疗养院，并将该疗养院发展成为一家受到国际认可的脊柱侧凸保守治疗研究所。1973 年，她的著作《施罗特脊柱侧凸三维治疗》问世。与此同时，这一治疗体系也得到进一步完善。再后来，这个治疗准则因"呼吸矫形学"的显著特性而被归类于辅助医疗领域，长期以来一直受到脊柱侧凸治疗专家们的认可，并一直得到建设性的批评。

Schroth 女士因该疗法的"三维治疗"原则而在医学机械理论中成为创立者，就像后来的 Cotrel 因 EDF（伸展－旋转－屈曲）治疗原则而成为突破性植入式脊柱器械奠基人一样。（译者注：Yves Cotrel，1925—2019，脊柱外科医师，他和 Jean Dubousset 发明了 Cotrel-Dubousset 脊柱内固定系统。）

Schroth 女士在她的脊柱侧凸治疗中采取主动干预措施，并通过简单的辅助工具来辅助具有高度个体针对性的训练。Cotrel 也通过绑带的辅助在伸展台上对患者进行被动牵引，后来他还利用石膏对患者进行固定，并使用栅栏式石膏胸衣来帮助患者呼吸，消除患者胸廓的畸形。

从开始到现在，Schroth 女士的工作一直得到临床的支持和协助，目前的临床协助者是公共卫生顾问 Otto Hundt 博士和 Karl Groß 博士。在第 1 版的前言中，Hundt 博士希望"这本书实现一个目标——为患者提供训练和生活上的帮助，并为专业人员提供在成熟体系内进行批判性洞察的机会"。作者在新版中进行了一定程度的重新编排，并在文字和图片方面进行了扩充。有一些治疗结果不仅有照片记录，还增加了影像学的结果。

当然，在施罗特脊柱侧凸治疗体系中并没有点石成金的"贤者之石"（译者注：存在于神话中的物质，同义词包括长生不老药、第五元素、万能药等）。显而易见的是，很大一部分的矫正在于姿势感觉的改善，视觉上明显的、继发性的脊柱侧凸部分可以通过主动矫正得到缓解。当然，这种方法也有其局限性，其对 50°（译者注：Cobb 角）以下的且尚在生长的骨骼具有较确定的作用。年龄较大的重度脊柱侧凸患者也对这种强化训练有积极的反应，但这些积极的反应都基于在施罗特研究所的住院治疗强度。这所专科疗养院给予患者团体经验并帮助患者建立对自身脊柱侧凸的认知，帮助脊柱侧凸患者避免产生病态的感觉，让患者拥有"专科的合作伙伴"。这些对所有患者来说是任何进一步的保守治疗、体操、体操器械甚至手术治疗的前提。

我们衷心希望 Katharina Schroth 女士的构想和 Schroth 母女对脊柱侧凸三维治疗体系的深入发展成果可以通过这本专著得到进一步普及。

K. F. Schlegel

德国埃森大学附属医院骨科教授、主任

德国埃森，1981 年 3 月

第 2 版前言

施罗特疗法针对脊柱姿势缺陷的三维医学体操概念经历了大范围的传播，其效果可以用惊人来形容。许多医生（尤其是像我们一样的矫形外科医生）发现，这种尚未在专业物理治疗学院中被教授的治疗方法，可以让对患者的治疗呈现出令人惊叹的效果。

对我们这些在施罗特疗养院工作多年的人来说，当看到那些因不良体态而忧郁沮丧的年轻人在几周后自信满满、容光焕发地参与复查时，常常很感慨。他们可以用自己的力量和努力来克服缺陷，这种感觉和认知给了他们希望，使他们对自己和环境的态度更加积极。

施罗特疗法是一种根据经验发展出来的治疗方法，当然，即使到现在，有些事情也还没有得到科学的论证。对我们来说，很难用 X 线影像来记录成功，因为我们之前很少有同一病例治疗前后的 X 线影像资料。

这种保守的运动疗法的成功取决于每日自我训练的时长和强度；它有不可控的风险，并且容易被当作生活的负担。

我们明确知道，这些治疗经验相关的科学依据尚不够充足。我们非常感谢大家的帮助和提醒，尤其感谢那些可用的和可比较的 X 线影像。

本书的再版、弹力带训练的推广以及腰骶侧凸类型的添加都证明施罗特体系会走出一条自己的路。

本书旨在为医生（尤其是物理治疗师）和患者提供指南和帮助，这也是为什么新版保留了基础概念。在联合医疗模式的指导下，我们将继续为施罗特疗法努力。

公共卫生顾问、外科医师 Otto Hundt 博士
矫形外科骨科医师 Karl Groß 博士
德国巴特索伯恩海姆，1981 年春

第8版前言

本书讲述了我的母亲 Katharina Schroth 在 1910 年代末创立的脊柱侧凸功能疗法。这种疗法与以往的物理疗法截然不同，它以一种全新的脊柱矫正体系对脊柱的错误姿势进行调整。该疗法有两个基本概念。

第一，脊柱的弯转和旋转练习要与一种特殊的呼吸技巧结合，肋骨充当杠杆臂。第二，激活凹陷处的不活跃肌肉。

2011 年是施罗特治疗体系建立 90 周年。它现在是一种经过深思熟虑、有确切依据的治疗方法，是成功的脊柱侧凸的保守治疗方法。施罗特治疗体系的特殊之处在于，在这几十年里，它的深刻性不仅丝毫未减，还基于最初的形式与时俱进地深度发展；而短短数十年中，瑞典式反弯曲训练早已失去踪迹，Klapp 的爬行训练也不复存在。

在这 90 多年里，施罗特疗法被越来越多地应用，我们的双手帮助了成千上万的国内外患者：施罗特疗法于 1955 年来到迈森（Meißen，德国中部），后来又到了西德。1961 年，我和我的母亲 Katharina Schroth 一起在巴特索伯恩海姆建立了一家疗养院，该疗养院很快发展为 Katharina Schroth 医院。1995 年，我们将医院移交给 Asklepios 连锁医疗进行管理。他们在巴特索伯恩海姆建立了一家很棒的、全新的 Asklepios Katharina Schroth 医院。在那里，久经考验的施罗特疗法被继续应用和验证。

在这段岁月里，很多来自世界各地的治疗师接受了施罗特疗法的培训，以尽可能地保证每位需要治疗的患者在其附近都能找到称职的治疗师。

1972 年，本书第 1 版出版，自那以后，这本书一直作为施罗特疗法的基础工具书。几十年来，随着治疗方法的发展，每个新的版本都进行了相应的扩展和更新。

在 20 世纪 70 年代，出现了一些"看起来和先前病例不一样"的患者。在那个时候，流行的是瑞典式反弯曲训练——将凹陷一侧的髋关节向外推。然而，突然间出现了一类患者，其凸侧的髋关节也在相对向外的位置，导致当时所执行的训练不再有参考价值。遗憾的是，当时我已无法与母亲讨论这个问题，唯一的解决办法是遵循施罗特疗法的原则，从下往上治疗脊柱侧凸，其目的是对当时发现的状况进行镜像矫正。于是我把向外的髋关节向内"收拢"，并在呼吸的帮助下把通常存在于对侧的腰部凸起向前、向上、向内旋转。这个方法奏效了，我们还对着镜子帮助患者进行行走训练。

曾有一位医生带着他的患者前来。当他将一张全脊柱的 X 线片给我看并向我展示如何进行 Cobb 角测量时，我突然意识到，突出的髋关节也会影响脊柱下部并将其拉向一边，因此造成腰骶部的脊柱弯曲。在 Schlegel 教授来访时，我向他展示了我们是如何研究对这种情况的矫正的，他对此很感兴趣，并建议我在 1981 年菲拉赫（Villach，奥地利）的医学大会上介绍这一情况，我也这么做了。此外，我在《家庭医学杂志》(*Zeitschrift für Allgemeinmedizin*) 上发表了文章《四曲型脊柱侧凸》(*Die Vierbogige skliose*)，文中也叙述了这一问题，该文章被纳入本书的第 2 版。

此外，我还询问了我们医院的治疗师是否可能对腰骶弯曲或四曲型脊柱侧凸做进一步的探究。Joachim Karch 先生当时和我取得了联系，说他很愿意负责这件事。从那时起，他研究了图书馆的解剖学以及生理学书籍，并在我们大量的患者身上进行检验、测量、拍照记录，以了解如何识别骨盆移位和扭转，同时研究如何使其归位。他还在患者足部和腿部发现了一些与骨盆移位和扭转有关的表现。他描述、说明了这些成果，并很高兴地将它们交给我。我也很荣幸能够把他的研究成果纳入本书的第 4 版。

后来，本书的第 7 版开始在国际上普及，并被翻译成多种语言。

应出版社的要求，本书的第 8 版进行了大幅调整，并提供更多的彩色插图。在修订第 8 版期间，我偶然遇到了来自格拉茨的同事 Petra Gröbl。她之前在 Asklepios Katharina Schroth 医院成功完成了物理治疗师的培训课程，并且非常详细地研读了我的书，因此她已经有了成功治疗患者的经验。此外，她对施罗特疗法投入了很多精力，甚至将脊柱侧凸作为她的博士论文题目。正因为这些，Gröbl 女士愿意帮助我将本书重新修订。在这个漫长的合作过程中，我们之间不断地通过邮件联系，直到最终将完稿交给出版社。

目前已修订完成的第 8 版已从根本上进行了重组：大幅修订旧版并创建了基于最新证据的章节，特别是关于病因学、分类和将矫正的姿势融入日常生活的主题。此外，还规范了不同的描述和术语，整合了 Asklepios 医院的继续教育课程内容，以及介绍在巴特索伯恩海姆进行继续教育的可能性（见第 12 章）。

对于最初的 650 多幅插图，我们保留了我们认为最不可或缺以及最基本的 160 幅插图。这些老照片展示了严重和极其严重的脊柱侧凸的治疗过程。幸运的是，现如今已基本见不到这样严重的患者了。然而，这类治疗成功的案例可以给人留下深刻的印象。大部分旧插图已被新的插图取代，这些插图更符合当今读者的阅读习惯，并使本版更具有吸引力和现代气息。

新照片是在格拉茨的 FH Joanneum 应用科技大学精心拍摄的。我们对运动和治疗按照顺序进行录像，再从中挑选最有意义的静止图像，并针对本书内容对其进行编辑。作品的拍摄是在整个专业团队的密切交流和互相信任下完成的，无论是患者、模特还是摄影师、治疗师，大家都非常专注和高效，同时这项工作也充满乐趣。

由于每一例脊柱侧凸都不同，本书尽可能地描述了各式各样的脊柱侧凸形式，以便每位治疗师都可以针对他们的患者找到合适的训练动作以作参考。当然，许多复杂的治疗方法以书面形式表达，阅读理解非常困难，但在实操过程中会进一步简化。

本书的目的在于将历史与当今现状、施罗特疗法的准则和现行标准相结合，对施罗特疗法进行描述。这样可以为治疗师提供专业的知识和指导，并使施罗特疗法作为迄今最好的脊柱侧凸保守治疗方法闻名世界。

我希望这本书可以在世界范围内发行——为所有正在寻找最佳保守疗法的脊柱侧凸患者谋求理想的治疗方法。

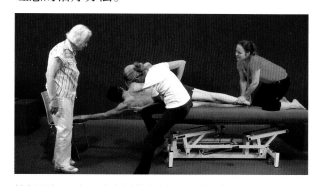

拍摄现场： 为了选取最优场景而深度协作

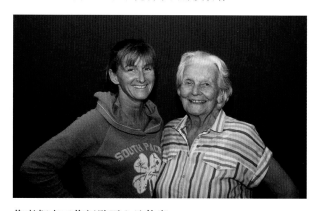

作者们在工作间歇开心地休息

脊柱侧凸认证培训的重要官方信息如下。

医院地址：德国巴特索伯恩海姆科尔察克街 2 号阿斯克勒庇俄斯卡特琳娜施罗特医院（Asklepios Katharina-Schroth-Klinik Korczakstr. 2 Bad Sobernheim Deutschland）

邮编：D55566

官方网站：www.skoliose.com

进修课程报名邮箱：e.mahler@asklepios.com

第8版致谢辞

我非常荣幸且满怀感激，因为我找到了 Petra Gröbl 博士，并且她帮我完成了修订本书这项重大的任务。除了对文本进行重新排列和编辑之外，Gröbl 博士将脊柱侧凸的科学部分带入了新版，并且参与组织拍摄，为确定拍摄地点做出了贡献，还在其他很多方面使这本书更加完善、更加适合现在的读者。这一切都花费了大量的时间，也融入了许多周全的考虑。因此，我向她表示由衷的感谢。

我的儿子，骨科医生 H-R. Weiß 博士，他一直在关注尚未进入青春期的脊柱侧凸患者的有效疗法。基于施罗特疗法研发出的矫形支具的不断发展和完善，使施罗特疗法得以在第三代中继续传承。我将他的一些相关照片和骨科指南纳入这本书，为此我要特别感谢他。

我还特别想再次提到 Joachim Karch 先生，他高度关注并参与了腰骶弯曲的阐述工作，并允许我将他对这一现象的进一步见解纳入本书，对此我表示感激。

当然，我也要对那些照片中的模特和完成了出色工作的团队表示由衷的感谢。荣幸的是，我们可以在格拉茨的 FH Joanneum 应用科技大学的房间里进行拍摄。在那里，我惊讶地发现，学校不仅给我们提供了房间，还给我们准备好了遮盖布和其他装备。我要感谢那些为此准备的工作人员以及其他为这项工作提供了帮助的人们。

必须一提的是参与本书文本编辑和审查的工作人员。首先，我要感谢 Sandra Käfer 女士的初步编辑和批评审查。我还要特别感谢出版社的工作人员：Rainer Simader 先生，尤其是 Ines Mergenhagen 女士。我总是不断地对他们提出新的要求，知识渊博而又耐心的他们一直陪伴着我修改文稿和编辑这个新的版本。我要感谢我们的"点睛之笔"——我们的编辑，Karin Beifuss 女士。

以上我提到的所有人都在这本书的创作中发挥了重要的作用，我相信这一版将再次受到读者们的好评与喜爱！

Christa Lehnert-Schroth
物理治疗师
2013 年秋于巴特索伯恩海姆
（Bad Sobernheim）

第 9 版前言

尊敬的读者们，你们好！

作为一名物理治疗师及教师，与脊柱侧凸打交道的时间越长，我对脊柱侧凸这个疾病的认知也就越深入，也更加认可施罗特方法。施罗特疗法，是一个不久就要过百岁生日的治疗方法，并且也是最与时俱进的方法！这次，借着编写契机，我冒昧地将目前的施罗特命名法补充到第 3 章中，并尝试将它与其他同类概念一并进行罗列。在修订的过程中，我常常想到 Lehnert-Schroth 女士。在第 9 版中，我们对她的脊柱侧凸三维治疗方法进行了最大限度的保留和还原，让大家也能接触到 Schroth 女士的想法和阐述。

我坚信，患者的依从性是获得满意的治疗结果的关键。希望这本书可以帮助所有对脊柱侧凸感兴趣的人更好地认知且更好地运用脊柱侧凸干预姿势，了解高效的治疗性练习，获得日常生活中切实可行的建议，并能长期有效地将其付诸行动。

Petra Auner-Gröbl 博士
2020 年 11 月于奥地利格拉茨（Graz）

阅读说明

　　为了使文字、训练顺序及训练结果更易理解，本书包含大量的插图。在一些插图中，我们增加了彩色的图形箭头，以便让单个训练元素更加突出。以下通过一张示意图进行进一步阐释。

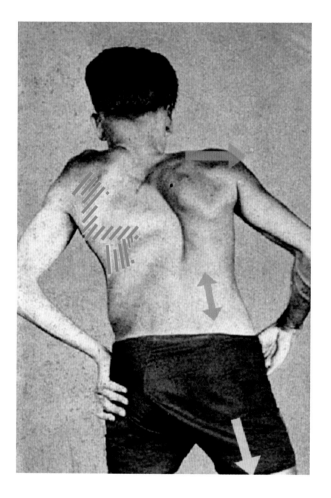

蓝色/青蓝色的阴影状斜线箭头	"旋转－角度"呼吸
橙色单向箭头	肌肉收缩，肌肉等长收缩下的紧绷
橙色双向箭头	肌肉紧绷（在矫正位被拉长的一侧的肌肉紧绷）
白色/浅灰色箭头	矫正动作或矫正活动的方向箭头

缩略语

3B（H）	dreibogige skoliose (mit hüft prominenz)	带有髋部突出的三曲型脊柱侧凸
4B（H）	vierbogige skoliose (mit hüft prominenz)	带有髋部突出的四曲型脊柱侧凸
a. p.	anterior-posterior	前后位
ASTE	ausgangsstellung	起始位
CT	computertomografie	计算机断层扫描
EMG	elektromyografie	肌电图
ESTE	endstellung	终末位
EVS	enge vorderseite	前侧狭窄
FBA	finger-boden-abstand	站位体前屈
GBL	geordnete bauchlage	矫正俯卧位
GRL	geordnete rückenlage	矫正仰卧位
GSL	geordnete seitenlage	矫正侧卧位
ISIS	integrated shape imaging system	综合形状成像系统
LL	laterale listhesis	侧向滑移
MVC	maximum voluntary contraction	最大自主收缩
p. a.	posterior-anterior	后前位
PS	paketseite	T 侧
PWC	physical working capacity	体力劳动能力
RMS	root mean square	均方根
ROF	range of flexion	屈曲活动范围
SchwS	schwache seite	弱侧
SchwSt	schwache stelle	弱点
SIAS	spina iliaca anterior superior	髂前上棘
SIPS	spina iliaca posterior superior	髂后上棘
SOSORT	society of scoliosis orthopaedic rehabilitative treatment	脊柱侧凸矫形康复治疗协会
SpL	spondylolisthesis	脊柱滑脱
TP	transitional point	过渡点

参考图片

本书中所有插图都在图注的方括号中标注了来源。

A400–190 德国，慕尼黑，G. Raichle, Ulm 与 Reihe Pflege 合作 , Elsevier GmbH, Urban & Fischer Verlag。

L143 德国，柏林，Heike Hübner, Berlin, 参考 M616。

L157 德国，吕贝克，Susanne Adler, 参考 M616。

G049 HR Weiß：Befundgerechte Physiotherapie bei Skoliose 2. Aufl. München: Pflaum Verlag; 2006.

M616 德国，巴特索伯恩海姆（Bad Sobernheim），由 Christa Lehnert-Schroth 提供。

W858 奥地利，格拉茨（Graz），FH Joanneum Gesellschaft mbH。

目录

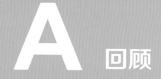

A 回顾

A

第1章 | 施罗特呼吸矫形体系的发展

Katharina Schroth 女士，1894 年 2 月 22 日出生于德国德累斯顿，年轻时患有脊柱侧凸。像许多脊柱侧凸患者一样，她也因为变形的身体遭受着精神上的痛苦，尤其是不得不穿着矫形支具。这种支具限制身体活动，但是并不能达到预期的治疗效果。

当时这种疾病还没有相关的主动治疗手段。Katharina Schroth 渴望不依赖支具而恢复笔挺的脊柱。后来一个部分凹陷的橡皮球通过充盈空气又恢复原来的形状给了她启发，她下定决心要按照这个原理来改变自己的身体。

在脊柱侧凸患者身上，橡皮球的凹陷处对应的是身体的凹面。这一认识指引着她通过向凹陷侧吸入空气来填充身体的凹陷。不久，依靠这充满创造性的想象力，通过有条理的思考和坚持不懈的练习，她获得了初步的成功。

通过在练习场地两侧安装的镜子，她可以更直接地观察练习的结果：右侧胸廓的中间部分是她最主要的肋骨隆起，但是它会随着向左侧的吸气而变得平缓。这时她发现：没有所谓的凸起，只有旋转的肋骨！这些旋转的肋骨可以转回到正常位置上。从此，脊柱侧凸不再是命中注定，而逐渐成为一种可以通过合适的方式治疗干预，甚至可能被治愈的疾病。

一个又一个的新发现随之而来。比如胸廓的后侧有凸起，那么对应胸廓的前侧就正好会有扁平。这指引着她让这一侧扁平的胸廓通过呼吸充盈起来，同时她也感觉到右侧后方的肋骨凸起逐渐变平。也就是说，如果前侧得到"归位"，那么后侧同时也会"归位"。她身体的左侧前方也有肋骨的隆起，这个隆起虽然不能被她推回去，但通过向左后侧填充空气，前面的这个隆起可以

变平。旋转呼吸法就此被发明出来！当身体的某一处发生了正确的变化时，其他部位也会不由自主地得到矫正。

然后她意识到，躯干部分是由骨盆带、胸廓和肩胛带这 3 个相互叠加的部分组成的，并且这 3 个部分在她的身体里是相对扭转的（之后她在自己的患者身上也发现了相同的问题）。现在要做的是逆转躯干的扭曲旋转，并正确地运用肋骨杠杆使扭曲的脊柱再次扭转回去。这意味着接下来需要将 3 个隆起的部位移平，并将 3 个凹陷的部位重新充盈起来。

在此期间，她已经是德累斯顿拉科（Rackows）贸易和语言学校的一名教师。她的同事们很快注意到她身体上的显著变化。在真正的巡回演讲之前，她完成了解剖学的深入学习，并请医师（德累斯顿的 Sentkowsky 博士）为自己核验已积累的解剖认知。之后她又在德国各地开设课程。1921 年结婚之后，Katharina Schroth 定居于易北河畔的迈森（Meißen）（图 1.1）。不久，她就开始为国内外的脊柱侧凸患者进行治疗并以不懈的理想主义精神努力工作。

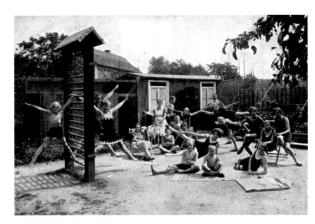

图 1.1 1924 年，迈森的露天训练场地。Katharina Schroth 当时 30 岁，坐在她的患者中间 [M616]

年复一年，新的知识不断产生，"呼吸矫形学"不断发展。Katharina Schroth 通过每一个特殊病例完善自己的知识理论（图 1.2）。不久，她不断地被各类研讨会邀请。早在 1925 年，《医疗政治评论》（*Medizinalpolitische-Rundschau*）就发表评论称，施罗特疗法在治疗脊柱侧凸方面具有划时代的意义。

随后她在德累斯顿的 Erna Graf-Klotz 接受了 3 年功能体操和运动的系统培训，并于 1927 年以 1 分（优异）的成绩毕业。在培训中，她熟悉了当时已知的所有体操系统。此外，她师从 Mary Wigman（译者注：Mary Wigman 是德国舞蹈家和编舞家，被誉为无足尖鞋的表现主义舞蹈、舞蹈疗法和运动训练的先驱。她被认为是现代舞史上最重要的人物之一，是德国魏玛文化中最具标志性的人物之一，她的作品因将最深刻的生存经验搬上舞台而受到称赞。）在德累斯顿 Palucca 舞蹈学院学习了一年舞蹈。她还在德累斯顿学会了瑞典体操。

通过这些课程，她确信，当下她的脊柱侧凸治疗理念虽然有一定的理论基础，但是不够系统，并不能为"弯曲的脊柱"带来预期的成功。在这样的背景下，Katharina Schroth 女士通过对自己的身体和她的患者的练习效果进行深入观察来寻找规律，发展出一种适当的姿势调整运动，从而为脊柱侧凸反向扭转回到原先的位置创造条件。

第二次世界大战之前这种方法在上西里西亚（Oberschlesien）就已得到应用。当时，在兴登堡（Hindenburg），专家委员会进行了一场大规模的针对各类疗法的对比实验研究。施罗特疗法在对比研究中显示出最佳效果：施罗特疗法和其他治

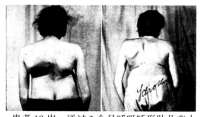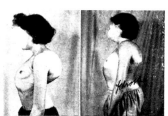

患者 19 岁，通过 3 个月呼吸矫形肋凸变小。之前持续接受矫形专科干预约 10 年。
（原始照片）

免费的空气、阳光照拂生病的骨骼！

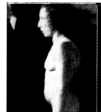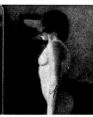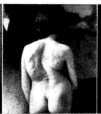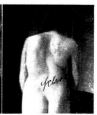

患者 16 岁，6 周呼吸矫形前后的对比

个人定制的骨骼训练！

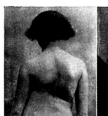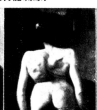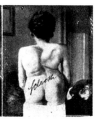

3 年呼吸矫形前后的对比，之前接受 4 种干预 5.5 年，从 1 级加重至呼吸矫正前状态

患者 33 岁，接受了 2.5 个月的呼吸矫形。从 1 岁起接受矫形专科治疗，现在不再需要矫形支具，已摆脱严重疼痛，可以工作

1 个月课程 100 马克　　　　　　　　住宿每个月 90 马克起
1 周课程 35 马克

Katharina Schroth 原创的新的呼吸矫形疗法
迈森，Bosel 路 52 号

图 1.2　1925 年的宣传页 [M616]

疗方法之间存在着巨大的差异，以至于所有其他参与对照实验的教师都要按照施罗特疗法进行再培训。Wilhelm 教授和 Gebhardt 教授在 1934 年证实了该方法的成功。

受德意志民主共和国（原东德）内政部门的委托，卫生部和萨克森州社会保险机构对该方法进行了为期 3 年的测试，做出"必须向更多的患者提供这种方法"的决定，至此 Katharina Schroth 女士的个人理论得到了国家层面的认可。

1955 年，Katharina Schroth 女士搬迁至西德。1961 年，她在巴特索伯恩海姆建立了一家现代化的疗养院。从那时起，许多国内外的患者接受施罗特疗法的干预成为可能。

因为这种有深度且成功的疗法是在欧洲大陆首创的，为了表彰 Katharina Schroth 女士的杰出贡献，1969 年她被授予德意志联邦共和国联邦十字勋章。

Katharina Schroth 女士与矫形外科医院和社会保险机构建立了良好的合作关系，这对诊治患者和疗养院的进一步发展做出了非常大的贡献，笔者在此表示感谢。

Johannes Heitland 和 Erhard Schulte 于 1976 年在明斯特（Münster）的 Westphalian Wilhelms（威斯特法伦威廉）大学撰写了他们的毕业论文——《立足社会教育学的青少年脊柱侧凸患者的社会心理学观察》。二人对巴特索伯恩海姆的 Katharina Schroth 医院的患者进行了为期 4 周的小组和个人采访调研，并做了详细的记录。

1979 年，Andreas Prager 在美因茨大学（Johannes-Gutenberg-Universität zu Mainz）提交了他的口腔医学博士学位的毕业论文——《对脊柱畸形和颌骨异常之间的相关性研究》。这些研究大多数是在巴特索伯恩海姆的 Katharina Schroth 医院的患者身上进行的。研究结果表明，几乎所有患者的口腔都存在异常。观察结果如下：深覆𬌗、错𬌗、下颌拥挤、前部拥挤、后部拥挤、下颌骨尖型牙弓、尖颌、前开颌、侧开颌、前交叉咬合、中线移位、下颌前突、下颌后缩、牙缝过

大、后牙错位、牙齿拔除、口齿不清。假设这两方面之间的确存在因果关系，那么结论可能是：脊柱损伤易引起咬合异常。笔者发现狭口或者尖口的儿童，尤其是上颌突出的儿童，也伴随口呼吸。

1983 年，布鲁塞尔大学的 Angela Blume 提交了其毕业论文《施罗特疗法——脊柱侧凸患者在特定施罗特训练中第 7 颈椎与第 4 腰椎之间距离长短变化的实验性调查》（*De Schroth-Methode. Experimenteel onderzoeg naar de lengteverandering van de afstand tussen de zevende cervicale en de vierde lumbale werwel bij skoliosepatienten in enkele welgekozen oefeningen volgens Schroth*）（译者注：原文为荷兰语）。在这之前她对 Katharina Schroth 医院的患者进行了为期 4 个月的测量，证实了施罗特训练对脊柱的矫正效果。

1981 年 5 月 17 日，Katharina Schroth 在巴特索伯恩海姆举行了庆祝自己从业 60 周年的仪式。仪式上医院的矫形外科医生 Groß 先生在祝辞中提到：从 16 世纪起人们就开始用各种设备及方法尝试治疗脊柱侧凸，到 19 世纪初，已经研发出许多训练设备及矫形体操；然而，根据目前的知识，当时传播的方法并没有充分考虑到脊柱弯曲的病因和病理过程，"尽管做出了一切努力及值得称赞的完整工作，但脊柱侧凸治疗的成功率仍然为零，这恰恰也是 Schroth 女士凭直觉开始探索的领域，凭借着她的努力，她在物理治疗的工作中融入了脊柱侧向弯曲必然导致椎体旋转这一理念。"

当时的德国骨科和创伤学会轮值主席、脊柱侧凸研究协会（同时也是美国骨科学会）的成员 Brussatis 教授表示："现如今的一个事实提醒各位，对脊柱侧凸成因的认知仍然是个巨大的且没有得到完全解决的问题……但是，在经历了这样一个休耕期和荒芜期后，在经历了几百年以来的尝试和失败后，我们终于掌握了这些脊柱的变形和运动过程的相关三维知识，这是一项极其重大的发现，具有里程碑意义，并且应该最大限度

地在治疗中运用。……我认为，人们最应该从您的治疗方式中认识到的是，您在一个被我们认定已经无法改变太多的情况中仍然坚信并且为之付诸所有努力。从功能性身体适配调节出发，尤其是从呼吸功能出发，继续帮助这些患者；也从心理学出发，在他们面临严重的残疾时仍然在多方面鼓舞他们并给予支持。当我们把您毕生著作的思路重现时，我们非常清楚要感激您什么。我们也非常清楚，我们未来的路是什么，那就是三维治疗……"

以上这些很清楚地表明，现代主流医学将施罗特疗法作为引领未来方向的保守治疗脊柱侧凸的手段。

1983 年 2 月，为了表示对施罗特疗法创始人的尊敬，该疗养院被重新命名为 Katharina-Schroth-Klinik 医院。Katharina Schroth 女士于 1985 年 2 月 19 日长辞人世。

B 脊柱侧凸

第2章 | 脊柱侧凸的基础知识

2.1 定义

注意

"脊柱侧凸一般是指脊柱的侧屈旋转并伴有胸腔的扭曲以及脊椎在矢状面上的紊乱排列。"（Weiß, Rigo und Rovenich 2006: 48）

"脊柱侧凸"这个词来源于古希腊语（σκολιòς, scolios，其意为"扭曲"）。在矢状面上，它是指胸椎和腰椎的反向位移。在冠状面上，它是指脊柱的侧向弯曲且伴随椎体的同向旋转。脊柱通常形成几个相对方向的弧形，它们相互代偿，以维持身体的平衡（图 2.1）。

2.2 脊柱侧凸的成因

大多数脊柱侧凸的原因未知，因此被称为"特发性脊柱侧凸"。在青春期人群（平均年龄为 11~12 岁的群体）中，脊柱侧凸会有显著恶化的风险。在这个年龄段，女孩脊柱侧凸的发生率为 2.22%（Wong 等人，2005），比同龄男孩高了 4 倍。其他引起脊柱侧凸的原因是一些已知的疾病，例如神经源性疾病。

2.2.1 脊柱异常的原因

引起脊柱侧凸的原因有很多（Porter，2001）。讨论的范围从由遗传易感性、神经脊髓系统发

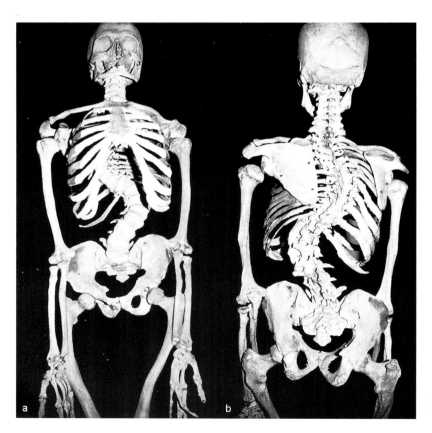

图 2.1 脊柱侧凸患者的骨骼 [M616]
a. 正面观
b. 背面观

育迟缓导致脊柱与脊髓生长脱节而产生的剪切力到中枢神经系统的变化等。以上致病因素均有可能，但是并不能充分解释致病原因（Porter，2001）。

不同的学者还探讨了引起脊柱侧凸的原因是否来自椎体本身，即椎体的发育相较于椎弓更快。Guo 等人在 2003 年的文献中表示，这是一种原发性的发育障碍，椎体前部比后部更高，导致脊柱矢状面的形态改变，即后凸曲度变小。

随后 Porter（2001）描述了脊柱侧向弯曲发展的同时伴随椎体的旋转。一般情况下，脊柱形成多个对立曲度的弧线并相互代偿以保持姿态稳定，而椎管的形成会选择最短的路径，这意味着脊柱侧凸患者的脊髓长度与健康人相比更短（Porter，2000）。

Porter（2001）用生物力学模型来描述这一现象。为了形象地说明，他使用一根管道来代表椎体，用一根电线来代表棘突及连接它们的韧带。当电线被缩短时，管道出现了侧弯和旋转，就像脊柱侧凸一样形成了显著的 S 形的摆位。

另一个学派倾向于以下观点，即躯干的不对称源于头部处于不正确的位置。Von Piekartz（2005）提出了以下理论：如果在婴儿时期出现了头部关节及颈椎的不对称，整个脊柱便会随之变得不对称。如果任其发展，不仅运动功能的发展受到影响，其（脊柱）邻近的关节如骨盆、髋关节的功能也会受到影响。除此之外，还会出现异常的姿势控制。在 Mirtz 等人（2005）的研究中，他们将这些观点视为特发性脊柱侧凸发生和发展的基本理论。由于在脊柱侧凸发展的初期多伴有矢状面上的扁平化，因此恢复胸椎的后凸和腰椎的前凸非常重要。根据 Weiß 和 Rigo（2006）提出的训练方法，需增加脊柱侧凸患者的腰椎前凸，以便实现下胸椎的后凸。

Kouwenhoven 等人于 2007 年提出将椎体在横轴上的旋转称为旋转不稳定。他们认为持久的剪切力会导致椎体变形，这将会进一步增加沿着椎板的平移运动力（图 2.2，2.3）。

椎体和脊髓的生长速度差也值得进一步研究和思考。Chu 等人（2008）和 Porter（2000）认为，如果其长度出现发展的失衡，特发性脊柱侧凸可能因此而产生。Chu 等人在 2008 年提出了亚临床神经轴紧张的观点，因此神经松动也可以作为脊柱侧凸的物理治疗的补充。

中枢神经系统的改变在特发性脊柱侧凸的发展中的作用是有争议的（Guo 等人，2003；Kouwenhofen 和 Castelein，2008；Lowe 等人，2000）。假设 Liu 等人（2008）所述成立，则身体平衡感知训练就可以成功干预亚临床的运动感知功能障碍；然而 Lowe 等人（2000）在对舞者的研究中发现，从事那些要求具备较高身体控制

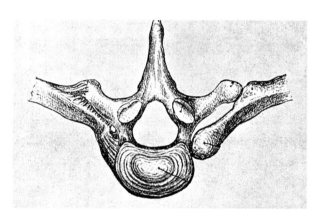

图 2.2 从足侧往头侧看肋骨与胸椎的连结。左边有韧带连接，右边没有韧带连接

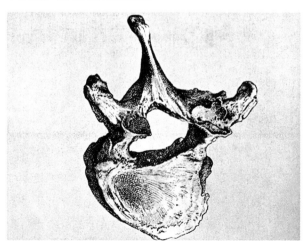

图 2.3 严重的胸椎后凸、脊柱侧凸产生的压力和拉力对软骨质造成的影响

能力（协调性和平衡性）的运动的人群也有可能罹患脊柱侧凸。

注意

虽然如此，根据现有的文献，仍应改善脊柱侧凸患者的运动感知功能。

2.2.2 筋膜的作用

肌筋膜系统是由筋膜、肌肉、神经和血管所组成的网络，它塑造了躯体，也使躯体整合活动成为可能。筋膜遍布全身，它位于肌肉之间以及肌肉外，如在肌纤维的肌内膜、肌纤维束的肌周膜中，在脑膜中，在外周神经的内膜、中膜和神经外膜以及囊膜中。

Greenman（2005）把筋膜大致分为3层：浅层筋膜、深层筋膜和浆膜下的筋膜。深层的筋膜包裹并分离肌肉和内脏，对维持肌肉和内脏的形状和功能有巨大的帮助。Dölken（2002）将筋膜和关节囊描述为由韧性强、形状不规则的结缔组织构成，它们可能会导致制动后活动受限。拉伸时环层小体（帕奇尼小体，Pacinian corpuscle）被激活，后者是一种可以控制身体活动的本体感受器（Schleip 等人，2005）。超出组织本身长度的活动可以消除组织的阻力，因为老化的胶原纤维可以借此被代谢，同时产生新的胶原纤维（Dölken，2002）。根据 Paoletti（2001）所述，筋膜系统构成了一个完整的、从头到脚遍布各个层面（肌肉、血管、神经、器官）、不间断的组织单元。筋膜在骨骼的附着部分不应被视为中断结构，其起着维持连续性的作用，也是筋膜发挥作用的中继站和过渡区间。因此，筋膜不仅包裹人体的各种结构，还深入内脏并提供支持。

从整骨的角度来说，筋膜系统在脊柱侧凸的青少年患者中有了新的意义。Schleip 等人（2005）表示，他们在人体内的筋膜中检测到收缩元素。他们在人体标本的腰筋膜区域通过免疫组化等方式发现了堆积的肌成纤维细胞。因此，

假设该收缩元素在活体中也适用，这样的收缩力将可以影响肌肉骨骼的活动模式。Schleip 认为，在人体内肌成纤维细胞的浓度存在明显的个体差异。筋膜的收缩能力似乎可以通过增加运动量来加强，这种肌肉张力可以维持数小时，这意味着筋膜也可以承担稳定脊柱的作用（Schleip 等人，2005）。

Simmonds 等人（2012）认为，像运动一类的刺激或者深层组织技术可以激活机械感受器，从而增强对中枢神经系统的传入刺激。

Stecco 等人（2008）在他们的解剖研究中证实，肢体深筋膜的表层有大量的神经支配和血管供应。根据 Budgell 和 Polus 在 2006 年的研究，针对在此深度的上胸椎手法可以影响自主神经系统。他们在研究中发现，针对胸椎的快速手法在试验组中导致心率变化（意味着交感神经反应延迟）。黏弹性组织可以存储能量，在负荷后可以恢复到原来的形状（黏弹性变形）。如果组织被持续拉伸，称为变形，在一定时间后组织的张力会下降（张力松弛）（Alter，2004；Diemer 和 Sutor，2007）。

Alter 于 2004 年指出，肌腱、筋膜、韧带和关节囊这些结缔组织都可以限制活动。结缔组织的这种能力可以解释生物力学上的现象：结缔组织的弹性不对称，使附着的骨骼更容易向一侧平移，接下来自然会引起相应的骨骼旋转，从而进一步促进结构形态的变化。

综合以上论点，又出现了一个问题：为什么胸椎侧凸经常发生在右侧呢？Kouwenhoven 等人于 2006 年发现，即便是没有脊柱侧凸的普通人，在胸椎的第2~4节段都有约1°的左旋趋势，而在胸椎的第6~8节段有右旋的趋势，右旋角度最大为2°（Kouwenhoven 等人，2006）。从解剖学意义上，筋膜和膈肌的张力是不对称的，因此肌肉骨骼运动系统会有一定的正常运动偏差。早在1984年，R. A. Dickson 就给出了一种可能的解释，第5到第8胸椎椎体的向右旋转与在该位置的降主动脉及其搏动相关。Kouwenhoven

等人（2007）在研究中对 37 名没有脊柱侧凸但是存在内脏异位的受试者进行了横切面的磁共振检查。内脏异位是一种罕见的、但不属于疾病的现象，即器官在体内另一侧镜面反转。研究发现这些受试者的椎体旋转方向与无脊柱侧凸且器官位置正常的人相反。

Paoletti 于 2001 年指出，腹膜韧带分为两层，其有固定或稳定内脏及相连组织结构的功能。由于筋膜束从内脏延伸到全身，因此，任何病理性的张力都可以通过筋膜系统扩散（Barral，2002）。例如，肝脏的病理性张力可以影响颈椎、胸椎和肋骨的位置。Barral 和 Mercier（2002）解释称，这是因为器官本身失去运动能力。通过这一点，他们了解了器官本身的运动能力紊乱。与 Preuße 和 Giebel（2009）所描述的活动性有区别，后者指的是发生在冠状面、矢状面以及水平面，并且是由呼吸时膈肌的运动影响器官而产生的运动。

肝脏的裸区与膈肌相贴，是镰状韧带、三角韧带和冠状韧带的交汇处（Helsmoortel 等人，2002）。镰状韧带向下延伸到脐部以及膀胱，将其与膈肌相连（Bills 和 Moore，2009；Liem 等人，2005）。在休息时呼吸，膈肌挤压腹膜内器官，有促进血液流动的作用。如果其中一个器官由于失去张力而有一定的下降，会对膈肌产生机械性刺激，膈肌会被牵拉着一起下降，从而导致膈肌顶部的不对称（Helsmoortel 等人，2006）。

根据 Hodges 等人 1997 年的研究，因为膈肌腰部及膈脚与腰椎相连接，所以其可对姿势和运动产生直接影响。因此，他们认为膈肌有稳定躯干的功能，并且通过肌电图（EMG）测试，排除了与呼吸节律的关系后，可证实肩部的屈曲运动会导致膈肌肋区张力增高。这种张力的升高与腹横肌的预先激活收紧几乎同时发生。Hodges 等人于 1997 年得出结论：膈肌这种预参与的能力来自中枢神经。手臂活动越快、活动范围越大，膈肌的张力增加得越多，哪怕屏气，手

臂的活动仍然可以进行。肝脏与第 8 至第 10 胸椎相连（van den Berg，2005）。Barral 在 2002 年描述了一位肝脏活动受限的脊柱侧凸患者，患者会轻微向前及向右弯曲脊柱以减少包膜的张力。他还描述了第 7 至第 10 肋骨区域的特征性的肋骨活动受限和触痛。

注意

> 如果一个器官失去弹性、活动性和能动性，整个筋膜系统就会失衡，这可能导致远端出现症状（Barral，2002）。

是什么引起筋膜的不对称牵拉（暂时先不去想病理过程）？Fossum（2003）描述了筋膜在保持姿态方面的特殊功能。因此，当出现体态问题的时候，筋膜会显示出相应的变化，足底筋膜、腰背筋膜、臀部筋膜和颈部筋膜等都会受到影响。根据 Fossum 的说法，筋膜在受到牵拉或者机械应力的时候会变厚，从而影响肌肉和关节的功能和结构。他还描述了张力异常的激发因素：异常肌肉活动、姿势变化引起的骨骼间位置的相对改变、内脏活动 / 位置的变化、椎体间急性或慢性改变（身体功能障碍）、姿势障碍和肌骨压力模式、情绪影响、瘢痕和粘连（术后、感染等所致）。

注意

> 物理治疗干预的第一步是了解病史。不幸的是，在儿童的日常生活中，单侧的活动和休息姿势问题以及缺乏运动，经常引起脊柱的轴线偏移。笔者发现，儿童的世界总是不对称的，他们睡觉有偏好的一侧，钟爱的玩具总是拥有优先级，对他们来说这些比正确的生理姿势更加重要。吃早饭时、在学校时、在电脑前或者看电视时的坐姿已经表明，他们已经习惯对某个方向的偏好。

并非所有的人体筋膜系统都会有相同的反

应，但是许多年轻的身体都会对这种"偏好"产生反应。例如长时间跷二郎腿坐着，这种坐姿就会被中枢神经记住，使身体习以为常，为不对称打下基础。如果这种模式保持不变，那么这种不对称的负荷便会形成恶性循环，诱发结构性变化。

建议

通过询问"最喜欢的姿势"，迈出识别诱发机制的第一步。矫正治疗非常简单，对年龄小的患者来说没有明显不便，却非常有效。

2.3   骨科矫形学的分类

2.3.1   传统的测量方法

到目前为止，最为常见的检查脊柱侧凸的办法仍然是依靠专业检测者的眼睛。这种方法可以发现功能缺失及脊柱矢状位偏移带来的异常应力机制。在前屈测试中，患者需要缓缓地向前弯曲脊柱，同时双臂自然下垂。观察患者背部的轮廓，如果出现不对称，则试验结果呈阳性。这种临床检查方法是非常容易操作的。

Rinsky 和 Gamble（1988）称，在学校进行体格检查时，脊柱旋转不对称的问题很容易被检测出来。然而，在关于学校筛查脊柱侧凸的研究中，Karachalios 等人（1999）发现这种测试法存在假阳性和假阴性的结果，他们认为假阴性是筛查工具不会有的错误。

Cóté 等人 1998 年的研究结果显示，前屈测试更适合筛查胸椎侧凸（敏感度为 73%，特异度为 68%），检测腰椎侧凸的敏感度为 92%，特异度为 60%。评定者信度数据：胸椎侧凸为 k =0.61，腰椎侧凸为 k =0.29。这些都显示，获得排除测试者因素的结果非常困难。

脊柱侧凸水平仪可以用来测量脊柱旋转，但误差率非常高，平均测量误差至少有 4.9°（Cóté

等人，1998）。Weiß 和 Rigo（2006）将这种测量方法评价为有经验者监测脊柱侧凸进展的有效手段。而 Börke（2008）则对脊柱侧凸水平仪的准确性和重要性进行了批判，他们认为首次发现的脊柱功能减弱不能通过静态记录进行判断。脊柱侧凸水平仪仅适合经验丰富的检查者已经发现的脊柱异常使用。

在物理治疗中，脊柱侧凸变化的初次记录对功能随访至关重要。从侧面拍摄儿童的最大伸展位、中立位和屈曲位是确定脊柱在矢状面上的活动度的一个有效方法。奥特征（试验）就是对胸椎伸展程度的一种测量：在患者站立的状态下，在 C7 棘突足侧 30 cm 处做标记，当身体前屈时，距离变化为 2~4 cm，而当身体后伸时，距离变化最多为 2 cm。朔贝尔征（试验）是对腰椎活动范围的一种测量：在腰椎棘突头侧方向 1~10 cm 做标记（译者注：常规方式为选取 L5 棘突向头侧 10 cm 处做标记），当身体前屈时，距离应增加 5 cm，在身体最大限度地向后伸时应减少 8~9 cm。朔贝尔 – 奥特征（试验）是这两种测试的结合。Buckup（2000）用该测试进行整体脊柱最大屈曲（手指到地板距离测试，又称 FBA 测试）、直立姿势、最大后伸情况的测量。在站立时朔贝尔 – 奥特征（试验）的常规测量会出现以下问题。

- 在试验中，非常多的孩子显示出站立位位置侧移（问题）。
- 测量结果经常出现不同的数据。
- 既没有评定者间信度，也没有评定者自身信度。

根据 Dvorak 等人 1997 年的研究，下段胸椎的节段运动范围要大于中段胸椎和上段胸椎。这些数据可以对最大屈伸度之间的活动范围进行评估：胸椎 11/12 1.28 cm，胸椎 10/11 0.98 cm，胸椎 6/7 0.58 cm，胸椎 3/4 0.48 cm。

脊柱侧凸的主要曲度通常位于第 9 胸椎和第 10 胸椎之间。这种过渡对于下段胸椎在特发性脊柱侧凸的发病机制中发挥作用很重要

（Schmitz 等人，2000）。根据 Weiß（2004）的说法，这一现象的特点是矢状面轮廓的整体减小，这一点绝对值得关注。下段胸椎缺乏活动性和后凸减少会导致腰椎前凸减少甚至后凸。因此，在早期诊断中就应注意这种偏差。如果没有注意到这一点，后期则必须努力在冠状面和水平面矫正脊柱侧凸，矫正有着不可预测性，且在功能上进行干预也是相对低效的（Weiß，2004）。

大多数情况下，使用最广泛且最公认的方法是传统的 Cobb 角测量。脊柱侧凸的扭转偏差（旋转）是根据 Clyde Lester Nash 和 John H. Moe 的简单方法或 Anthony John Raimondi 的精确方法确定的。这两种检测方式都以 X 线片为基础，这样可以减少额外的辐射伤害。

Cobb 角的最初测量方法是在 X 线图像中确定棘突的位置，测量其与椎体中心的位置偏差，并根据棘突的方向确定旋转的角度。Lam 等人（2008）对这种方法持批评态度，因为棘突可能弯曲或发生其他形状的改变。

根据 Nash 和 Moe 的方法，定位的中心是椎弓根，定位点由此更接近椎体，也因此更接近旋转点。椎弓根的变形程度远低于棘突，且对测量结果的影响更小（Nash 和 Moe，1969）。Lam 等人（2008）指出，在椎体旋转超过 30° 时，凸出侧的椎弓根难以确定，这会导致测量数据过高。Weiß（1995）考虑到测量旋转的方式，更偏爱使用 Raimondi 模板，他认为这种方式易于操作，且测量准确度较高。这种测量形式要首先确定待测量椎体的宽度，并在此椎体头侧寻找凸面椎体的边界，以此可以测量椎体旋转的角度。Weiß 表示，旋转达到 30° 的情况下也可读取可靠数据。Shea 等人（1998）描述，当在计算机辅助下进行测量时，在本质上讲该测量更加可靠，在统计学上明显优于人工测量。不过人工测量也非常准确，其评定者间数值的平均变化为 2.6°。Shea 等人也发现数字化 X 线图像的其他优势是，它们可以非常容易地进行转换，还可以将早期和后期的图像进行比较。

2.3.2　现代的测量方法

Krismer 等人（1998）用 Aaro 和 Dahlborn 的方法对椎体旋转进行计算机断层扫描（CT），将椎孔后部的中心与椎体的中心相连，这条线与矢状面之间的角度代表着椎体旋转的情况。如果椎体正好处于矢状面和冠状面（Krismer 等人，1998），这种图像就能提供非常好的评估可能。Kawchuk 和 McArthur（1997）以及 Lam 等人（2008）认为这种方法存在一些弊端，因为 CT 非常耗时，且费用高昂，同时对患者来说，CT 带来的辐射伤害也明显高于常规的 X 线检查，测量结果与其他方法相比也不尽如人意。另外，由于拍摄必须是在仰卧位进行，因此测量结果与站立位时的结果会有不同。

然而，好的拍摄技术和相应的较大时间间隔可以相对降低辐射伤害。这一点尤其重要，因为众多处于青春期的患者的组织容易受到电离辐射的危害（Cóté 等人，1998；Doody 等人，2000）。Doody 等人（2000）的研究中，将 5000 多名脊柱侧凸患者与正常人群进行比较。他们在 X 线照射次数和乳腺癌风险增加之间的关系的调查中发现，脊柱侧凸患者罹患乳腺癌的比率升高了 1.7 倍。然而，该研究中大部分患者的影像都是在 1976 年以前拍摄的；幸运的是，在检查过程中的辐射剂量在近几年大幅度降低。虽然 X 线技术得到了改进，但是癌症的患病风险还是增加了，这也被 Hoffman 等人［1989，引自 Weiß 和 Rigo（2006）］的研究结果所证实：较无脊柱侧凸的人群，脊柱侧凸女性患者的乳腺癌患病率高 2 倍。

如果从后前位（p.a.）而不是从前后位（a.p.）拍摄 X 线片，胸部区域受到的辐射剂量会减少 20 倍（Doody 等人，2000 年）。为了减少辐射剂量，在缩短曝光时间的同时，可以施行低剂量图像拍摄，但这种方法仅适用于测量曲度角。由于辐射伤害，脊柱的 X 线检查不能无限制地进行。

磁共振测量方法主要用于与脊柱侧凸相关的科研（Kawchuk 和 McArthur，1997）。该方法会花费明显更多的时间和更高昂的费用，并且它的关注重点是软组织结构而不是骨骼。

另一种无辐射的检查方法是使用实时超声来确定椎体位置。Kirby 等人（1999）在他们的研究中把这种方法与前后位（a.p.）X 线检查进行比较。通常情况下，用超声波在俯卧位下测量的椎体旋转程度较轻。然而，Kirby 等人发现 T7 至 L4 椎体的检测结果之间存在着显著的相关性。Suzuki 等人（1989）认为这种方式的优势在于超声测量操作简单并且无辐射，但他们也意识到明显的脊柱前凸或后凸也会造成错误的视觉效果。

另一类无辐射的表面测量方法是使用如 Medimouse® 等根据朔贝尔 – 奥特征的长度测量方法而研发的测量设备。关于直立位姿势测量，文献报道其与放射学测量方法之间的相关性达到 0.93。结合动态的测量结果表明，其与放射学测量方法之间的相关性更为显著，相关性指数达到 0.96（Bstritschan 等人，2003）。这种方法可以提供对脊柱 T1 至 L5 各节段屈曲活动范围（ROF）的精确测量（Mannion 等人，2004）。因此，除了 X 线影像外，该设备为矢状面的位置偏移提供了一个有效的、可经常重复的测量方式。这种筛查方法为非脊柱侧凸的脊柱提供了良好的测量结果。然而，它不能有效地测量脊柱侧凸的旋转角度。因此，脊柱侧凸水平仪对脊柱旋转的额外测定是有意义的。

综合形状成像系统（ISIS）、Quantec 成像系统和视频光栅立体成像等方法可以减少对儿童不必要的辐射伤害，除了重建背部表面外，还可以提供临床上有用的信息，如表面旋转或侧向偏差的测量值（Börke，2008）。通过测量脊柱的前屈动作，可以在学龄儿童身上发现前屈受限这样的异常情况。由于在脊柱侧凸的发病机制中讨论了前屈受限，所以对这些儿童进行随访似乎是有意义的（Schmitz 等人，2000）。根据 Weiß 和 Rigo

（2006）的研究，错的姿态首先表现为胸椎的后凸减少和腰椎的前凸减少，这对外行人来说是很难识别的。因此，早期检查应从这一点开始，以成功进行相关保守治疗。在这种情况下，儿童可能不会出现侧屈、旋转、骨盆倾斜或其他姿势的代偿。

光栅立体成像是对背部轮廓进行三维光学测量。使用诊断式幻灯机将在一条水平线上、距离为 10 mm 的光栅投射到患者的背部。"水平且平行的光源被安装在高处，运用定点的摄像机记录……从而给出背部表面的一个光学'印记'"（Börke，2008）。这使得对于临床有用的测量数值（如表面旋转或侧移）可以得到确定。这里要提到的第一个功能系统是来自英国的综合形状成像系统（Wild 和 Krauspe，2004；Börke，2008）。Börke（2008）将光栅立体成像与 X 线结果进行比较，前者在非辐射的检查方法中得到了青睐。该系统被脊柱侧凸著名的治疗和研究机构采用，如巴特索伯恩海姆（Bad Sobernheim）的 Asklepios（译者注：德国第二大医疗集团）Katharina-Schroth 医院（Weiß 和 Rigo，2006）和明斯特（Münster）大学的骨科矫形外科医院（Börke，2008）。

Drerup 等人（2001）根据计算同等棘突线的对称性来计算椎体的旋转和确定侧移。椎体的方向是根据背部表面在对称线上的表现推断出来的。垂直面指向椎体中心的方向。这是以解剖学为基础的标准值，在考虑到患者躯干长度的情况下构建的一个脊柱模型（Derup 等人，2001）。Hackenberg（2003）指出："椎体的旋转等同于棘突在背部表面的对称线上的表现。因此，测量椎体旋转的准确性取决于对称线的计算是否正确。"由于成本低、时间短、辐射伤害小，所以存在重复测量的可能。Drerup 等人（2001）对求得的测量结果进行内插（译者注：一种在已知、离散的数据中，在一定范围内推求新数据点的方法），将测量误差从 3° 减小到 1°。由于 Cobb 角是目前脊柱侧凸量化中最重要的参数，

Hackenberg（2003）发明了一种方法，可从光栅立体成像测量中推断出 Cobb 角。由于误差在 5° 左右，结果似乎不太令人满意。然而，Börke（2008）发现两种不同的测量方法之间存在一种高度相关性。因此，他认为这些结果对脊柱侧凸的随访监测至关重要。Theologis 等人（1997）在使用 ISIS 扫描仪进行的背部形状分析中发现，用这种方法能比用 X 线更早地发现某些患者的脊柱侧凸的进展。该方法可任意反复使用，除此之外，还可以对进展情况进行最佳监测。

X 线影像上曲度角的测量遵循美国骨科医师 John Robert Cobb 提出的方法。"Cobb 角是国际上评估脊柱侧凸的最重要的参数，也是物理治疗决策的基础"（Börke，2008）。这基于站立位时拍摄的后前位（p.a.）脊柱 X 线片。最靠近凹侧但尚未旋转的两个椎体被称为中立位椎体，选取上中立位椎体的顶部椎板和下中立位椎体的底部椎板，进而确定 Cobb 角。可以在两条切线上设置一条垂直线，通过交点计算出角度，或者测量切线本身。可以从该测量中看出冠状面的扭转程度（Cóté 等人，1998）。根据 Carman 等人（1990）对这种方法的可靠性研究，对于同一测量者对同样影像的不同次测量，平均偏差为 3.8°，不同的人对相同的 X 线影像的测量会得出相似的测量差值。在一项关于测量 Cobb 角的研究中，如果预先确定中立位椎体，同时让所有测试者都使用相同的量角器，Morrissy 等人（1990）发现测量者之间以及内部的比对差值较低。

根据 Weiß 和 Rigo（2006）的说法，侧面（矢状面）的 X 线片也能显现出在这个平面上是否有椎体扭转，或者在胸椎区域是否有矢状面上的偏差，即胸椎的后凸减少或腰椎的前凸减少。

在确定最大弯曲度位置的基础上，还可以做进一步分类。根据病理学上的显著表现区分出胸椎主凸（胸椎侧凸）、腰椎主凸（腰椎侧凸）、胸腰处侧凸和双 S 侧凸（双主弯）。

2.4　脊柱侧凸导致肌肉骨骼系统变化的分类

2.4.1　根据体征表现分类

由于更详细的特发性脊柱侧凸的分类与相应的治疗建议有直接关系，因此这里翻译了部分 2011 年 ISICO（意大利脊柱科学研究所）的共识文件。

- Cobb 角最大为 15° 且无旋转的，在德语区国家，通常开具 Lehnert Schroth 处方或 Vojta 处方。
- Cobb 角为 15°~20° 且伴有旋转的，开具 Katharina Schroth 处方或 Vojta 处方，通常至少需要整晚穿戴矫形支具。处于青春期前的患者且 Cobb 角在 20° 以上的，应使用 CADCAM Gensingen 矫形支具，结合重要的施罗特疗法以矫正脊柱的生长方向（图 2.4）。这可以让受影响的儿童患者在最短的时间内以温和的方式获得最大的矫正效果，还可以免除长期治疗对未来生活的影响。
- 进行性脊柱侧凸 Cobb 角为 20°~40° 的患者，穿戴减少躯干旋转的矫形支具（Chêneau 胸衣，译者注：国内常译作色努支具），每天至少 16 小时。治疗的第二个重要组成部分是根据 Katharina Schroth 处方或 Vojta 处方进行强化运动疗法，以避免需要手术的风险。根据主治医生的决定，矫形支具可能可以在上学期间脱掉，也可能必须长期穿戴。只有做一些身体护理和体操时才可以脱掉。
- Cobb 角在 40° 以上的患者，如果所有的保守治疗方案都已尝试，一般建议进行手术。然而，这种说法在文献中是存在争议的（www.scoliosisjournal.com/content/1/1/5; www.oapublishinglondon.com/article/347）。脊柱弯曲的严重程度与脊柱侧凸的恶化趋势成正比，由于脊柱弯曲会导致胸腔缩小，故与身体损伤的风险也成正比。胸腔容积变小导致位于上方的器官功能受到（肺功能、心脏负荷功能）限制。

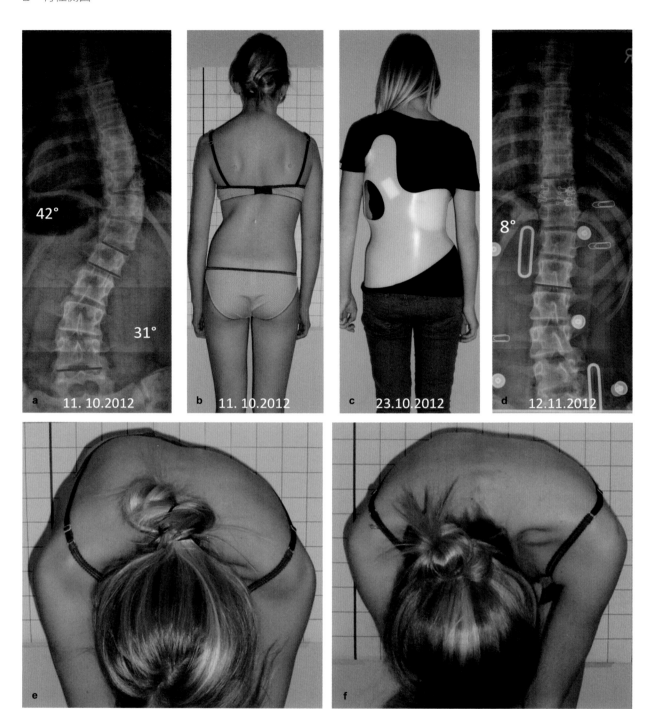

图 2.4 患有三曲型脊柱侧凸的 13 岁女性患者 [G049]

a. 穿戴矫形支具之前的 X 线片

b. 贴有测量辅助标记的背部后视图

c. 穿戴调试好的 CAD/CAM-Chêneau 矫形支具（Gensingen 胸衣）的背部后视图

d. 穿戴矫形支具约 3 周后的矫正效果的 X 线片

e. 穿戴矫形支具前的肋凸

f. 穿戴 Gensingen 胸衣治疗 6 个月后的肋凸

2.4.2 根据年龄分类

特发性脊柱侧凸的另一种分类方法是按照发病的时间（年龄）进行分类，文献中对此进行了以下区分。

- 婴儿特发性脊柱侧凸：在出生后第 1~2 年发病。
- 少儿特发性脊柱侧凸：在 4~6 岁发病。
- 青少年特发性脊柱侧凸：在 10~14 岁发病。

2.5 治疗手段的选择

注意

"依从性"可理解为治疗忠诚度。这与年轻患者保守治疗的成功与否密切相关。为了测量这一点，Helfenstein（2006）在一项研究中，在测试对象的支具上安装热传感器，并记录了确切的穿戴时间。结果显示患者的平均穿戴时间只有 15.4 小时，而不是所建议的 23 小时。Seifert 等人（2008）列举了影响依从性的因素：社会经济地位、疾病的严重程度、疼痛、康复的机会、对疾病的认知和对生活质量的规划。

2.5.1 矫形胸衣 / 支具

青春期的患者在许多方面都很敏感，要想在这一阶段最佳地促进青少年的身心发展，与治疗师的良好关系以及选择适合他们年龄的治疗手段至关重要。

通常在早期阶段，最好是在青春期早期就穿戴矫形支具，以便尽早调整脊柱的生长方向。如果不通过高强度矫形支具进行矫正，脊柱侧凸往往会恶化。介入越晚，矫形支具能提供的帮助通常也会越小。早期通过穿戴矫形胸衣 / 支具可以有效阻止脊柱侧凸恶化，在许多情况下，结合当今的医疗标准，脊柱侧凸甚至可以得到明显的矫正。因此，根据施罗特疗法设计的矫形支具（图 2.4）非常重要，当然，同时也要配合施罗特疗法练习。

与脊柱侧凸和支具有关的事

我有一件脊柱侧凸的矫形支具，不过大多数人不知道那是什么。我不得不反复解释，人们听完总会或多或少地同情我，没关系，我可以接受，我过得很好！

施罗特疗法已经成为我生活的一部分。自小学四年级开始，我总是在做体操、练习、感受身体。当然，这些练习对我来说并不是一直令人愉快的。有一次我的父母表示会奖励我做练习。本来每周六我都要在家做家务，但是如果我自觉练习的话，妈妈就会帮我做家务。自从有了这个奖励机制，我比以前更经常做练习了。

过了一段时间，单单练习体操不够了，我回到医院复诊时，医生告诉我，我可能需要穿上支具。奇怪的是，我并不认为它很糟糕。我有点激动，因为我不知道我将会面临什么。我的治疗师和我的父母告诉我，支具能让我摆脱脊柱侧凸，而根据我自己的判断，确实是这样的。当我穿上支具时，我就不再有脊柱侧凸——而当我不穿支具时，我总是觉得我的脊柱扭曲了，只能通过练习来矫正。

另外，我的治疗师告诉我，我很特别，因为我的脊柱侧凸不是像大多数人那样的"问号形"脊柱侧凸，而是 S 形脊柱侧凸。

制造支具的过程十分有趣——尤其是那种上半身被石膏紧紧贴满的感受。适应支具的过程非常困难，真的很疼，我不得不这样在医院度过了一周的时间。我不止一次地想，为什么偏偏是我要穿这样的支具。我的家人每天都来探望我，鼓励我撑过那段时间。

直到我出院我都没能适应这个与我一起生活的异物。这个用塑料制作的坚硬家伙夺走了我的部分活动自由。但后来，我发现我习惯了它，它也已经成为我生活的一部分。我是一个想要尽量满足别人期待、并会为此付出最大的努力的人，所以我每天都穿支具。令我开心的是，我也看到了进步。不过这个过程中还是有沮丧时刻的，尤其是感觉自己对身体失去掌控时，有时我还会被告知，我的脊柱侧凸可能还会进一步发展。

最难的事情还是与衣服有关。我本身并不喜欢逛街购物，因为在商场里徘徊几个小时却找不到想要的东西，那种感觉并不令人感到开心。试穿裤子会令我感到非常不愉快——我不得不穿着支具弯腰，而且大多数时候裤子并不合身。即使是 T 恤衫，也让我遇到问题。我几乎找不到合适的 T 恤衫，要么太紧，要么颜色太浅，要么太短。万幸的是我有几件合适的 T 恤衫，可以毫不费力地穿在支具外。

在学校，起初支具的存在很烦人——班里很多同学并不知道我穿戴支具。我其实想让他们知道，而并不是像大多数人一样遮遮掩掩，实际上也藏不了多久。因此，我觉得那些人真的是傻，他们都不知道支具是什么，甚至看到我有点"方"就大惊小怪。我还记得我同学的一句话，当时我们在上课，我坐在他的前面。我穿着支具，外面穿着一件略微有点紧的 T 恤衫，然后他说："你这么方是正常的吗？"他们常常忘记我穿戴着支具。但是当我敲敲我如同搓衣板一样的肚子的时候，他们就变得十分迷惑。不过有时候支具也挺有用的，比如姨妈想挠我痒痒，或者被球打到肚子的时候。

大约一年半后，支具对我来说有些小了，我需要一个新的支具。当然，适应新支具并不像适应第一件支具时那样困难，但这个过程仍然不是很舒服。

有的时候我也会想穿上支具——例如我跟随铜管乐队一起外出的时候。小号、乐谱、行李和厚外套的重量全都压在我的手上，我的肩膀承担了不该承担的重量。所以当我回家的时候，我非常高兴终于可以重新穿上支具啦。

逐渐地，我被允许可以在学校不穿支具——解放了。我终于可以穿上正常的衣服，终于可以在夏天弯腰的时候不出那么多的汗。大热天在学校穿戴支具的难熬日子终于过去了。

如果有人问我是否以后不用穿支具了，我会一如既往告诉他一切。他们大多数人都很惊讶于我晚上仍穿着支具。他们无法想象——他们认为穿着支具一定会硌得难受，但是这并不一定，我的支具对我来说是一种解脱，尤其是在晚上——在此之前，我总是不得不睡在米枕上。自从我有了支具后，我可以随心所欲地翻身。

有时候我认为我的父母对我不够严格。因为每次我问他们是否可以在特殊场合不穿支具的时候，他们都同意了。但这也让我思考，什么是对我自己有利的。我自己尚不确定我的自我要求是否严格，但我无论如何都会认真对待穿戴支具这件事。

我知道支具对我和我的未来是有好处的，我也在努力将其用得最好。我的家人们和那些我不想让他们失望的人，都在支持我，关注着我的脊柱，站在我的身后，这对我来说无疑是一种激励。

我的支具已经成为我生活的一部分了——没有它，我的生活是否会完全变样？谁知道呢。我只知道，我其实和其他女孩并没有什么不同，只是穿了个支具而已。

（非常感谢患有脊柱左侧凸的 15 岁的
模特 Karin P.）

2.5.2　物理治疗中需要考虑的因素

当然，施罗特疗法和支具穿戴需要同时进行且延伸至居家治疗阶段，这样可以强化肌肉，以便在除去支具后仍能维持改善后的脊柱。最佳的物理治疗跟进是必须进行的。

- 是否仅需进行脊柱侧凸治疗？
- 一个不对称的身体稳定系统在接受没有针对性的训练刺激后会如何反馈？
- 脊柱侧凸导致的姿势错误和脊柱形变是否和深层肌群反应延迟及微小深层感觉减弱有关？如果有关，那么又是怎么样的联系呢？

感觉运动系统是由感受器、传入通路、脊髓、脊柱上神经元网络、肌肉和受体构成的，所有的运动表现都要依赖于它（Bertram 和 Laube，2008）。

本体感觉的信息从脊髓、脑干和大脑皮质传输到小脑和基底神经节的运动区，在那里被解码和处理。躯体感觉皮质将这种本体感觉信息转化成对关节位置和运动的有意识的感知。神经肌肉控制得到来自本体感受器以及前庭和视觉中心的信息支持，进行反馈和前馈（Diemer 和 Sutor，2007；Lephart，2000）。在此，运动计划和运动输出被长期对比并补偿平衡。前馈系统（"Open Loop"）通过利用先前已知的位置来预先激活肌肉组织以应对预测的负荷。

如果没有协调能力，身体就不能在不同环境下做适合的活动。只有当感觉运动系统的所有组成部分一同协作时，才能以最佳的方式进行活动。这强调了协调性训练的重要性（Diemer 和 Sutor，2007）。

根据 Bertram 和 Laube（2008）的观点，平衡能力是感觉运动功能的基石，为所有主动维持静态姿势和（或）动态动作提供安全、稳定和代偿反应的基本支持。

问题是，病态脊柱的生物力学是否允许对称的肌肉训练。Frost（1994）将物理治疗的目标描述为让椎体恢复均匀的负荷，否则椎体会继续变形下去。由于骨骼的形状变化非常缓慢，所以需要高密度、高强度的治疗。

Hüter-Becker 和 Dölken（2005）比较了浅层背部肌肉和深层背部肌肉的张力。他们描述道，凹侧的浅层背伸肌的张力较低，凸侧的相对较高；相反，凹侧的深层肌肉张力较高，凸侧的较低。他们还描述了腘绳肌群、臀部肌群、背阔肌群和腹部肌群的肌肉张力差异。

Lehnert-Schroth（2000）描述，当单侧受力的时候，髂肋肌会侧向弯曲。也就是说，左右两侧的不平衡导致了上半身水平位置上的侧向偏移。Lehnert-Schroth 提到了 Zuk 的一个研究，Zuk 在 1962 年就通过肌电图（EMG）测定了脊柱旁和腹部肌群的动作电位。

肌肉生理功能是通过神经电脉冲工作的，电信号在运动终板上刺激相应的肌肉纤维，通过这种电传递，肌肉细胞去极化，由此产生的动作电位致使肌肉收缩（Hick 和 Hick，2009）。肌电图可以用来测量肌细胞的电荷或者电荷的变化，从而可以推断出肌肉细胞的活跃状态。Demoulin 等人（2007）以及 Soderberg 和 Cook（1984）描述了影响测量结果的参数，包括电极片的大小、方向和距离，肌肉和皮肤的温度，以及肌肉纤维成分和收缩时的力量。电极的位置会直接影响测量值。Soderberg 和 Cook（1984）描述，电极和肌肉之间的组织质量不均匀会导致信号衰减。因此，皮下脂肪组织对表面肌电图的测量结果有重要影响。为了尽量减少这种影响，Larivière 等人（2002，2003）通过测量皮褶来确定皮下组织的厚度。Gaudreault 等人（2005）使用神经肌肉效率的概念来解释肌电图曲线。根据这个概念，较弱的肌肉需要激活更多的运动单元才能产生和较强壮肌肉一样的绝对力量。从肌电图的均方根中通过曲线振幅的大小可以看出有多少运动单元是活跃的。

为了确定肌肉效率，将肌肉所运用的力量与均方根进行关联。这种力量一般被称为最大自主收缩（maximum voluntary contraction，MVC）。

因此，MVC 和 RMS 的比值对应的是一条不断递增的直线（Gaudreault 等人，2005；Larivière 等人，2002，2003）。

在 2000 年，Lehnert-Schroth 就从 Zuk（1962）的研究结果中得出结论：凸侧肌肉有肌电活动，因为它们必须支撑头侧方向的结构。因此，这些肌肉是肥大的，但由于肌肉被过度拉长，导致肌肉工作低效，不能发展力量。针对疲劳性的肌电图检查基于以下基本考虑。

如果一个缺乏最大收缩的活动持续了比较长的时间，则必须启动更多的运动单位，因此肌电图和 RMS 的振幅会增加（Gaudreault 等人，2005；Joseph 和 Richardson，1996；Lariviére 等人，2003；Mannion 等人，1997）。Cheung 等人（2005）和 Zetterberg 等人（1984）在对脊柱侧凸的肌电图检测中发现，同一条脊柱，相对于凹侧，其凸侧的脊柱附属肌肉活动有所增加。Cheung 等人（2004，2005）对此进行了探讨：这是脊柱侧凸的成因还是脊柱形变产生的结果，抑或是两者的结合？如果以相同的力来比较肌肉群，那么肌电图活动较高（意味着较低的神经肌肉效率）的肌肉较弱。另外，在多篇文献中，对脊柱侧凸患者和健康受试者的肌电图测试结果的比较存在很大争议。Zetterberg 等人（1984）发现，与健康受试者相比，脊柱侧凸患者凹侧的肌电图活动减少；而 Gaudreault 等人（2005）发现二者之间并没有明显差异：在脊柱左右两侧之间和两个实验组之间都没有。使用肌电图测量可以获得对脊柱的肌肉活动的粗略了解。但由于不同的研究有不同的肌电图系统设置，很难进行结果比较，因此相应研究人员的观点也无法达到一个很好的统一。

肌肉的收缩力取决于肌节的长度，从而取决于延展的状态。只有当肌肉处于最佳长度的时候，力量才能得到最有效率的发挥。正如 Hick（2009）所说，尽管长时间的拉长并不会撕裂肌节，肌动蛋白和肌球蛋白也没有完全分离，但可以想象，是肌肉自身的反射阻止了这一切的

发生。

2.5.3 治疗的强度

表 2.1 和 2.2 概述了脊柱侧凸矫形康复治疗协会（Society of Scoliosis Orthopaedic Rehabilita-tive Treatment，SOSORT）的建议，其 2011 年的共识文件的治疗建议基于脊柱侧凸的严重程度，因而能够据此非常快速地获得有关各个患者的最低和最高治疗要求的循证概述。

2.5.4 脊柱的松动方式和手法操作

有关脊柱侧凸的脊柱松动方式的选择，SOSORT 强调练习的目标不是增加脊柱的活动度（除了利用支具进行治疗的准备阶段）。建议使用特殊的练习来松动脊柱，为之后穿戴支具做准备。手法治疗（温和、短期松动术、软组织松解）只适合与特殊的稳定性练习一起按计划进行。

此外，建议在脱离支具的阶段做自我脊柱矫正运动。

注意

以下方法不适用于脊柱畸形的矫正。
- 鞋垫。
- 常规和顺势疗法药物。
- 特殊的饮食。

2.6 疼痛

由于背痛在正常人中也很常见，因此很难对脊柱侧凸引起的疼痛做出概括性说明（Janicki 和 Alman，2007）。根据 Janicki 和 Alman 的说法，脊柱侧凸曲率与疼痛程度没有关系，疼痛的频率和程度也仅与年龄有关。这一说法在文献中有极大争议，Collis 和 Ponseti（1969）的研究结果是，特发性脊柱侧凸患者的疼痛频率并不比健康人高，这与 Diakow（1984）所阐述的脊柱

表 2.1　治疗强度（SOSORT 2011 年的共识）*

年龄段	调整因子	治疗强度适应范围	Cobb 角									
			0°~10°	11°~15°	16°~20°	21°~25°	26°~30°	31°~35°	36°~40°	41°~45°	46°~50°	>50°
婴儿		最少	Obs6	Obs6	Obs3	SB	SB	SB	SB	SB	SB	FTRB
		最多	Obs3	Obs3	PTRB	FTRB	FTRB	FTRB	FTRB	FTRB	SU	SU
少年	Risser 征 0	最少	Obs3	Obs6	Obs3	SB	SB	SB	SB	SB	SB	FTRB
		最多	Ex	PTRB	FTRB	FTRB	FTRB	FTRB	FTRB	FTRB	SU	SU
	Risser 征 1	最少	Obs6	Obs6	Obs3	SB	Ex	SB	SB	SB	SB	FTRB
		最多	Obs3	Ex	PTRB	FTRB	FTRB	FTRB	FTRB	FTRB	SU	SU
青少年	Risser 征 2	最少	Obs3	Obs6	Obs3	SB	Ex	SB	SB	SB	SB	FTRB
		最多	Obs8	Ex	PTRB	FTRB	FTRB	FTRB	FTRB	FTRB	SU	SU
	Risser 征 3	最少	Obs6	Ex	Obs6	Obs6	Obs6	Obs6	Obs6	Obs6	SB	FTRB
		最多	Obs12	Obs6	PTRB	FTRB	FTRB	FTRB	FTRB	FTRB	SU	SU
	Risser 征 4	最少	Obs6	Ex	Obs6	Obs6	Obs6	Obs6	Obs6	Obs6	SB	FTRB
		最多	No	Obs6	PTRB	FTRB	FTRB	FTRB	FTRB	FTRB	SU	SU
	Risser 征 5	最少	Obs12	Ex	PTRB	Obs6	No	No	No	No	Obs12	Obs12
		最多	No	No	No	Obs36	Obs6	Obs36	Obs12	Obs12	Obs6	Obs6
成年人	无痛	最少	Obs12	Ex	Obs12	Ex	Ex	Ex	Ex	Ex	Ex	Ex
		最多	No	Ex	Ex	No	PTRB	SU	SU	SU	SU	SU
	慢性疼痛	最少	Obs12	Ex	Ex	Ex	No	No	No	No	Obs12	Obs12
		最多	No	SB	PTRB	Obs12	PTRB	Obs12	Obs12	Obs12	Obs6	Obs6
老年人	无痛	最少	PTRB	SB	Ex	Ex	Ex	Ex	Ex	Ex	Ex	Ex
		最多	No	No	Ex	PTRB	Ex	PTRB	PTRB	PTRB	SU	SU
	慢性疼痛	最少	Obs12	Ex	Ex	Ex	Ex	Ex	Ex	Ex	Ex	Ex
		最多	No	No	PTRB	PTRB	PTRB	PTRB	PTRB	PTRB	SU	SU
	失代偿	最少	No	PTRB	Ex	Ex	PTRB	Ex	Ex	Ex	Ex	Ex
		最多	PTRB	PTRB	PTRB	PTRB	PTRB	PTRB	SU	PTRB	SU	SU

调整因子可能导致治疗强度的改变，如从最小改变到最大改变，或者向右移两格

家庭负担

ScolioScore（译者注：一个检测发展风险的基因测试）

可以被证明的情况恶化　　平背　　失代偿　　审美影响　　弓形短　　疼痛

* 关于缩写的说明情况见表 2.2。

表 2.2　对 SOSORT 推荐的治疗等级的阐释

最少	英文缩写	注释
无随访	No	不适用，因为它是不充分的治疗（治疗强度对特定的临床表现来说太低）
每 36 个月随访一次	Obs36	随访意味着临床检查，X 线检查不是必需的 X 线检查通常每隔一次临床检查进行一次
每 12 个月随访一次	Obs12	
每 8 个月随访一次	Obs8	
每 6 个月随访一次	Obs6	
每 3 个月随访一次	Obs3	
特殊物理治疗训练	Ex	
有弹性的矫形胸衣	SB	
部分时间穿戴硬性矫形胸衣	PTRB	硬性矫形胸衣 / 支具的使用必须结合特殊的物理治疗训练进行
所有时间穿戴硬性矫形胸衣或石膏	FTRB	
手术	SU	
最多		不适用，因为其治疗强度过大（治疗强度对特定的临床表现来说过大）

侧凸患者疼痛较多的论点矛盾，也与 Mayo 等人（1994）在一项大型研究中的发现矛盾，这项研究中他们发现患者组的疼痛比对照组的疼痛更加严重。有 1/4 的脊柱侧凸患者存在背痛。White 和 Rigo（2006）描述，脊柱侧凸患者出现更强和（或）更频繁的疼痛的可能性随着年龄增加。Asher 和 Burton（2006）认为疼痛和脊柱胸腰段的椎体偏移有关。Weiß 和 Rigo（2006）想将疼痛理解为单独的症状。患者经常表示在弧度最大处的端椎是疼痛的起点，四曲型脊柱侧凸患者的疼痛主要是在腰骶和骶髂关节处，三曲型脊柱侧凸患者的疼痛主要是在胸廓和肩部。

此外，还有一些学者认为脊柱侧凸的程度决定了疼痛的程度。根据 Tatekawa 等人（2007）的研究，有明显脊柱侧凸的儿童由于胸骨和脊柱的外部压力，而出现颈部疼痛和吞咽障碍。此外，患者可能会发生胃食管反流（Tatekawa 等人，2006）。Butterman 和 Mullin（2008）指出，由于曲度顶端椎体所在区域的过度负荷，患者会出现肌肉疼痛。此外，他们还描述了在长期不对称的负荷下，椎体关节突关节的症状及椎间盘源性疼痛会转移至腿部。Collis 和 Ponseti（1969）

也在他们的长期研究中发现了类似的症状：脊柱侧凸患者中，最常见的疼痛是在进行不常做的运动后背部的钝痛，这种疼痛在整个 16 年的研究期间几乎没有好转；15% 的人每天都有背痛，16% 的人每月有几天存在背痛，31% 的人每年有 1~2 次持续几天的背痛，16% 的人每年有 1~5 次持续几天的背痛，22% 的人从未有过背痛。

Butler 和 Moseley（2005）认为，疼痛不仅与组织损伤程度有关，还可能与心理因素有关。这些因素不应该被忽视，特别是那些穿着矫形支具的儿童。

2.7　脊柱畸形康复的概念

下文涉及脊柱侧凸、术后脊柱侧凸和脊柱后凸的结构性变化，来自《骨科康复指南——脊柱畸形的特殊康复体系》［由德国骨科学会 DGOOC 康复和物理医学部骨科矫形外科编写（2012.03，www.awmf.org/leitlinien/detail/II/033-045.html）］。

- 儿童和青少年的康复——需要专注于适当处理疾病，预防可能的发展性和继发性疾病的风险。大多数青少年的特发性脊柱侧凸不会出现只能通过手术治疗矫正的情况。脊柱侧凸导致脊柱功能受限。与健康人群相比，手术治疗和穿戴矫形支具的脊柱侧凸患者的健康状况明显较差，尤其是手术治疗的患者。接受手术治疗的患者在后期身体疼痛发生率增高。

- 成年人群中，需要得到治疗的脊柱侧凸患者一般都有脊柱过度后凸或者由侧凸诱发的功能障碍。因此，应对其进行二级和三级预防，也就是说，防止患者病情恶化和二次伤害，将保持其工作能力的目标放在首位。在成年后，虽然弧度较大的脊柱侧凸仍有可能在一定程度上得到改善，但是在这个年龄段治疗的主要目的是阻止侧凸在更年期加剧以及疼痛管理和预防。如果患者积极配合，这些目标通常都可以实现。

- 脊柱侧凸的康复除了单纯躯体组织结构方面、现有的以及有威胁性的继发性功能障碍（如呼吸、循环功能障碍和疼痛）之外，对成年人的治疗还需考虑到其所处的社会环境。在心理学领域，同时管理疼痛和脊柱侧凸是非常重要的。在脊柱畸形的情况下，一个主要的治疗目标就是通过治疗中的学习，在日常生活中实现理想的持久的行为改变，由此可以使患者避免那些日常生活中促进侧凸程度加剧的姿势，或者可以改变行为模式，以避免疼痛导致的功能障碍。如果可以改变日常生活中的行为，实现主要的治疗目标，那么其余的康复目标也可以实现。

- 预防弯曲程度进一步增加，缓解疼痛：目标是防止心肺功能下降、改善心肺功能、提升肺活量、增加活力和精力，以及对脊柱侧凸和相关功能障碍进行个性化治疗。

- 学习应对策略和提升依从性：在成年患者的治疗过程中，如果需要使用支具，让患者遵医嘱穿戴支具也是一个重要的复健目标。

2.7.1　康复内容

- 对患有脊柱侧凸的儿童和青少年来说，疾病的

许多后果（职业受限、疼痛、功能障碍）尚不能预见，数年后才出现。因此，除了追求治疗效果外，预防也是儿童康复的重要目标。引入治疗性干预（如物理治疗、支具、手术）以防止后继的损害，这在儿童康复中有着尤为重要的意义。

- 在成年人的复健中，治疗症状是处于首位的。一项研究显示，减少背部疼痛是 21 岁以上成年患者最重要的复健目标。

- 高强度运动治疗，即针对畸形侧弯的专业背部练习（日常居家练习），目的是促进患者的姿势意识，以避免生活中导致畸形恶化的动作。由同一年龄组的患者组成 10~12 人的治疗组的意义是为了防止小组内出现社会心理紧张。

- 对患者及其陪同人员进行慢性病的培训，支持患病儿童在家里遵医嘱进行日常练习。

- 根据当前的适应证指南，对于预后不良的青春期患者，应教他们如何使用矫形支具。对于正在使用矫形器或已经习惯支具的青春期患者，需要进行合理的支具测试，以检查矫形器安装的现状，如果有必要，可以在复健阶段对现有的支具进行修改，并与专业的医疗公司联系。

- 通过群体运动，可以激发患者与畸形做对抗的斗志。尤其是在青少年之间，应鼓励同龄人之间进行交流。

- 对成年脊柱侧凸患者来说，面对并处理疼痛的经历有着重要作用。有许多有用的方法，例如放松、成立心理疼痛小组以及个人心理治疗。

- 心肺方面的继发性功能受限已经被作为治疗基本框架的一部分并得到了干预——每项针对脊柱侧凸的练习中都包括矫正呼吸的练习。但是对于严重的胸廓畸形，需要拟定特殊的呼吸按摩和额外的呼吸治疗。

- 对脊柱侧凸术后患者来说，在脊柱部分硬化的情况下学习新的运动模式是很重要的，特别是对于已有 4~12 节及以上椎体固定的患者。手术后的复健应在术后 6 个月左右椎体融合固定后进行。

2.7.2　证据和评估

如今支持脊柱侧凸保守治疗的证据为Ⅱ级，而支持脊柱侧凸门诊物理治疗的证据为Ⅰ级。现在已经在实施的住院治疗方法并没有研究结果的支持，但对于并不复杂的案例，门诊的物理治疗措施就已经足够。不过，笔者建议在有并发症和（或）继发性功能障碍的情况下，采取至少3周的住院综合康复措施。

3.1 身体的平面与轴线

图 3.1 展示了身体在空间内可以移动的 3 个平面、3 个方向、3 个维度的粗略图，以及身体可以围绕其旋转的轴线。

- 平面
  - 矢状面：前后方向将人体分为任意左、右两部分的切面。
  - 额状（冠状）面：左右方向将人体分为任意前、后两部分的切面。
  - 横切（水平）面：与地平面平行，与矢状面和冠状面相互垂直，将人体分为任意上、下

两部分的切面。

- 轴线
  - 矢状轴：从后面向前穿过身体。身体在冠状面上围绕这个轴线旋转（如右上－左下）。
  - 横轴：从一侧到另一侧穿过身体。身体在矢状面上围绕这个轴线旋转（如前上－后下）。
  - 纵轴：从顶部向下穿过身体。身体在横切面上围绕这个轴线旋转（如从右向后或从左向前）（图 3.1，3.2）。

在姿势不良以及脊柱侧凸的情况下，姿势模式的变化是根据各个身体部分在上述平面上的位移以及各个身体部分围绕相应轴线的旋转来识别的（图 3.3）。在脊柱侧凸的情况下，三维变化非常明显，与此同时我们也更能意识到三维矫正的必要性。

3.2 包括肩颈的躯干的划分

人体有 3 种生理性的脊柱曲度：腰椎前凸、胸椎后凸和颈椎前凸。

根据对脊柱侧凸患者的实际观察，将躯干分为 3 个部分有助于后续分析及干预，可在矢状面上将躯干从足侧到头侧划分为：①腰椎和骨盆带；②胸椎和胸腔；③颈椎和肩胛带（以及头部）。

这 3 部分在健康体态的人身上可以很容易地联想为矩形。

- 例如，足侧的矩形包括骨盆、腰椎、下腹部、脐部至肋骨下部。
- 下一个位置较高的矩形是由胸廓和上腹部组成的。下界对应的是腰线（第 12 胸椎）。上界在腋下区域，即大约在第 3 胸椎的高度。

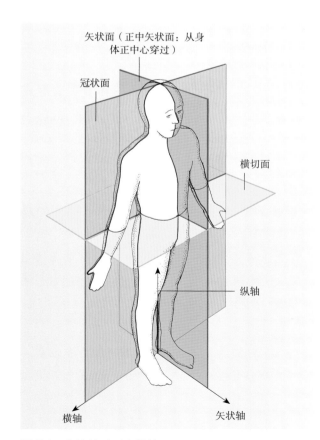

矢状面（正中矢状面：从身体正中穿过）

冠状面

横切面

纵轴

横轴

矢状轴

图 3.1 身体的平面和轴线 [A400–190]

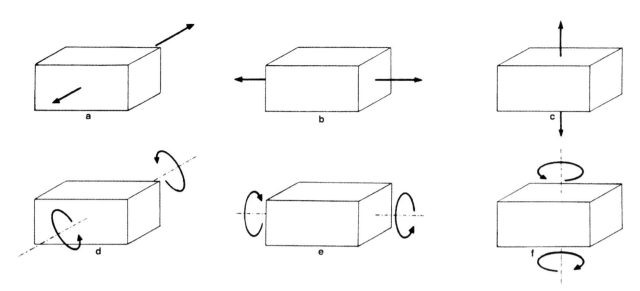

图 3.2　3 个主轴及骨盆沿着 3 个主轴的运动。矢状轴（a，d）、横轴（b，e）和纵轴（c，f）[M616]

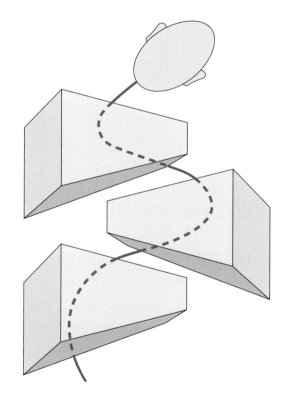

图 3.3　姿势在矢状面上的改变示意图：3 个躯体楔形 [L143]

- 第三部分矩形的下界是中间矩形（第二部分）的上界。第三部分的上界位于肩峰区域。颈椎前凸并不在这个范围内。然而，由于颈椎属于它的功能部分，所以可以想象这部分一直向上延伸直到枕骨（图 3.4）。

通常情况下，这 3 部分垂直交叠，身体是平衡的。然而，在侧视图中，由于存在 3 个生理弯曲，所以要将这 3 部分想象成梯形（图 3.4b，c）。

- 足 侧 部 分（梯 形 1）的 下 界 在 一 条 设 想 的 线 上，通过两侧的髂前上棘（spinae iliacae ventrales）延伸到第 5 腰椎。当骨盆直立时，这条线是水平的。它的上界穿过下方肋骨位于大约第 12 胸椎水平的位置上。
- 中间部分（梯形 2）是由胸腔和上腹部组成的。它的下界同时也是梯形 1 的上界。它的上界是一条设想的线，在前方穿过腋窝到胸骨，向后穿过肩胛骨中下 1/3，大约与第 6 胸椎平行。
- 头侧部分（梯形 3）在下部被中间部分的设想线所划分。上界约为肩部的高度。但是，由于颈椎在功能上是它的一部分，所以梯形 3 被想象为延伸至枕部和下颌骨，这就是称它为肩颈区域的原因。

这 3 部分在重心上相互平衡。

在脊柱侧凸患者中总是需要考虑 3 个因素。

- 由于姿态控制的减弱，这些梯形在 3 个矢状面上发生了相互的位移，因此形成了 3 个楔形。
- 3 个由躯干部分组成的"楔形"是由其相互横向移动产生的。当 3 个"楔形"的窄面向前转

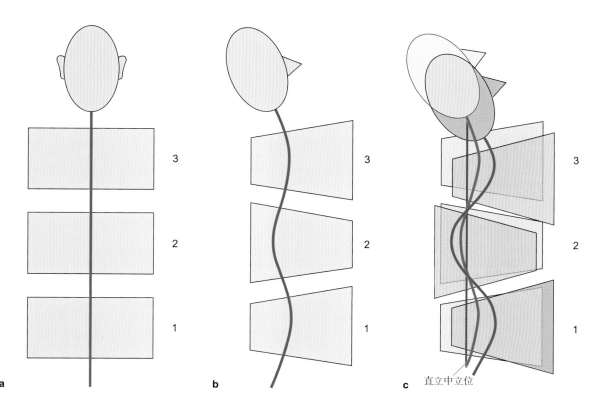

图 3.4　躯干划分示意图 [L143]
a. 健康脊柱的正面图
b. 健康脊柱的侧面图
c. 健康脊柱（蓝色图）和姿势异常脊柱的侧面图（红色图）

动、宽面向后转动时，就形成躯干围绕垂直轴线的三重扭转（图 3.5a，b ）。

● 这些扭转造成脊柱 3 个后凸的增加以及脊柱 3 个前凸的减少。

脊柱侧凸治疗的重点是，可以让分别作用于 3 个躯干部分的竖脊肌群分别工作。

为了避免误解，请先理解这一点。

注意

"肋骨凸侧"或者"凸侧"的表述适用于整个半身。"凸侧的髋"是指胸椎肋凸下面的髋关节，即使腰椎段曲度要比胸椎段侧凸更大。同样，"凹侧"的表述也适用于描述存在"凸侧"或"肋骨凸侧"的整个半身，即使有时候过大的腰椎侧凸看起来像是肋骨凸起，在这种情况下，"凹侧腿"仍然是指腰椎凸侧（胸椎凹侧）的腿。

3.2.1　矢状面躯体姿态失调

在矢状面上的对称性姿势偏差（脊柱后凸）导致 3 个矢状面"楔形"的形成（图 3.6）。

在有姿势障碍的人群中，尤其是患有较轻或较重程度的脊柱障碍（少年或青春期特发性脊柱侧凸、舒尔曼病，也包括脊柱后凸）的患者中，脊柱在矢状面的活动状态发生了病理性改变。椎骨会向一起挤压，使脊柱变得更短，发展成病理性体态（图 3.7）。

矢状面上对称性躯体姿态失调的变化

姿态失调患者的 3 部分在矢状面上彼此朝相对方向移位，导致其侧面看起来（从足部到骨盆、从骨盆到背部、从背部到头部）出现 2 条断离的姿态线条（译者注：即双折姿势线，为便于理解，可再次参照图 3.5a 中足部到骨盆的红线，以及骨盆至上背部的灰色粗线）。由姿态异

（图中标注：直立中立位）

第
3
章

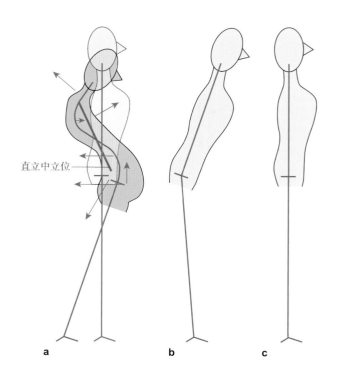

直立中立位

a   **b**   **c**

图 3.5 躯体姿态在矢状面上的矫正 [L143]
a. 姿态塌陷。蓝色箭头示矫正方向，可帮助患者
从塌陷的姿态重新回到正常中立位姿态
b. 正常姿态的躯体前倾有稳定的纵轴
c. 正常的姿态

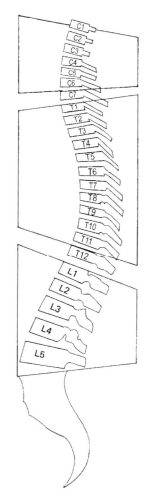

图 3.6 正常脊柱的侧面观 [M616]

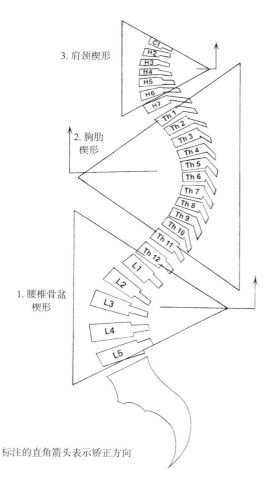

3. 肩颈楔形

2. 胸肋
楔形

1. 腰椎骨盆
楔形

标注的直角箭头表示矫正方向

图 3.7 胸椎后凸、腰椎前凸型姿态塌陷的侧面观 [M616]

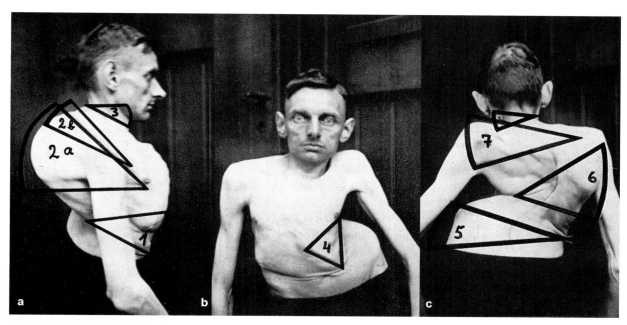

图 3.8　脊柱侧凸患者躯体 3 部分的扭转 [M616]

a. 楔形 1~3

b. 楔形 4

c. 楔形 5~7

常引起的这 3 个叠加在一起的部分在矢状面上的相对移动，导致梯形的窄面变得更窄，宽面变得更宽，所以可以说形成了"楔形"。姿态形变越大，形成的楔形就越极端（图 3.7，3.8）。

- 1 号楔形（腰椎骨盆楔形）：顶点在腰椎前凸上。宽边（腹壁）也就是下界是由拉长的腹部肌肉和向前下的骨盆边缘形成的。它的上界被认为是一条从腰椎前凸延伸，穿过下肋，一直到剑突的线。

- 2 号楔形（胸肋楔形）：顶点在乳头下方。其宽面是由胸椎过度后凸形成的。其下界与腰椎骨盆楔形的上界相同。上界是一条从乳头下方的"前部狭窄"延伸，穿过腋窝一直到肩胛骨下 1/3 的设想线。

- 3 号楔形（肩颈楔形）：由于肩部向前倾斜，其肩峰前部的圆角构成了宽边。然而"楔形顶点"则很难定义：它位于被肩胛骨遮挡的两根上肋骨的区域。它的下界是胸肋楔形的上界。肩峰形成上界。由于颈椎被功能性划分在该部分内，可以想象另一个小的楔形的顶点在颈椎前凸，而它的宽面由拉长的颈前部组成。这两

个楔形可以相互融合，在理论上可以合并成一个大的楔形。这就是为什么它们被称为肩颈楔形。

脊柱侧凸在矢状面上的变化

脊柱侧凸患者的躯干部分在矢状面上也会形成楔形。然而，这只适用于"肋凸"的侧面图，并可以通过躯干部分相互之间的旋扭来解释。在特发性脊柱侧凸中，一般都会假设有腰椎前凸过多、胸椎后凸减少乃至前凸的问题（Dickson 等人，1984；Tomaschewski，1987）。

当然，这也伴随着相应的无法主动矫正的结构性变化，这里主要是指脊柱侧凸伴部分固化的错误位置（Meister，1980；Heine，1980）。

因为身体的区块是根据脊柱来划分的，所以哪怕只是腰椎和颈椎的较小的对向弯曲也会导致功能性的三曲状态（至少），因此治疗方案也必须据此来制订。

第二个楔形（胸肋楔形）在严重的脊柱侧凸或脊柱后凸中可分为两部分（图 3.8a）。楔形 2a 位于乳头下方，宽面以肋骨凸起为参照；而楔形

2b 的顶点则在腋下肋骨区域，其宽面是由肩部开始的脊柱后凸形成的，这代表着最靠近头侧的肋凸。这两个楔形可以相互融合在一起。

- 4 号楔形（肋前凸楔形，图 3.8b）：位于背面的凹侧处。顶点在背面凹侧，而宽面则由构成背面凹侧、向前移的肋骨形成。下界被认为是一条从背面凹侧肋骨沿着最下肋向脐部方向延伸的线。上界从后部凹面处直到乳头下方。这产生了身体的"脊柱侧凸平衡"，它们将所有在重心上向前或向后偏移的躯干部分以此代偿而不进行平衡。

下文中的"凸侧"和"凹侧"代表胸椎的弯曲（译者注：即单独出现的凸侧、凹侧均指胸椎的形态）。

脊柱侧凸和脊柱后凸在冠状面上的姿势偏移导致梯形演变成 3 个侧面的"楔形"。在脊柱侧凸中更多的是侧向位移改变，而在脊柱后凸中，矢状面和冠状面的位移是同时存在的。

从背面看，脊柱侧凸患者的 3 个躯干部分并不是健康的矩形叠加状态。相反，它们偏离中垂线且彼此相对，向两侧移位。由于这些侧向的偏移以及其改变产生的压力和牵引力，正常的矩形截面首先变成梯形，最后演变成楔形。

- 5 号楔形（腰椎骨盆侧部楔形）：楔形的顶点位于肋凸过渡处下方（第 11 和第 12 肋）。宽面由腰凸侧突出的髋部组成，通常也会包含上方凸起的腰部。它的下界是朝背面凹侧侧移且向下倾斜的骨盆。上界可以被认为是一条从楔形顶端延伸至背面凹侧的髂骨，即该侧腰凸的最高点。

- 6 号楔形（胸肋侧部楔形）：楔形的顶点位于背面凹侧的最低点。侧面肋凸的最大弧度构成它的宽面，其下界平行于 5 号楔形的上界，而上界从楔形的顶端斜向延伸，经过第 1 胸椎至凸侧肩胛骨的中部。

- 7 号楔形（肩颈侧部楔形）。
  - 通常顶点位于肋凸之上（被肩胛骨遮挡），宽面由背部凹侧的肩部构成，它的下界约平

行于 6 号楔形的上界，上界以双侧肩部高度为参照。
  - 由于颈椎在功能上属于该部分，颈部楔形的顶点为背面凸侧的短缩的颈部肌群，相应地，宽面是背面凹侧过度延展的颈部。有时 a、b 楔形只能被单独发现，但有时这两个楔形也能同时被发现。因此，它们被认为是可以相互融合的，这也是为什么它们被统称为"肩颈侧部楔形"。

这 3 个楔形顶点与胸廓的 3 个凹点相对应。这些异常位置对应以下 3 个脊柱前凸的部位。

- 肋凸下的髋部与第 11 和第 12 肋。
- 背面的凹侧。
- 肋凸侧的肩部与同侧紧凑的颈部。

在 3 个宽面上有 3 个背部隆起，即脊柱的后凸。

- 背部凹侧的髋部与腰凸（左）。
- 对侧的肋凸（右）。
- 背面凹侧的肩部（左），经常表现得像另一个肋凸。

所有的楔形顶部都向前旋转，所有的宽面都向后旋转（在侧移范围内，4 号楔形除外）。已经侧移离开中垂线的躯干部分通过彼此之间相对的运动来调整重心、保持平衡。这种平衡已不再属于正常的平衡，而是一种为了让身体处于直立位的脊柱侧凸的平衡。

3.2.2　骨盆位置对躯干姿势模式的影响

脊柱侧凸患者和异常姿势患者的坐姿需要重点关注。仅从视觉上看，肋凸的大小与坐姿具有明显的相关性。当坐在尾骨上时，腰椎形态变圆，同时背部及上半身会向前弯曲。身体向前弯曲，意味着胸廓的凹进，此时呼吸会有一定的阻力。坐骨结节坐姿会让脊柱向上方调整，这时肋凸会变小。

呈"尾骨坐姿"表现的身体已经疲劳，没有支撑能力。如果此时单纯要求练习者坐直，他只能以非常局促的方式保持一小会儿。相反，坐骨

结节坐姿是不费力的，因为它是自然的姿势。应当在学校里、在工作中和在空闲时都注意和调整类似的细节。

注意

> 计算你每天坐着的总时间，很明显，你必须一直保持挺直的姿态，因为每一分钟错误的、驼背弯腰的坐姿都相当于错误的练习。

如果总是回到"习惯姿势"，那么将无法纠正多年以来的错误，因为这种不恰当的动作和姿势模式会因此继续被重复。从现在开始，必须遵循一种恰当的、挺拔的姿势模式。这其实还是容易的，坐骨结节坐姿也为椎间盘提供了更多的空间，这样的支撑力也有助于将身体向上延展。脊柱侧凸患者的结缔组织通常较弱，不仅是躯干，还有腿部。因此，足部稳定性练习应该是他们日常锻炼的一部分。单侧平足或足外翻畸形也可能会导致脊柱侧凸（姿态）。

注意

> 当患者清楚地掌握了这一切后，在学校里、在工作中或在空闲时就不会再对姿势放任自流，因为他清楚地认识到可以为自己做什么。他通过坐姿矫正获得了健康、力量和美丽。患者必须与脊柱侧凸长期相处，重要的是，他可以摆脱身体上的不美观——保持伸展的姿势可以逐渐对脊柱产生有利的影响。坐姿矫正很重要。

3.3　姿势偏差：3B、3BH、4B、4BH

下面的分类取自根据 Katharina Schroth 的脊柱侧凸三维治疗而编写的治疗培训教材，在此向 Axel Hennes 和 Udo Roevenich 表示感谢。自 1987 年以来，两位一直在巴特索伯恩海姆（Bad Sobernheim）的 Katharina Schroth 医院应用施罗特疗法，并为物理治疗师进行相关的教学培训。在这 15 年里，仅在德国就培养出大约 2200 名施罗特疗法治疗师。关于相应的进修培训信息详见 www.asklepios.com。

3.3.1　施罗特命名法

- 肋凸——旧称包裹：胸椎凸起，肋骨横向移位并向背侧旋转，吸气状态下较为明显，该侧肩胛骨下角向后突出。
- 腰凹——旧称弱点：腰部凹陷，该处腰部呈明显的三角形；横突向腹侧旋转，软组织距离变近且伴随较低的肌肉张力，意味着被动功能不全。
- T 侧——旧称包裹侧（PS）：肋凸侧的半边身体，当没有肋凸存在时，代表腰凹（弱点）侧。
- 腰凸——旧称腰突起：腰椎凸起，腰线偏平，横突向背侧旋转，背侧隆起处竖脊肌不明显，肌肉的主动功能不全。
- 肋凹——旧称弱侧：胸椎凹陷处（局部），向腹侧、足侧（译者注：前下复合方向）扭转的肋骨在呼气状态下更为突出。肩胛下角向腹侧偏转。
- L 侧——旧称弱侧：肋凹侧（弱侧）的半边身体，若不存在肋凹侧，则以腰凸（腰突起）侧为参照。
- EVS（前侧狭窄）。
  - 胸椎凸侧的前侧凹陷处 / PS。肋骨偏下，胸部显得更小，肋间距离与对侧比较更加紧密。
  - 前侧凹陷处位于锁骨以下，且该侧肩高。
  - 胸椎后凸伴随前侧胸骨凹陷。
- 前肋凸——旧称前肋隆起。
  - 胸椎凹侧 /L 侧 / 弱侧对应的前侧凸起。肋骨向腹侧、足侧、中心侧旋转及偏移。前侧凸起的位置明显低于胸曲中的顶椎（Apex）。
  - T 侧 / 包裹侧胸腰段弧度对应的前侧凸起一般位于该弧度的顶点。

- 髋凸：由于代偿腰椎、胸腰椎或胸椎弧度而向侧方移动的骨盆，大多数伴随功能性骨盆倾斜。髋凸侧一般位置偏上且靠后（译者注：高且伴随后倾）。站立腿侧及坐位的主要负荷均位于髋凸对侧。
  - 在 L 侧 / 弱侧的髋凸——旧称 3BH 脊柱侧凸。
  - 在 T 侧 / 包裹侧（PS）——旧称 4BH 脊柱侧凸。
- 肩凸——旧称肩包：伴随明显的颈胸椎弧度。临床典型表现为明显旋转的肩部区块，且 L 侧 / 弱侧的肩部明显较高，肩关节处于前引状态。这常导致除了 T 侧 / PS 现有的 EVS 外，在 L 侧 / 弱侧的锁骨区域出现额外的 EVS，两处 EVS 都应该通过呼吸向腹侧、头侧延展。肩凸在患者背部区域的表现就如同第二座山 / 第二个包。T 侧 /PS 的肩部反向拉力使矫正成为可能。
- 边肋：在对称的非生理性胸椎后凸的情况下，胸廓可能出现矢状胸径与截面胸径比例的变化（译者注：胸廓的深度变浅，宽度变大）。
- 肩间：特指在对称性胸椎病理性扁平的情况下曲度减少及伸展的区域，该区域位于肩胛骨之间。
- 原发弓：该主曲线是脊柱侧凸的原发中心。患者的活动范围受限与病理方向相反（译者注：假设原发弓为右侧凸，那么患者在此节段的左侧存在运动受限），特别是在弓形顶点节段的水平。而结构部分在这里是受影响最严重的。原发弓的特点是其凸面有一个悬空，它导致无论是在站立位还是在坐位都会给这一处造成额外的负荷。
- 继发弓：正如命名，继发弓是原发弓带来的结果，是代偿性的弓形，通常来说具有较高的功能灵活性，从而有较高的矫正可能。
- 聚合：凸侧、肋凸 / 包裹、腰凸 / 腰隆起、髋凸、L 侧 / 弱侧的前侧肋凸 / 肋弓的主动矫正。通过特殊的向心 / 离心的肌肉活动来矫正上述的身体部位。凸出的髋部通常向中心

（内）矫正。背侧的聚合需向腹侧、中心（内）侧、头侧。前侧凸侧则向外侧、背侧、颅侧聚合。
- 舒展：自主向上伸展，在凹陷区主动伸长脊柱，同时保持在设定的基本矫正位置。
- 减旋：横切面的矫正，总是与矢状面和额状面的矫正相结合。
- 减曲：在额状面上进行矫正，进行侧屈的矫正，通常与向凹处的平移运动相结合。
- 身体区块：根据 Katharina Schroth 对身体的功能划分，分为髋 – 骨盆区块（H，原骨盆区块）、腰部区块（L）、胸部区块（T，原胸腔区块）和肩部区块（S）。身体区块示意图显示躯干和骨盆的平移、旋转和形变（图 3.9，3.10）。下肢被划到骨盆区块中。图中也记录了脊柱侧凸习惯姿势下的腿部负荷。
- 练习起始位（ASTE）：施罗特疗法有 3 种典型的卧位起始位，即矫正俯卧位（GBL）、矫正仰卧位（GRL）、矫正侧卧位（GSL），在这些位置上应用脊柱侧凸特有的分类原则以及基本的矫正原则。其他起始位是坐位和站立位下的。除此之外，还有其他姿势，如跪姿、单腿跪姿、脚跟坐和四点支撑位。
- 姿势类型如下。
  - 习惯姿势：反映病理机制、增加恶化风险的姿势。
  - 有意识的日常姿势：以身体的正常生理姿势为导向习得的静态或动态姿势。
  - 减负姿势：在站立位、坐位、卧位下的支撑或倚靠姿势，可减少脊柱的轴向负荷。
  - 矫正姿势：正在训练中的 ASTE（练习起始位），可实现对脊柱最大限度的矫正。

3.3.2　脊柱侧凸的模型

国际上对脊柱侧凸模型的描述有很大差异。7 种不同的脊柱侧凸的概念并行存在。Schroth 最初将脊柱侧凸分为 3B、3BH、4B 和 4BH，对每位患者都需要再做额外的注释。Schroth 的新

命名法试图在 Schroth 的基本思想与更详细的分类间取得平衡。这是通过大小写字母组成缩写来完成的。H、L、T、S 为之前已经解释过的身体区块。方向上可以描述为侧向移位、平移和水平面上的旋转。

　　首先说原发弓，它是区别胸椎 T 型脊柱侧凸（图 3.9）和腰椎 L 型脊柱侧凸（图 3.10）的基本要素。治疗方面，则在此基础上指定继发弓，即从足侧到头侧的指定。在矢状面上加号（＋）表示 T 块背侧位移增加，即胸椎后凸，而减号（－）表示腹向位移（平背）。

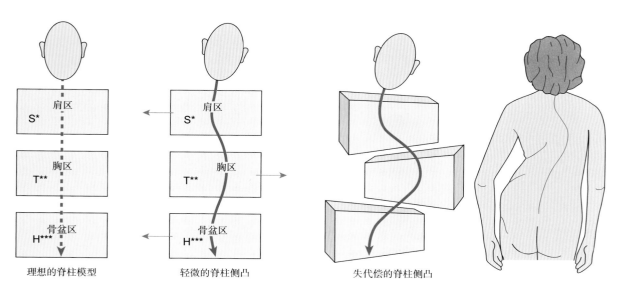

图 3.9　胸椎 T 型脊柱侧凸（三曲型脊柱侧凸）：额状面的姿态偏离。这种情况下，髋－骨盆和肩部区块转移到一侧，中间的胸部区块转移到另一侧（在额状面上）。向侧方偏移的身体区块同时向背侧旋转 [L143]
* 旧称肩区（现称区块 S）；** 旧称胸区（现称区块 T）；*** 旧称骨盆区（现称区块 H）

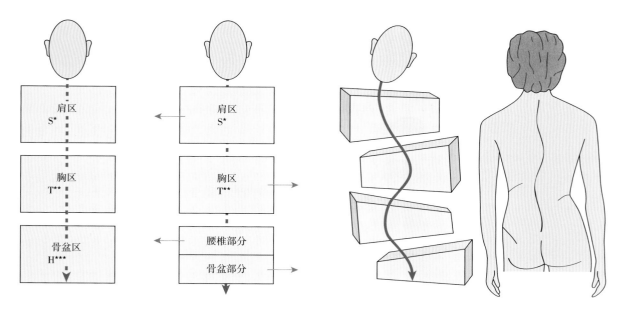

图 3.10　将躯干分为 3 个垂直的"块"（左一），在脊柱侧凸患者中，这些"块"向相反方向移动和扭曲。在具有腰骶部反弓的四弓型脊柱侧凸中，骨盆区又分为腰椎部分和骨盆部分（左二）。如图所示，侧向偏离的身体区块同时也朝背侧旋转 [L143]
* 旧称肩区（现称区块 S）；** 旧称胸区（现称区块 T）；*** 旧称骨盆区（现称区块 H）

a. T（胸）——原三曲型脊柱侧凸（3B）

影像学　原发弓在胸段，腰段可能为继发弓，颈胸段弓可能作为第二原发弓，胸腰联合处侧移至 T 侧，颈胸联合处进行平衡或重心移至 T 侧，L4 与 L5 稍向 L 侧倾斜。

临床

● T：躯干移向 T 侧；存在肋凸、胸凸；骨盆代偿平衡，旋转不明显；身体重心在 T 侧。

● T L：额外的腰凸和腰凹。

● T S：额外的 L 侧肩凸。

● T LS：额外的 T L + T S。

b. TH——原三曲型 / 弓型脊柱侧凸，伴髋凸（3BH）

影像学　胸段原发弓、胸腰联合处和颈胸联合处向 T 侧移位，L4 向 T 侧或横向倾斜，L 侧骨盆抬高。

临床

● T H：清晰的肋凸、胸凸，存在肋凹和胸凹，骨盆移位并伴有 L 侧的髋凸，骨盆在 L 侧抬高，可能旋转，与胸廓的旋转相反，但不是所有情况下都清晰，身体重心更多地移向 T 侧，胸弓拉长，腰凸轻微或没有，可能有腰凹。

● T HS：L 侧可能有额外的肩凸。

c. L（腰部）T——原四弓型脊柱侧凸（4B）

影像学　真性或假性双主弓脊柱侧凸，L4 与 L5 向 L 侧倾倒，胸腰联合向 L 侧移位，T1 代偿平衡或向 L 侧移位，L 侧有额外的肩部抬高（L T S）。

临床

● L T：躯干移位，身体重心略微移向 L 侧，T 侧没有明显的骨盆移位及髋凸，T 侧骨盆抬高，骨盆旋转与胸腔旋转较为一致。存在腰凸和腰凹、肋凸和肋凹。

● L T S：在 L 侧有额外的肩凸。

d. L（腰椎）H——原四弓型脊柱侧凸伴髋凸（4BH）

L HT

影像学　真性或假性双主弓脊柱侧凸，L4 向 L 侧倾斜，向 L5（也可能是 L3/L4）的过渡往往呈楔形，胸腰椎联合移向 L 侧（T1 颈胸联合）代偿平衡或移向 L 侧，有额外的肩部抬高（LHTS）。

临床　躯干向 L 侧移位，身体重心在 L 侧，T 侧骨盆移位伴髋凸，T 侧骨盆抬高，T 侧骨盆旋转向背侧，腰凸和腰凹可见，肋凸和肋凹大多存在。

L HT S

在 L 侧可能有额外的肩凸。

L H

影像学　腰椎或胸腰椎侧凸和胸椎对称型脊柱侧凸，L4（L3）向 L 侧倾倒，向 L5（L4）的过渡呈楔形，胸腰联合和 T1（颈胸联合）向 L 侧移位，通常无肩部抬高。矢状面：胸段大于 40° KT+（过度后凸）和小于 20° KT−（扁平胸椎）。

临床　躯干向 L 侧移位，身体重心在 L 侧，T 侧骨盆移位伴髋凸，骨盆在 T 侧旋转（多为向背侧旋转），骨盆在 T 侧抬高，腰凸和腰凹清晰可见，胸部区块和肩部区块在冠状面和矢状面上大多对称。

矢状面胸的其他变体

● L H KT+：胸部过屈，肩部前引，头部前倾。

● L H KT−：胸部过直，肩部正常，颈椎后凸。

● L H KT：胸部、肩部和头部保持生理状态。

3.3.3　矢状面脊柱紊乱

包括矢状面姿态紊乱，胸（腰）部舒尔曼病；颈椎或腰椎后凸，平背。

脊柱后凸模型

KT+

影像学（矢状面） 在 T5 和 T12 之间的胸椎后凸角度 >40°。

临床 胸部圆背，胸向背侧移位，骨盆向腹侧移位和倾斜，前足负荷，腿轴向腹侧移位，膝过伸姿态，腰椎过度前凸，头部及肩部向腹侧移位。

KT–

影像学（矢状面） T5 和 T12 之间的胸椎后凸 <20°。

临床 胸椎扁平，胸椎曲度变小，腰椎和颈椎大多变直，下腰椎和骨盆位置发生改变。

KT

影像学 在 T5 到 T12 之间后凸，Cobb 角为 20°~40°。

临床 矢状面上呈正常生理表现。

KL

影像学（矢状面） 腰骶部交界短且处于过伸状态，骶骨通常处于水平位置；上腰椎和胸腰联合处向背侧移位；在症状明显的病例中，椎体呈腹侧变窄的楔形。

临床 腰部或胸腰部脊柱后凸。

常用概念

- 中立椎体：脊柱弓中头侧或足侧边界的椎骨体。特征：相对靠近中心侧，相对水平面的倾斜角度最大（倾斜），旋转最小，结构变化轻微（椎板底板和顶板相互平行）。胸弓和腰弓之间的过渡点（中性椎）又称为过渡点（TP），影像学中用来描述身体姿态，可以作为测量 Cobb 角（侧向弯曲程度）中立椎体的测量点（头侧选椎板顶板，足侧选椎板底板）。
- 顶椎（Apex）：在脊柱弓的顶部。特征：相对

水平位置的横向偏移最大，旋转最大，结构变化最明显，椎体上下缘的角度差最大（楔形）。顶椎的确定是为了进行放射学上的旋转测定（Perdriolle 方法或 Raimondi 方法），临床上一般借助脊柱侧凸水平仪在顶点区域进行测量。

- 原发弓：主要弧度的脊柱弓，可能是脊柱侧凸的原始中心。结构因素明显，活动受限。矫正的可能性依赖于结构的限制，在脊柱手术中会被固定（见 3.3.1 中的命名法）。
- 继发弓：代偿而出现的弓，作为原发弓的姿态功能补偿。主要是功能性的，容易被矫正（见 3.3.1 的命名法）。
- 椎体滑移：如果已有腹侧向椎体滑脱或侧向椎体滑脱，应注意必须对 ASTE 进行相应的调整，以确保受影响的节段在练习时的稳定性，同时在家庭作业练习计划和日常生活中对其进行训练。在高活动度节段的区域内，禁忌行松动术！
  - 脊柱滑脱（SpL）或腹侧向椎体滑脱：由椎体向腹侧滑脱引起的节段性结构紊乱，常见于 L5/S1 节段。在矢状面 X 线片中可以看到一个典型的阶梯形成。根据 Meyerding 进行分类，可触摸到的背部"阶梯"位于 L4 和 L5 之间。
  - 侧向滑移（LL）或侧向椎体滑脱。椎体在额状面上的侧向偏移。明显的腰椎侧凸或者胸腰段脊柱侧凸（LH/LT，原 4BH/4B）的女性在 30 岁左右常常出现该症状。强烈的剪切力与后凸的矢状面结合，导致脊柱不稳定。此外，纤维环区域的退行性改变可能也与此有关。因缺乏椎弓关节的小关节连接，纤维环的负荷过大，导致节段活动度过大（节段性不稳定）。稳定性可以通过启动腰大肌的协同来实现，在所有的起始位中都应促进腰大肌的协同作用。必须特别重视适当的日常练习。在 a.p.（前后位）X 线片中，椎体区域有明显的"阶梯"形成。

警告

不能在站姿和跪姿下做"肌肉气缸"运动，只能在有序侧卧位做！在矫正效果不稳定阶段不能采取被动措施（矫正手法辅助、骨盆固定）！

解剖教科书中描述的一般都是非脊柱侧凸人群的肌肉活动。然而，在脊柱侧凸患者中，有许多软组织的挛缩，也有单侧部分僵化导致的骨骼变化。因此，脊柱侧凸患者整个系统的表现与脊柱"直"的人有所不同。

脊柱侧凸的弓涉及大量的肌肉。因此，对脊柱侧凸的矫正不能只局限于某一块肌肉，因为这意味着无视矫正的基本要素。此外，众多的协同和拮抗效应协助矫正系统的相互平衡。

病理学基础

在脊柱侧凸中有或多或少明显的姿态变化，从足部、腿部和臀部开始，肌肉的长度和周长均会出现不平衡。与中线的偏离距离越大，相应的肌肉就越长、越薄，它们变得松弛，最终失活。这些肌肉失去了支撑功能，只有在肌肉允许的情况下才有可能发生形状的变化。肌肉的延展或缩短取决于躯干的移动和旋转方向。也就是说，只有躯干相应地保持肌肉松弛、变长，躯干向侧方和向后的偏移才会发生。肌肉失去平衡从腰部开始，并持续到颈椎。

注意

因此，治疗首先要改善姿势，使身体重新找回原始的直立位。这只能通过锻炼相关的肌群才能实现。为了恢复肌肉平衡，必须缩短被拉伸的肌肉，并延长缩短的肌肉。为了使它们能再次保持脊柱和胸廓的正常直立位置，它们必须在两侧同时被强化。重要的是，被缩短的失活肌肉必须在被拉长的情况下才能被强化。

Brussatis（1962）在论文《特发性脊柱侧凸中背部和腹部肌肉的肌电图研究》中表示，凸面肌肉的电活动超过了凹面肌肉的电活动。这可以用肌肉动力学解释：根据 Schmidt 等人（2005）的研究，预拉伸和肌肉张力之间存在着一种关系。对青蛙的一块单独肌肉做研究表明，肌肉只有在得到一定的预拉伸时才能达到最大张力。

这种预拉伸大约相当于其在体内的静息状态。随着拉伸的进一步增加，其收缩能力接近零。同理，不断缩短的肌肉也将最终失去收缩能力。

将这一研究结果应用至脊柱侧凸，那么很容易理解，弓内侧过度缩短的肌肉和弓外侧过度拉伸的肌肉同样只能低效工作。

3.3.4　矢状面的姿势偏差

　　下列图片展示了章节 3.3 中所描述的从侧面观察到的病理性脊柱侧凸的典型姿势及运动变化。（图 3.11）

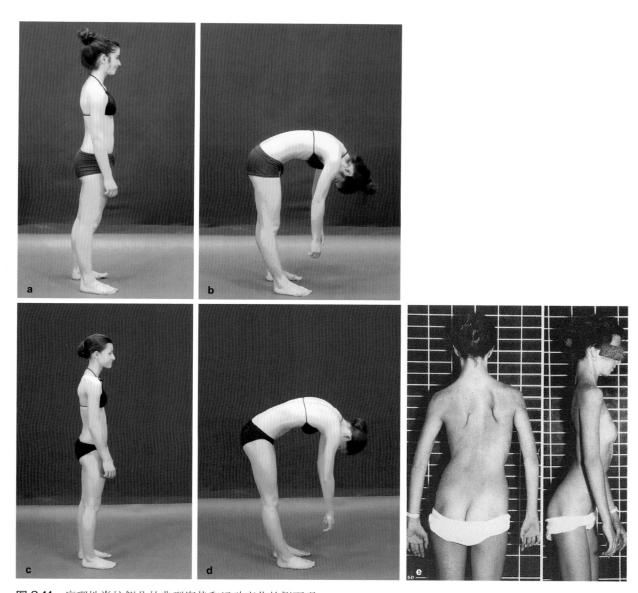

图 3.11　病理性脊柱侧凸的典型姿势和运动变化的侧面观
a. 直立：胸椎右侧凸（起始位）
b. 前屈：胸椎右侧凸（终末位）
c. 直立：胸椎左侧凸（起始位），向右做"旋转－角度"呼吸运动
d. 前屈：胸椎左侧凸处于中间位置
e. 直立：胸椎左侧凸（终末位）

3.3.5　冠状面的姿势偏差

　　下列图片展示了章节 3.3 中所描述的病理性
脊柱侧凸的典型姿势和运动变化的背面观。（图
3.12）

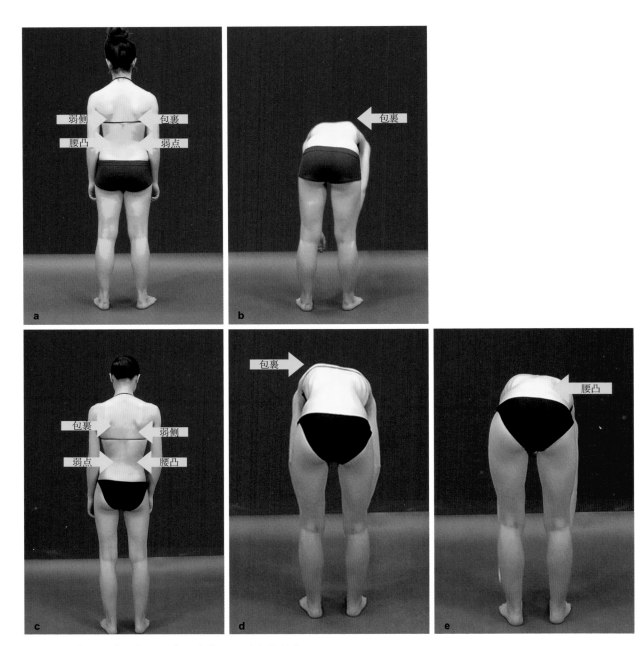

图 3.12　病理性脊柱侧凸的典型姿势和运动变化的背面观 [W858]
a. 直立：胸椎右侧凸 ASTE（起始位）
b. 前屈：胸椎右侧凸 ESTE（终末位）
c. 直立：胸椎左侧凸 ASTE（起始位），向右做"旋转－角度"呼吸运动
d. 前屈：胸椎左侧凸处于中间位置
e. 前屈：胸椎左侧凸 ESTE（终末位）

3.4　脊柱侧凸时的脊柱旋转能力

　　下列图片展示了章节 3.3 中所描述的病理性脊柱侧凸的典型姿势和运动变化的上面观。（图 3.13）

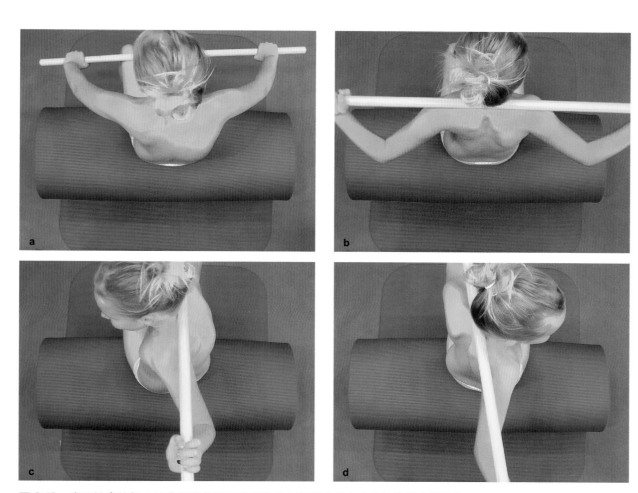

图 3.13　病理性脊柱侧凸的典型姿势和运动变化的上面观（直立坐位的胸椎右侧凸）[W858]

a. ASTE（练习起始位）

b. 持木杆的 ASTE

c. 最大限度的左转

d. 最大限度的右转

3.5 常见的用于脊柱侧凸分类的评估

国际上存在许多医学专家、整脊治疗者和物理治疗师都在使用的评估方案，迄今没有统一的标准。带有中立椎和顶椎的（中立位的椎体和发生位置变化的椎体）Cobb 角是在整个跨学科团队中唯一采用的统一的参数。对根据 Schroth 概念所提供的针对脊柱侧凸的物理治疗来说，这也是一个重要的组成部分。更加精确的分类和对各个脊柱节段功能的额外评估对于优化治疗是必不可少的。

不同的脊柱侧凸物理治疗概念［也可参阅 Berdishevsky 等人的综述（2016）］使用不同的脊柱侧凸分类，其中最重要的分类如下。

3.5.1 King 的分类（1983 年）

表 3.1 总结了 King 的分类。

King 的分类既没有对矢状面进行分类，也没有确定弓形在一定意义上的优先次序。

3.5.2 Lenke 的分类（2001 年）

Lenke 的分类是最复杂的分类，共表述了 42 种不同的亚型（表 3.2）。该分类是基于正、侧位（包括弯曲位）的脊柱全长 X 线片。如果弯曲时 Cobb 角 >25° 或脊柱后凸角 >20°，就被称为结构性弯曲。国际上，Lenke 的分类在临床上的应用越来越多。

Lenke 的分类中，每组都有进一步的区分，即"最小曲线"（A）、"中度曲线"（B）和"大曲线"（C）。

从矢状面上可以做出以下区分。

- Ⅰ组、Ⅴ组和Ⅵ组正常。
- 第Ⅱ组中的 PT 脊柱后凸（颈胸椎）。
- 第Ⅲ组中的 TL 脊柱后凸（胸腰椎）。
- 第Ⅳ组的 PT+TL 脊柱后凸。

表 3.1 King 的脊柱侧凸分类

类型	描述
Ⅰ	S 形弯曲；胸凸和腰凸均越过中垂线，腰凸部分的曲度更大
Ⅱ	S 形弯曲；胸凸和腰凸均越过中垂线，胸凸部分的曲度更大
Ⅲ	胸椎弯曲；腰凸没有越过中垂线
Ⅳ	长弓胸椎弯曲；L5 位于骨盆上方的中心位，L4 向弓形处倾斜
Ⅴ	胸椎双弯；Th1 已经向上弓弯曲处倾斜

表 3.2 Lenke 的脊柱侧凸分类

类型	名称	描述
Ⅰ	胸主	结构性胸主弯，其余弯为非结构性的
Ⅱ	双胸	胸主弯和次要的上胸椎弯是结构性的，其余弯为非结构性的
Ⅲ	双主弯	2 个主弯，其中胸椎、胸腰椎或腰椎的弯是结构性的。主要为胸弯，高段胸弯可能是非结构性的
Ⅳ	三主弯	3 个主弯都是结构性的，主要是胸弯
Ⅴ	胸腰/腰原发弯	只有胸腰椎或者是腰椎主弯是结构性的，高胸椎或胸椎的副弯是非结构性的
Ⅵ	胸腰/腰/胸主原发弯	结构性的胸腰椎或腰椎主弯带有结构性的副弯且副弯 Cobb 角比主弯至少小 5°

3.5.3 Rigo 的分类

表 3.3 给出了 Rigo 脊柱侧凸分类的概述。

3.5.4 Schroth 的分类

Schroth 的分类详见章节 3.3。

表 3.3　Rigo 的脊柱侧凸分类

类型	名称	描述
A1	影像学	大弓形且只有一个弓形的胸腰椎侧凸，中立椎和 T1 偏向脊柱凸侧，L4 水平或向凸侧略微移动
	临床	骨盆向凹侧侧移，躯干向胸凸侧悬空，可见变长的胸腰肋凸
A2	影像学	一个胸凸的脊柱侧凸伴随较小的腰椎参与或没有腰椎侧凸，中立椎和 T1 向胸凹移动，L4 位置水平
	临床	骨盆向胸凹侧侧移，躯干悬空于胸凸侧，肉眼可见的肋凸很少延伸至腰部
A3	影像学	胸主弯伴随腰对侧弯，中立椎（最小）和 T1 向胸凸侧偏移，L4 向胸凹侧偏移，L4、L5 尚平行
	临床	骨盆向胸凹侧偏移，躯干悬空于胸凸侧，胸段肋凸伴随较少的腰段对侧弓
B1	影像学	双弓脊柱侧凸，胸 / 腰椎或胸 / 胸腰椎，中立椎和 T1 向胸凹侧偏移，L4 相比 L5 有所倾倒
	临床	骨盆向胸凸侧移动，躯干悬空于胸凹侧，可见胸段肋凸、腰凸、胸腰肋凸
B2	影像学	胸腰主弯和较小的胸段对侧弯，中立椎和 T1 向胸凹侧偏移，L4 较 L5 倾倒，L3 较 L4 倾倒
	临床	骨盆向胸凸侧侧移，躯干悬空于胸凹侧
C1	影像学	一个弓形的胸段脊柱侧凸不伴随腰部弯曲，中立椎和 T1 在位
	临床	骨盆中立位，躯干平衡，腰椎变直伴胸段肋凸
C2	影像学	中立椎和 T1 在位，L4 与 L5 平行
	临床	骨盆中立位，躯干平衡，可见胸段肋凸、腰凸
E1	影像学	单弓腰段脊柱侧凸，其余脊柱在位，中立椎和 T1 向腰凸偏移
	临床	骨盆向腰凹侧偏移，躯干悬空于腰凸侧，可见明显的腰凸不伴随肋凸
E2	影像学	单弓胸腰脊柱侧凸，其余脊柱在位，躯干悬空于胸腰 / 腰凸侧，T1 向腰凸侧偏移
	临床	骨盆向胸腰凹侧偏移，躯干悬空于胸腰凸侧，可见明显的胸腰隆起不伴随胸段肋凸

3.5.5　几种脊柱侧凸分类的对比

　　表 3.4 将几种常用的脊柱侧凸分类进行对比，以更加有助于理解及统一表述，从而为患者提供更好的治疗。

表 3.4　脊柱侧凸的常见分类方式 *

King 的分类	Lenke 的分类	Rigo 的分类	最新的 Schroth 分类
Ⅲ	Ⅰ A，B，C - 胸主弯	A2（3B 右侧悬空）	T
Ⅴ	Ⅱ A，B，C - 双胸弯	A3（3B 右侧悬空）	T S
	Ⅲ A，B，C - 双主弯	无髋凸	T L
	Ⅳ A，B，C - 三主弯		T LS
Ⅳ	Ⅰ A，B，C - 胸主弯	A1（3B 右侧悬空）	T H
		A2（3B 右侧悬空）	T HS
		A3（3B 右侧悬空）	
Ⅰ	Ⅳ A，B，C - 三主弯		LT
Ⅱ	Ⅵ A，B，C 胸腰 / 腰 / 胸主原发弯		LTS
Ⅰ	Ⅳ A，B，C 三主弯	B1（4B 左侧悬空）	L HT
Ⅱ	Ⅴ A，B，C 胸腰 / 腰原发弯	B2（4B 左侧悬空）	L HTS
	Ⅴ A，B，C 胸腰 / 腰原发弯	E1（腰短）	LH（K+，K−，KT）
		E2（腰短）	
			KT+
			KT−
			KT
			KL

* 完整性声明仅适用于 Schroth 分类

第4章 | 脊柱侧凸相关的病理生理学变化

4.1 呼吸

注意

呼吸运动对于脊柱侧凸的治疗是非常重要的。

由于呼吸是一个机械性问题，我们需要探讨使呼吸运动有效的力：一方面是通过运动系统的肌肉组织作用的主动力；另一方面是被动力——部分来自肺部，部分来自骨骼的关节性构架。被动力总是努力地将被迫改变的形状扭转回来，这个原理在脊柱侧凸的练习中得到充分应用。因此，我们必须采用一种针对性的工作方式，将弱的肌肉——特别是膈肌变弱的肌纤维反复使用，直到它们与过强的肌肉平衡，达到和谐的状态。

4.1.1 基本思路

一般的生理学概念会将呼吸运动中的胸式呼吸和腹式呼吸区分开来，尽管这两种呼吸模式并不是独立存在的。

脊柱侧凸的治疗中，不能单纯进行胸式或腹式呼吸训练。相反，对于因脊柱侧凸而变化的肋骨和胸廓的位置，需要一个三维的作用将躯干的凹陷区域进行填充，并对凸出的区域进行扁平化处理。就像 Schroth 概念中对呼吸运动所设想的那样：每次进行这些局部呼吸运动时，膈肌必须参与，要进行精神引导，这样才能一直做到充分呼吸。这是一个学习的过程，坚持这种联想的刻意练习行为，为这种呼吸运动最终成为下意识的呼吸模式铺路。这种充分呼吸只有在直立的、符合正确生理的骨盆矫正位置才能进行。因此，进行明确的理论分解有助于帮助患者理解多种形式

的机械应力问题。

胸式或肋式呼吸之所以能够实现，是因为肋骨通过 2 个关节与脊柱相连，并围绕一个倾斜的旋转轴运动。每对肋骨的旋转轴彼此间构成一个向背侧开放的角度，这个角度会根据脊柱节段的不同而变化。胸廓在呼气位时，肋骨斜向腹侧、下方，在吸气位时则相反，所以在肋骨上升的同时，胸腔的矢状径也会增加。由于倾斜的旋转轴，吸气时胸廓下部的横径也会增加。

注意

胸廓形状的改善总是伴随着功能的改善，反之同理，这可以通过测量尺和骨盆测量仪来证明。

临床上我们对呼吸的外部运动（胸式呼吸）和呼吸的内部运动（吸气时膈顶降低，呼气时膈顶回升）（不仅在脊柱侧凸中，还在其他所有姿势 - 呼吸障碍中）进行区分。

当膈肌在吸气阶段收缩时，向头侧凸起的膈顶变平，胸膜腔扩大，肺部随着膈顶和肋骨的运动而进入替补空间。膈顶变平是由于腹腔内脏移位带来的推挤作用。如果骨盆向前下方倾斜，吸气时，腹壁会向前移动，因为腹部肌肉此时是变长的，基于此就有了"膈肌呼吸和腹式呼吸一样"的观点。

注意

在运动治疗中，当骨盆从倾斜位被调整为正位时，内脏此时沉入骨盆，腹壁的前移得到缓解。同时，腰椎前凸也减轻了，脊柱得到了一种伸展信号，且患者可以有意识地促进该信号。

膈肌呼吸过程中，腹壁微向前移动，同时侧腹扩展至腰部。这种呼吸运动对于改善脊柱侧凸的形状具有决定性的意义。由于胸腔的扭曲，这种充分的呼吸往往无法实现，但必须对其进行恢复（图 4.1）。在呼气时，膈肌放松并恢复到原来的位置。在骨盆前侧抬高同时腰椎前凸减少代偿时，胸腔也可以受到这种针对性呼气动作的影响。

注意

切记在呼气时，练习者也要保持直立的姿势。在这种姿势下，练习者可以先连续进行 3~5 次练习，之后可以持续进行 10 次或更多次的呼吸练习。一旦矫正有了好的效果，最终会在呼气时出现因为整个上半身参与而生成的强有力的收紧。这些躯干肌群的收紧对于姿势感觉至关重要。

由于膈肌附着点所处的位置［位于肋弓起点、胸骨、下肋骨、第 1 至第 4 腰椎（Schmidt 和 Kohlrausch，1981）］，膈肌在脊柱侧凸状态下位置必然会改变，就像脊柱侧凸时胸腔会扭曲一样（脊柱侧凸影响呼吸模式所致，图 4.4）。

注意

如果脊柱侧凸尚未僵化，则呼吸可能会对脊柱产生积极影响。如果骨盆处于水平位置，同时腰椎前凸减少以进行平衡，背部的竖脊肌群将受到刺激从而开始工作。此外，引导练习者联想脊柱正在伸展，脊柱会因此得到进一步伸展。脊柱弓形越大，在吸气矫正时躯干就变得越长。这可通过测量来验证。成功的决定性因素是机械活动和联想的结合，这也是施罗特疗法的一个基本要求。

图 4.2 和 4.3 显示了针对性的单侧呼吸对一位 52 岁女性的正常体态的影响。

可以清楚地看到，肩部水平位置下的脊柱被拉向右边。右侧的肋间距明显变宽。膈肌下降大约 8 cm。

当然，也可以在不呼吸的情况下进行肋骨的运动，任何人都可以检测：吸气或呼气状态下，

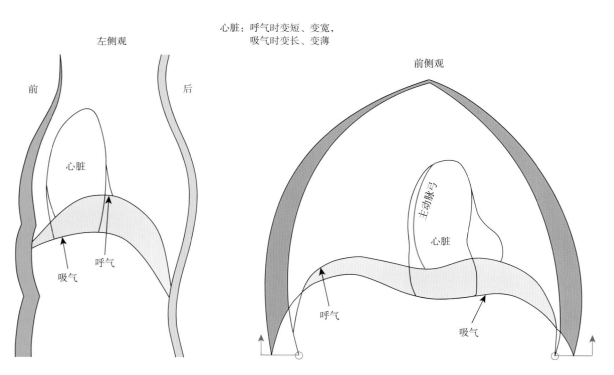

图 4.1　膈肌的运动示意图。左图，左侧观。右图，前侧观 [L143]

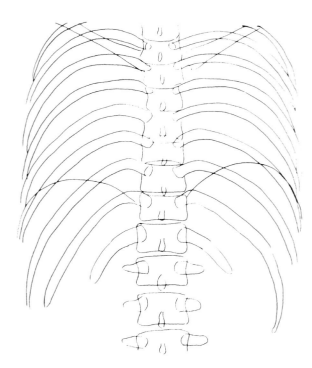

图 4.2   深呼气时的膈肌（脊柱处于中立位）[M616]

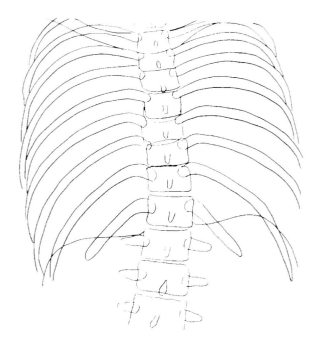

图 4.3   最大吸气伴右侧膈肌引导，导致脊柱向右侧偏移 [M616]

保持气息稳定（别用力压！），感受肋骨是舒张或收缩的状态。可以连续进行几次，这纯粹是一种肌肉活动。然而，不得不承认，如果吸气的同时有意识地去降低膈肌，肋骨伸展的效果会比原来好很多。同样，如果呼气的同时有意识地提高膈顶，那么肋骨收缩的效果也可以提高。

肋骨在膈顶下降的同时向外和向上移动的现象并不是由 Katharina Schroth 从理论上推断出来的；相反，她更多的是在自己的身体上观察肋骨在吸气和呼气时向外侧和头侧进行的"直角"运动。在健康的身体中，肋骨不仅在吸气时向外侧移动，还向背侧和腹侧移动，当然一直伴随着向头侧的移动。每个人都可以通过手对膈肌附着点（肋弓、浮肋、上腰椎）的触摸和感受身体的变化来体会这些移动。脊柱侧凸患者肋骨的运动方向却并非如此，因此必须重新训练有缺陷的呼吸运动，同时矫正外形。这包括通过"减压"和"拓宽"对骨骼位置进行调整。无论是"挤压内脏"还是通过空气充盈身体狭窄部位，或者是由正常的肌肉训练带来的结果，最主要的是，外表可见的凹陷可以被填充。

4.1.2   脊柱侧凸的呼吸模式

根据 Schmitt（1985）的研究，在健康人群中，肋间肌的收缩使肋骨向肋骨顶部施加轴向的推力，从而在对称呼吸时进一步稳定脊柱。由于脊柱侧凸会导致胸腔畸形，笔者发现，脊柱侧凸患者在平静呼吸状态下，通常也会在深呼吸状态下出现不对称的呼吸模式（图 4.4，4.5）。在这种情况下，这种推力作用于单侧椎体并增加其旋转，相应肋骨针对脊柱凹侧的推力越来越大，凸侧的应力机制来自肋椎关节，影响椎体横突。

脊柱侧凸也会显著影响膈肌，因为膈肌附着点（肋骨）处于移位状态。它在某种"脊柱侧凸

扭转"的状态下工作。基于这个状态，对称呼吸反而还会使已经存在胸椎旋转的脊柱进一步变形。

4.1.3 "旋转－角度"呼吸

"旋转－角度"呼吸是一种三维的呼吸控制：呼吸方向包括背侧、腹侧、外侧和头侧。每个矫形"旋转－角度"呼吸的起始摆位都应该在凹处（楔形顶点）进行，并且在此期间联合有意识的膈肌沉降。以下情况适用（译者注：以胸椎右侧凸为例）。

- 凸侧：右侧浮肋向外、向后、向上方，向后、向上方（向外、向头侧以及向背侧、向头侧）。
- 凹侧（左侧）：向外、向上方，向后、向上方（向外、向头侧以及向背侧和头侧）。
- 凸侧（右前侧）：向前、向上方（向腹侧和向头侧）。
- 腋窝下肋骨（右侧）：向前、向上方，同时肩部区域向水平右侧、向斜上方、向后（肩部反拉）（图 9.16c）。在此过程中，肩部区域作为整体相对于胸部旋转。

如果我们可以将脊柱侧凸式的错误呼吸模式进行如此纠正，则每一次呼吸都是一次矫正运动。凸侧躯体肌肉的收缩会限制这部分呼吸腔的

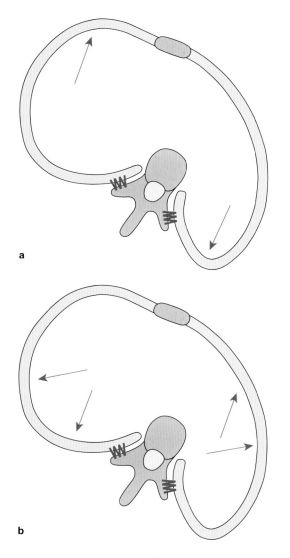

图 4.4　脊柱侧凸患者的呼吸模式：脊柱侧凸引起胸廓变形扭曲的横切面。a. 增加脊柱扭曲的脊柱侧凸患者的呼吸模式。箭头表示特发性脊柱侧凸的呼吸方向。b. 依据施罗特疗法的呼吸矫正模式，箭头表示"旋转－角度"呼吸的呼吸方向 [L143]

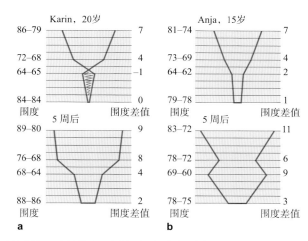

图 4.5　干预前（上图）和干预约 5 周后（下图）的呼吸冲程值 [L143]
a. 患者 Karin，20 岁
b. 患者 Anja，15 岁

活动幅度，从而为凹侧塌陷区域的呼吸幅度增加空间。"旋转－角度"呼吸是矫正训练最基础的部分，同时它也可以作为单独的训练进行。

注意

> 在每一个施罗特矫正练习中，"旋转－角度"呼吸只有在伸展躯干、舒缓凹侧压力时才有效果。也就是说，患者必须先在现有的脊柱活动范围内尽量摆脱被韧带保持的固有位置，尽可能地使脊柱向上伸展，这样才能达到预期的效果。

脊柱侧凸患者必须学会纠正其脊柱侧凸的呼吸模式。有意识地、有针对性地通过躯干凹侧呼吸，调动活动受限的肋骨，为以前较少通气的肺部通气。每一次的呼吸都是一次额外的姿态调整训练。每一次呼吸都为矫正姿势打下基础。患者通过收缩凸侧的肌肉防止凸起区域扩大，同时通过放松凹侧的肌肉，将呼吸引导至凹侧区域。对脊柱侧凸患者的呼吸模式进行调整和引导的可能性已经通过脊柱侧凸水平仪的测量被证实（Weiß，1989；参见章节11.3）。

我们运用 Heybrock-Seift 方法记录了一些病例的呼吸冲程值，在图4.5中，上图是干预前，下图是干预大约5周后（参见章节11.4）。

在最大呼气和吸气终末位利用量尺进行测量。

● 腋下。
● 胸部。
● 腰线处（浮肋处）。
● 腹部脐水平以下。

呼吸冲程值（cm）在毫米纸上被标记，并将各点用线连接起来。15岁的 Anja 的呼吸冲程的改善特别体现在腋下和腰部区域（图4.5b）。20岁的 Karin 的呼吸冲程在图上表现为交叉线（腰线处）且出现1cm的负值，即腰线处在吸气阶段变窄了1cm（图4.5a）。5周后，Karin 的腰线处交叉线显示为4cm（正值）。腰线处

呼吸冲程值的增加是每天进行膈肌呼吸训练的结果。

注意

> 对于脊柱侧凸的治疗，呼吸练习必须是有针对性的、直立的、减旋的呼吸－胸廓运动，这从一开始就会对凹陷的胸廓产生积极影响。

既然试验已经完成，因此不难得出结论：三维定向呼吸可以帮助刺激不活跃的肺泡。而作为一种附加作用，患者之后表示，相比之前他们不那么容易感冒了，而且在疗程结束时，在常规心率下的身体表现有所提升，而且患者的矛盾呼吸（即在吸气阶段肋骨收缩的情况）也可以恢复正常。

"旋转－角度"呼吸在所有呼吸矫正训练、所有矫正摆位下都能应用，其可以在凹侧肋骨的帮助下将凹侧向侧上方移动。但是，如果胸骨随之移位的话，请注意以下事项。

● 如果患者的肋凸在前侧，胸骨会朝凹侧移动。注意，只能在胸骨向凸侧移动的情况下运用。

● 如果胸骨移向凹侧，则必须从背部开始矫正呼吸。这意味着患者必须专注于他们的脊柱，这是因为肋骨附着在椎体横突的位置，在那个位置同样可以尝试用肋骨去解除脊柱的旋转。患者可以用手固定胸骨，无论如何要避免其再往错误的方向移位。

建议患者对着镜子练习，因为在矫正呼吸时，前侧的凸侧需要斜向外和向上，而侧边的肋凸不能随之活动。

4.2 心肺功能的下降

大部分脊柱侧凸患者都受心肺功能不全的影响。在治疗期间可以观察到这类患者的变化，比如口唇的发绀减轻，甚至消除，再比如许多患者的肺活量有了2倍的提升（原先只有大约

350 ml），从而生活得更加舒适。

1974 年 的 夏 天， 两 组 来 自 Münster 的 Westfälischen Wilhelms 大学运动医学学院的脊柱侧凸患者接受了心肺功能方面的检查。以下是 Vogelpohl（1975）调查结果的简单摘要。

"在治疗之初，除两位受试者被观察到病理性心肺功能不全外，其余受试者的心肺功能均正常。在 4 周的干预结束后，每位患者的呼吸量测定值都有了或多或少的提升。尤其重要的是，干预对心血管系统的积极影响非常显著。对比干预刚开始的阶段，随着干预负荷的逐渐增加，脉率平均降低 10~15 次，且同期连续功率得到显著提升。此外，PWC 170（心率为 170 次 / 分时的身体工作能力）数值得到显著提升。依据 t 检验，在 Katharina-Schroth 医院接受治疗的青少年脊柱侧凸患者的体力劳动能力在治疗后有了显著的进步。脊柱侧凸患者在脉率为 130 次 / 分下的耐力表现也显示出类似的结果。训练的另一个效果则表现为在休息阶段脉率下降得更快。这些现象都表明心血管系统的运行更为高效。肺活量不能被视为衡量机体表现能力的标准，却是衡量功能障碍的标准。"

依据研究结果（Weiß，1989），即使是成年脊柱侧凸患者，其肺活量和肋骨活动能力也可以有明显的改善。

在巴特索伯恩海姆开展的调查表明，依据施罗特疗法的 4 周强化治疗可以有效增强患者的机体能力。就这一点来说，这种针对脊柱侧凸的物理治疗不单在骨科矫形方面颇具疗效，在内科方面亦有重要的意义。

耐力训练或者体能训练能明显改善心肺功能，但是不能明显增加肺活量（Bjure 等人，1969；Götze，1976）。

身高在成年人中被用作确定肺活量的参考因素。

表 4.1 展示了平均呼气量的一般标准值。

这个重要的参考因素在脊柱侧凸患者中发生了变化。原因是脊柱侧移、旋转、扭转，以及胸廓因脊柱侧凸产生的相应变化造成了身高的损失以及肺部空间的减少。膈肌也在功能上促进了这种畸形（章节 4.1）。

为了确定患者在脊柱直立的情况下应有的肺活量的理论数据，笔者在 X 线片上进行脊柱测量，不考虑脊柱的旋转、扭转和肋骨畸形。弧线是串联每根椎体的中点所形成的，测量该弧线头端与尾端的直线距离。随后得出两者差值，这个差值便代表了身高的损失。

之所以要在颈椎弓和腰椎弓上分别进行测量，是因为单个 100° Cobb 角的脊柱弓，比两条 50° Cobb 角的脊柱弓收缩得更加厉害。笔者还研究了身高损失与 Cobb 角之间的关系（表 4.2）。

表 4.2 给出的数值仅针对胸椎弓（体现胸廓的缩短和缩紧），它们是一个大约值。为了计算肺活量，必须将这些数值与目前的身高相加。然而理论的身高需将腰椎和胸椎的测量值与目前的身高相加得出。

可以发现，表 4.1 的数值是健康人的标准，对严重脊柱侧凸患者来说很难达到。而轻度脊柱侧凸患者的数据往往高于标准值，尤其是那些经常参加体育锻炼的患者。

表 4.1　平均呼气量

青少年组			成年组		
男孩的平均呼气量 /ml	年龄 / 岁	女孩的平均呼气量 /ml	男性的平均呼气量 /ml	身高 / cm	女性的平均呼气量 /ml
1400	9	1400	2350	150	2200
1650	10	1500	2600	155	2400
1800	11	1600	2900	160	2600
1900	12	1750	3200	165	2800
2050	13	1900	3500	170	3000
2300	14	2100	3800	175	3200
2400	15	2200	4100	180	3400
运动员的平均值 /ml					
重量级运动员	3950		拳击运动员		4800
足球运动员	4200		游泳运动员		4900
田径运动员	4570		艇类运动员		5450

表 4.2　脊柱侧凸角度与上半身高度缩短关系的近似值

脊柱侧凸角度	缩短程度 /cm	脊柱侧凸角度	缩短程度 /cm
20°	1.5	90°	8.5
25°	1.5	95°	8.55
30°	1.5	100°	9.5
35°	1.5	105°	9.55
40°	2.5	110°	10.5
45°	2.5	115°	11.5
50°	3.5	120°	12.5
55°	3.5	125°	12.5
60°	4.5	130°	13.5
65°	4.5	135°	14.5
70°	5.5	140°	15.5
75°	5.5	145°	16.5
80°	5.5	150°	17.5
85°	7.5		

4.3　受脊柱侧凸影响的肌肉组织

凸侧肌肉组织的强烈肌电活动是由于其单独支撑着与它们头侧相连的身体部分。然而，与一般所假设的相反，由于凸侧肌肉群处于过度拉长的状态，所以并不会有体积的增加和力量的加强。由于它们不能承受这种负担，其张力继续降低，直到达到骨质条件的极限（此时脊柱侧凸也会停止发展）。

肌电图上表现不活跃的凹侧肌肉组织随着其拉伸两端之间的曲度增加而变得更短，功能也逐渐减弱。预拉伸持续减少，也可以预测到这会导致越来越多的功能不全。

注意

借助施罗特疗法的矫正姿势，几乎可以重新实现两个肌群（即凹面缩短的肌群和凸面过度伸展的肌群）的生理性预拉伸状态，由此可以促使这些肌肉产生尽可能大的张力。

脊柱侧凸总是会引起骨 - 韧带 - 肌肉系统负荷的不平衡。骨骼一旦偏移离开正中位，就会不断促进身体找寻"脊柱侧凸式"的"平衡"，后者也被称为"姿态代偿失调"，这是由结缔组织不断变弱与韧带逐渐损耗导致的。椎体关节突关节、肋椎关节（也经常包括胸肋关节的连接）不再符合生理状态。这可能会进一步促使椎体旋转、滑动，甚至引起关节半脱位，所以脊柱侧凸有时会导致非常明显的变形。

由于脊柱侧凸而改变的肌肉骨骼系统通过肌肉组织支撑，一侧肌肉超负荷和被过度拉伸，另一侧肌肉缩短和萎缩，这会进一步增加脊柱的多次扭转，使之达到几乎不可思议的程度。病理性的压力和张力效应越大，对骨骼的影响就越大。起初椎间盘受挤压而变成楔形，后来椎体也会在压力下发生形变。在最严重的情况下，个别椎体间将有骨桥形成。

4.3.1　腹部肌肉

在脊柱侧凸的情况下，骨盆带和胸廓（以及肩胛带）互相扭转，因此会影响到所有的腹部肌肉。

笔者的工作假设如下：在脊柱侧凸（右后）的情况下（图 4.6），右侧腹外斜肌肌纤维（图 4.6a）与左侧腹内斜肌的肌纤维（图 4.6b）在两条彼此平行的对角线上过度延展。因此，肋凸向外侧、背侧偏移。在另一边，背侧凹侧的髋向外和向后滑动（图 4.6b）。相对方位的肌肉（图 4.6cd）被缩短，因此前肋凸（图 4.6c）的肋弓和肋凸（图 4.6d）下方的髋部向内移动。

运动治疗必须通过将对角线（ab）缩短、对角线（cd）延长来恢复肌肉的平衡。这一原则适

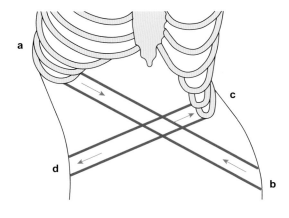

图 4.6　三弓型脊柱侧凸示意图。箭头代指训练方向 [L143]

用于所有的练习，在练习的过程中，短的对角线要比之前过度拉伸的对角线看起来更长。腹部其他被影响的肌肉将同时恢复正常，由此可以使整个躯干的姿态随之正常化。

4.3.2　腰方肌和更深层的支撑肌群

　　腰方肌的任务是当双侧同时工作时联合竖脊肌群将腰椎固定在中间位置，因为它除了附着在第 12 肋外，还附着在腰椎横突上。该肌肉如果只有单侧在工作，就像在脊柱侧凸的情况下那样，就会把它所附着的腰椎横突牵拉向它。造成的结果是腰椎向一侧偏移并扭转，即出现腰椎侧凸（图 4.7，4.8）。

　　如果腰方肌缺乏活动，它就不再牵拉横突。肋凸侧就是这样的情况。椎体会向对侧移动，最终移动至腰椎部代偿弓形中。

　　偏向肋凸侧的上身必须靠腰方肌和竖脊肌群来保持平衡。因此，这些肌肉被迫增加负荷。由于持续的病理性肌肉的拉力，以及脊柱侧凸时结缔组织的普遍减弱、韧带松弛，具有活动性的椎体将逐步移动至半脱位活动轴线，因此，腰椎发生扭转伴随棘突向腰凹的旋转，横突与髋部（位于肋凸下方）此时向前旋转，腰部肌肉组织缩短，而在另一侧，可以触及由于横突扭转而出现的明显肌肉隆起。

　　"脊柱向一侧弯曲时，必然同时伴随扭转。这是因为脊柱没有中心枢轴点，但是类似于椭圆，其枢轴点有一定的离心率。一个除去椎弓和棘突的椎体本身就像一个椭圆。然而，由于椎弓和棘突在后侧并且椎弓关节另有 2 个轴，因此在这 3 个枢轴点之间产生了一个大约位于实际椎体后缘的枢轴点。但这个点并不会导致真正的旋转，而只能形成扭曲扭转。这很容易在模型上演示：将 2 把长度相同的钢尺相距 1~2 cm 固定在一起，并尝试弯折它们（译者注：假设两把被固定的钢尺位于矢状面上，此时弯折也是在矢状面上的弯折而不是向冠状面弯折），那么两把尺子会各自扭曲并最终达到侧弯的状态，得到的效果

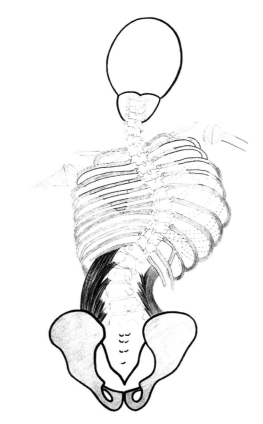

图 4.7　腰方肌在脊柱侧凸影响下呈不对称的工作状态 [M616]

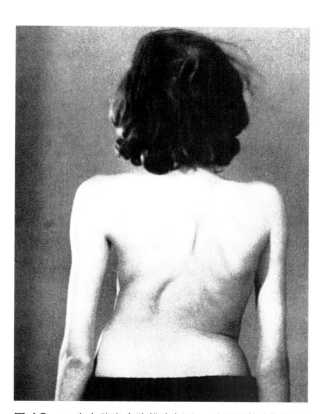

图 4.8　14 岁女孩患有胸椎右侧凸、后凸且伴有腰段明显扭转的代偿弓形

类似于脊柱侧凸。"

德国埃森的矫形外科医生 Schlegel 教授在 1978 年的一个访问中说到。

4.3.3　髂腰肌

髂腰肌是由腰大肌、腰小肌和髂肌构成的。按照理论，这些肌肉在矫正运动过程中主要参与腰椎的"解旋"。Kapandji（2006）非常清楚地描述了该肌肉及其对健康人的影响："髂腰肌是在任何位置下都最强的屈肌。腰大肌是一种长纤维肌肉，可拉伸性很强。它位于腰方肌的腹（前）侧。它的近端附着区域分为两部分：深层部分起于腰椎的横突，浅层部分起于第 12 胸椎的椎体和第 5 腰椎的椎体，具体来说就是附着于两个相邻椎体的上下边缘及椎间盘处。肌肉斜行向外、向下延伸入骨盆，紧贴于髂骨的内侧，肌肉的肌腱附着在小转子的顶端。如果髋关节是固定的，即固定点在大腿上，则肌肉对腰椎有着强大的作用。肌肉引起身体向收缩侧的倾斜，同时引发身体向对侧旋转。此外，由于该肌肉起于腰椎前凸的顶点，收缩会使腰椎相对于骨盆向腹（前）侧移动。这会使腰椎过度紧张（图 4.9）。

位于深处或接近脊柱的肌肉（脊柱内在肌群，即不受背部肌肉影响的肌群）的神经直接来自脊髓，并直接支配髂肋肌、最长肌、棘肌、回旋肌群、横突间肌群、竖脊肌。

结合前文的插图，可以清晰地发现，这些最深层的肌肉一定会随着脊柱侧凸而扭曲变形，支配神经也会受到刺激。完全可以想象，通过体操的方式来减少胸腔相对于骨盆和肩胛带区域的旋转，可以使过度拉伸或被挤压的神经得到释放，通常患者会感觉更舒适，并且疼痛减少。

所以应如何应用这些理论呢？我们已经知道，无论如何，脊柱侧凸患者在所有方面的表现都是不同的。肌肉（如腹部肌肉组织和脊柱内在肌）之间也存在协同作用和拮抗作用。因此，在脊柱侧凸的治疗练习中不可能单独注重某一块肌肉的效果。笔者对髂腰肌的设想是，由于其附着

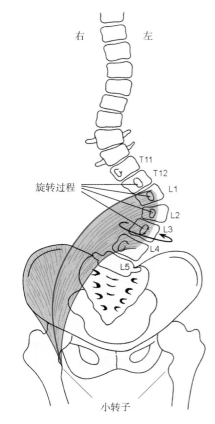

右　　　　左

旋转过程

T11
T12
L1
L2
L3
L4
L5

小转子

图 4.9　腰大肌：前侧观

在椎体的前侧，所以会产生一定的解旋效果。

4.3.4　竖脊肌群

竖脊肌群是位于脊柱左右两侧、相互交叠的纵向肌肉。髂肋肌分为腰椎、胸椎和颈椎部分。最长肌分为胸最长肌、颈最长肌和头最长肌。这种肌肉的双侧收缩使脊柱得到伸展，从而将肋骨向前推。

髂肋肌的单侧募集可以实现胸廓部分的侧屈。脊柱侧凸患者的这两部分肌群也存在不平衡。其两侧的活动程度以及长度比例均有所不同。该肌群的病理生理学表现是显而易见的。

在胸椎右侧凸的情况下（图 4.8，4.10），左侧腰背伸肌必须支撑住向右侧下沉的上半身。同时，由于肌肉被过度拉伸的部分会逐渐出现功能不全，从而导致腰段左凸随时间的推移而增大，左侧的肋骨越来越偏向腹侧。

肋凹也可能是由于腰部竖脊肌的功能不全产生的，这会使该肌肉的附着点（即凹侧的肋骨）

向腹侧偏移。

右侧功能不全的胸段部分无法持续代偿偏向左侧的颈部、头部和肩胛带所产生的重量，并为凸侧的肋骨留出了退缩的空间。类似的关系也出现在颈椎部——颈椎的代偿性右屈使该肌群的颈椎部分左侧被过度拉长。这种病理性的拉长使它无法长期支撑头部重量以对抗颈椎上的代偿弓形。

运动治疗必须以矫正躯体错误姿态为目的。首先应矫正骨盆和腰椎的位置并加强右侧竖脊肌群内在肌的力量，因为它能使腰椎部分的椎体解旋。由于在矫正体位中，竖脊肌的左侧部分被调整至正常的预拉伸位置，因此得到激活并可以维持正确的矫正姿势。

竖脊肌的右侧胸椎部分能够借助"旋转－角度"呼吸引导胸段凸侧的肋骨向腹侧移动，从而使凹侧的肋骨向背侧移动。然而必须注意，应避免由于改变肌肉附着关系而加重平背的情况。因此，矫正训练必须"延展"地进行，这样才可实现解旋。

这些肌群左侧的缩短部分只有通过"旋转－角度"呼吸且在"延展"矫正位下，凹侧肋骨才可以扩张，肌群才可以得到拉伸，从而为向腹侧凹陷的肋壁以及前凸的胸椎创造向背侧活动的空间。

颈椎部分的情况与腰椎部分的情况相似。在这里，必须解除头部的病理性侧倾，以便于过度伸展的左侧肌肉纤维能够恢复正常长度，并重新激活右侧颈部肌肉活动不足的部分。

运动治疗应当恢复所有部位的肌肉平衡。首先从腰部开始，接着其头侧（腰椎以上）的部位自然会得到矫正。

就像前面讲的那样，这种练习总是需要进入主动伸展的状态，自然会帮助侧向的弯曲偏移得到矫正。通过向上的主动延展，可以创造出骨盆、胸段、肩区的解旋空间。接下来，肌肉在最佳矫正位置的进一步收缩可以固定、加强矫正位。最终，所有凹侧以及凸侧的肌肉都得到了

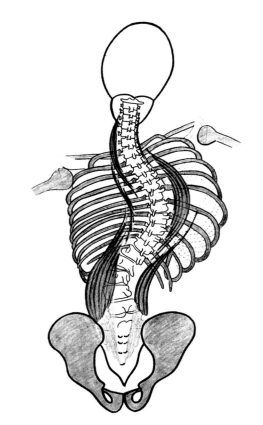

图 4.10　脊柱侧凸的脊柱之间的扭转关系以及因此导致的各个凸侧肌肉被过度拉长 [M616]

加强。

通过持续的重复方能矫正错误的运动模式以及习得矫正运动。例如，背阔肌就可以作为一个对照。如果双侧肌肉同时有工作信号，表明过度拉长的以及缩短的竖脊肌群都在最佳或生理长度范围内工作。

腰部左侧的竖脊肌支撑着向右侧下沉的胸腔。它具有姿态保持的功能。而右侧竖脊肌群由于起点和止点的靠近而缩短。

至于腰椎部分竖脊肌群的内在肌群，根据它从骨盆边缘至横突的后－前走向，腰椎右侧的部分是被过度拉长的，其左侧则缩短。根据理论继续推导如下。

由于内在肌群由较多肌腱组成，假设其不能被过度拉长或缩短，那么根据逻辑它们仍然呈后－前走向。凹侧的弓形仍会为其留下充分的空间，在凹侧可能完全不存在内在肌群缩短的情况。

比较确定的是，由于右侧腰段起止点靠近的

肌肉是缩短的，所以它们必须要被延展。胸段右侧的竖脊肌群需要支持向左侧下沉的肩段，所以它们被过度拉长，在单侧负重错误代偿时尤为明显。

此部位的左侧肌群同样因为起止点的靠近而缩短。

左侧颈部的竖脊肌群需要维持向右倾倒的头部，它们也在拉长位做着维持姿势的工作。同样，右侧的颈部竖脊肌群缩短。

4.3.5　内在肌

最长肌和髂肋肌（竖脊肌）的一部分是腰部内在肌群。腰部竖脊肌的内在肌群起源于髂后上棘以及髂嵴后部，并附着于腰椎的横突上（Macintosh 和 Bogduk，1987）。

在腰椎侧凸的情况下，棘突会转向凸侧，凹侧横突因此向腹侧（前侧）移动，从而增加髂后棘和腰椎横突之间的距离。对这些肌群来说，凹侧的肌肉被拉伸，而凸侧的肌肉被缩短。

可以依据这些生物力学的事实并结合 Schroth 的矫正逻辑推导出以下结论：事实证明，为了脊柱的横向稳定，即使在侧屈时，背部内在肌群的外侧部分的激活程度也比内侧部分（多裂肌群和回旋肌群）高得多。例如，在"肌肉气缸"运动（详见章节 9.2.1）中，整个躯干需向胸段凹侧方向活动，胸凸侧腰椎部分的竖脊肌活动显然要比同节段的多裂肌活跃得多。这些肌肉可以将胸凸侧向前旋转的腰椎横突拉回来，同时可以帮助腰椎减少弯曲偏移。

在胸椎部位，竖脊肌只呈现出平行于脊柱的纵向分布。在这个部位也可以看到胸凸侧肌肉活动的增加。依据生物力学，我们可以发现，脊柱侧向弯曲向中线的纠正以及对胸凸侧向后推挤的肋凸矫正是通过竖脊肌群来完成的，可以想象竖脊肌群就像矫正力线的支点一样。然而在过度扭转的情况下，会出现相反的效果，即胸凸侧的竖脊肌将弓形顶端推向胸凹侧。在这种情况下首先必须进行修正，将脊柱内在肌群的起止点尽可能

地缩短，以避免上述影响。

4.3.6　背阔肌

背阔肌附着于第 6 至第 12 胸椎的棘突，肌纤维向侧上方走行，并最终附着于肱骨小结节。由于其大面积的附着特性，它覆盖肩胛下角并使肩胛骨紧贴肋骨。当这块肌肉不活跃时，肩胛下角不再受到肌肉的压力，可以向后移动，翼状肩胛由此形成。在脊柱侧凸的情况下，这块肌肉也出现单侧活跃或者短缩。例如，在后部凹侧，它迫使肩胛下角过度紧贴在肋骨上，使之过度前移，此时肩胛骨的上缘会翘起。在肋凸侧，背阔肌受到过度拉伸，因此肋骨被牵拉向后（图 4.11），肩胛下角也因此向后上方抬升，整个肩胛骨向头侧、前侧旋转。由于这一侧的肩胛骨无论如何都是向前旋转的，所以这往往会增大肋凸的范围，直至背阔肌上部附着处水平。

背阔肌由于脊柱侧凸的躯干 3 个部分的扭转，其走向不再是单纯的横向，而是和躯干的中下部一起偏离。由于躯干在 3 个方向上的扭转，背阔肌的肌间隔不再保持横向，而是和躯干的中下部一起偏离原有的轨迹。背阔肌在后部凹侧缩短，在肋凸侧则被拉长。

4.3.7　斜角肌

这一肌肉的功能是上提其所附着的第 1、第 2 肋。在上胸椎后凸的情况下，它们失去了部分功能。结果是这两根肋骨向前降低，并挤压肺尖；背部向后上方移位，头部向前降低。脊柱侧凸时也会出现类似的情况，但是单侧的表现通常会更糟糕。

4.3.8　胸肌

胸肌（图 4.12a）将肩部向前拉，存在脊柱侧凸时更是如此，因为它的拮抗肌群（斜方肌、菱形肌）的张力不足。拮抗肌群的力量越弱，则肩胛带越被拉向前方，肺尖则会因此受到更多的挤压。

4.3.9 对整个胸腔的姿态影响

第 11、第 12 肋末端游离于软组织肌肉中，它们几乎呈水平位走行。在严重的脊柱侧凸中，肋凸侧的这两根肋骨常常由于此处的肌肉萎缩、退化而失去支撑，从而近乎垂直地伸进体腔内。侧面悬空的肋凸致使该部位出现深深的褶皱，腰椎被迫向对侧移位（图 4.12b）。

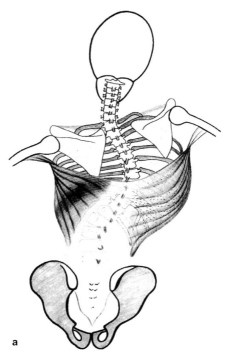

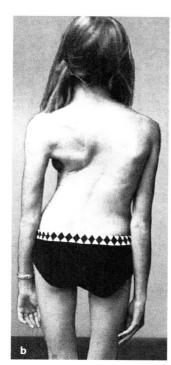

图 4.11 背阔肌在弱侧的功能变化（绘图：Lehnert-Schroth）[M616]
a. 示意图
b. 以右侧胸椎侧凸为例

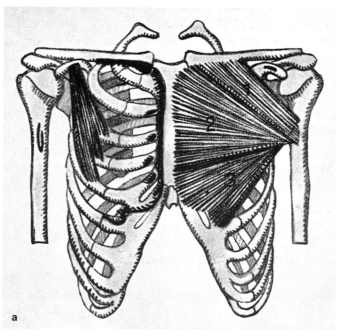

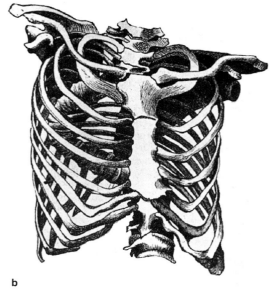

图 4.12 正常胸腔和脊柱侧凸的胸腔
a. 正常胸腔，胸小肌（左）和胸大肌（右）
b. 脊柱侧凸时的胸腔

C 施罗特疗法

第 5 章 | 施罗特脊柱侧凸三维疗法

5.1 施罗特呼吸矫形训练

5.1.1 简介

每一个脊柱侧凸的案例都是不同的，所以没有通用的治疗方法。因此，我们开发了各种各样的运动模式，以尽可能地适用于所有类型的脊柱侧凸的矫正。由于脊柱侧凸的病因至今还是未知的（章节 2.2），我们只能针对其症状进行干预。重要的是改变错误的姿势和运动模式，以避免进一步向错误的生长方向发展，使脊柱骨骼向上生长。

我们必须一直强调，脊柱侧凸是脊柱部分活动性丧失的畸形，是一种结构上的变化。同时，姿势对脊柱侧凸的发展也起着重要的作用。我们首要的目的是尽可能地使脊柱侧凸患者保持正确的姿势，并长期保持这样的矫正姿势，将其融入日常生活中。只有这样才有可能对脊柱侧凸患者的脊柱生长产生影响。这种姿势矫正仅限于患者身体允许的活动范围内，患者必须学会用身体感觉去适应新的姿势，一开始矫正姿势对患者来说可能是"歪"的感觉，因此对着镜子的控制练习是很重要的一环。

下文将简要介绍矫正脊柱侧凸特定姿势的部分要素。

建议

在开始练习前，应反复通读前文的词汇解释，因为在所有的练习中会多次出现其简写或简称。

原则上，我们将对这些练习进行尽可能详细的解释。但为了避免误解，我们先不对训练意图进行过多解释。但在治疗过程中，我们将反复阐述其理论技巧，以便患者正确领悟，获得最好的治疗效果。

- 在介绍练习时，首先描述躯干对称情况下的运动，即矢状面上的姿势变化、背部弱点、胸椎后凸、舒尔曼病、胸椎过度后凸影响下的腰椎过度前凸。标注关键词：后凸。
- 不对称的情况是指脊柱侧向的变化，例如脊柱侧凸、胸椎过度后凸、脊柱侧凸。标注关键词：脊柱侧凸。

建议

对于矢状面上的姿态缺陷，建议双侧交替进行脊柱侧凸的单侧练习，因为它将对改变的椎体关节产生有利的斜拉效果。

治疗师可以从规定的基础标准练习中推导出其他的动作变化，为避免混淆，这里不会列出其他变式。

每次高强度的力量训练后，患者都需要在指导下进行矫正性休息位置调整（结合放松或者有针对性的呼吸训练），这样的话，即使是休息，也在进行脊柱矫正。训练并不一定要按下文顺序进行，在一次训练中，不同训练组中可以有不同的合适的训练动作。重点是，将每个动作的细节与完成度都当作唯一能成功干预的训练来认真对待。因此，患者应集中自己所有的注意力且竭尽所能，同时带着快乐去训练。将"我必须训练"变为"我有幸可以做矫正训练！"

5.1.2　呼吸练习

注意

> 可以将呼吸练习理解为在呼吸系统（气管和肺泡）中进行增强的气体交换。

吸入的空气量可以通过肺量计测量呼出空气量来间接确定。不同的身高都有一定的标准参考值。在深吸气后，呼出的空气通过一根导管进入肺量计，从而显示呼出的气体量。对脊柱侧凸导致躯干变形的患者来说，其呼吸时胸腔运动不足且肺容量明显减少。因此，我们将重复测量 3 次呼出空气量（期间短暂休息），并且计算出平均值作为起始值，然后每天测定肺容量。通过患者的呼吸训练，肺容量可以得到改善。初期，许多脊柱侧凸患者的测量结果会不稳定，且该结果与患者自身状态有较强的相关性。

我们也经常注意到，患者常常想要尽快提升呼吸值，但是这种进步不单与呼吸系统的功能改善相关，还取决于患者身体的整体功能表现。因此，在数周的训练中呼吸值可能会出现波动，患者需要知道这一点，以便理解为什么有时呼吸值会在训练中下降。这种情况对实施治疗者来说也是一种重要的提示，意味着患者需要更好的训练与休息安排。通常经过数周的治疗后，参与的患者会带着喜悦的心情发现自己日常的体能（步行、走楼梯、运动和游戏等）得到明显的改善。

呼气的能力可以通过各种方法去强化，因为呼气量增加时，吸气量也会相应增加，从而增加血液的含氧量。可以通过向气球中或救生圈中吹气等训练来加强呼气能力。必要呼气频率随着呼气能力的增加而降低，这样可见的进步非常激励人心。

建议

> 测量一次呼气吹起的气球围度也是有用的，随着练习的增加，进步会增大。

进行缓慢呼气时，手轻握成拳，在能触及的范围内轻轻地捶击整个前胸，来振动激活不活跃的肺泡，以使呼吸能力得到进一步增强，同时以心率或时间（s）来计时，并尝试每天增加呼气时长。

建议

> 以表格等形式记录每天的呼吸值也是有意义的。

每一次呼气后的吸气应总是针对胸腔凹陷的部分，并以趋向"直角"的方式进行。此外，这种呼吸运动可以同时在不同的方向上（如右前方和左后方）进行，这样就产生了斜向呼吸，这对脊柱侧凸的治疗是有利的（图 5.1）。

为了加强肋间肌和膈肌的力量，在吸气时可以稍微增加鼻翼处吸气的阻力。在呼吸训练中最重要的是运用想象引导呼吸，将空气引向不活跃的躯干部分，并在这个过程中刻意降低膈肌，理想状况下甚至可以单侧进行。脊柱侧凸中针对肋凸下部分进行矫正训练。

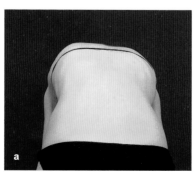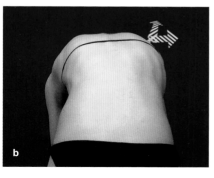

图 5.1 "旋转－角度"呼吸 [W858]
a. 脊柱侧凸左胸的起始位
b. 脊柱侧凸左胸的终末位（箭头的含义详见文前说明）

5.1.3   随意运动技能训练和呼吸矫正运动

建议

随意运动（膈肌运动）可通过例如练声、大声说话、"嘶嘶"训练等呼气训练，或通过器具或气鸣乐器练习得到提升。当然需要配合对习惯性错误运动的矫正姿势。

一些患者的血气分析结果表明，血氧水平在最初的 3 周或 4 周内即可增加。

矫正呼吸运动分别朝 3 个方向进行，在训练中有 3 个基本要求。

（1）尽可能达到最好的脊柱伸展和侧向伸展状态。

（2）在矫正呼吸运动的帮助下尽可能解除躯体扭转。

（3）在伸展姿势和反旋（解旋）姿势下做等长的力量训练。

通过练习特定的 ASTE "呼吸 – 胸腔"运动方可针对性地调整身体最弱的部位（图 5.2）。

脊柱侧凸或多或少都会进一步发展。治疗的目的是纠正错误的姿势，防止畸形的恶化。这是通过影响脊柱侧凸的整体姿态力学来实现的，目的是调整整体异常姿态以及脊柱侧凸内部的姿态，由此努力达到矫正现有不良姿势的效果。

注意

所谓的"楔形顶点"应在练习中逐渐向"宽面"移动，同理，"宽面"应向"楔形顶点"移动，以便躯干逐渐回归正常的中立位置。也就是说，凹面应向凸面移动，凸面应向凹面移动。

有目的的呼吸运动可以调整部分减弱的肺部功能，这意味着心肺功能可同时得到改善。

建议

这样的呼吸模式也可以在佩戴支具时进行训练（图 5.3，5.4）。

在运动治疗的过程中，肺部得到彻底的通气，并且血氧含量得到提升。

注意

所有的矫正练习必须结合有目的的"呼吸 – 胸腔"运动，并不是简单的呼吸练习。

脊柱侧凸习惯姿势的转变可以通过以下 3 个

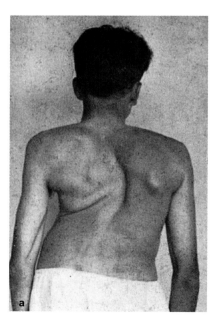
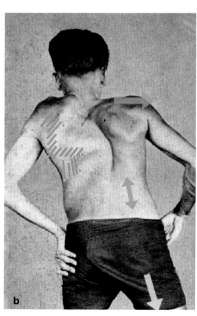

图 5.2   "呼吸 – 胸腔"运动 [M616]
a. ASTE
b. ESTE：通过伸展、解旋、肌肉等长收缩达到最好的矫正效果，配合良好的呼吸矫正（箭头的含义详见文前说明）

因素实现。

（1）对错误姿势的认知（通过镜子、照片）。

（2）想象与感觉一致化。

（3）通过合理的运动矫正躯体的错误运动模式，使躯体逆于错误模式来运动，并不断巩固（图 5.5，5.6）。

长年的脊柱侧凸状态会使患者产生错误的身体感觉，这会让他们认为脊柱侧凸的偏移姿态反而是正常的，这样的身体感觉会对治疗造成障碍。这也是利用照片和镜子来控制姿态如此重要的原因，因为在治疗伊始，患者没有能力判断自己的身体是否是直的。只有通过有意识的、逐步的姿态矫正才能合理激活过去失活的肌肉。除了学习正确的训练动作，意识到自己的错误也很重要，这不仅是一个治疗过程，更是一个学习过程，患者应逐步脱离治疗者，独立完成矫正训练。

注意

治疗看起来很麻烦，但是这很值得，因为这样可以避免很多风险！

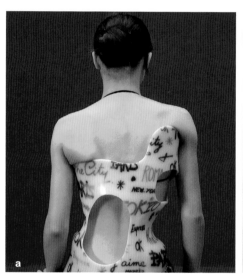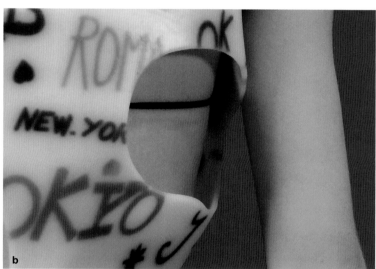

图 5.3　胸左脊柱侧凸的支具 [W858]
a. ASTE 呼气
b. ASTE 呼气（近距离照片）

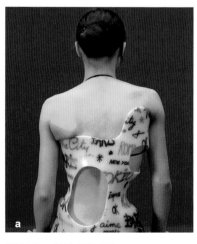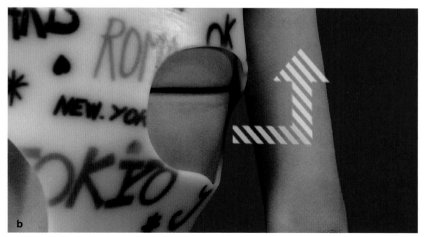

图 5.4　支具 [W858]
a. ESTE："旋转 − 角度"呼吸，吸气
b. ESTE："旋转 − 角度"呼吸，吸气（近距离照片）（箭头的含义详见文前说明）

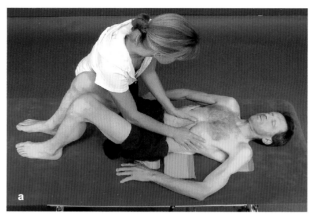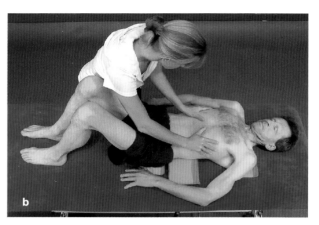

图5.5 上腹角度：本体感觉训练 [W858]
a. ASTE 呼气
b. ESTE 膈肌呼吸并感受角度的增加

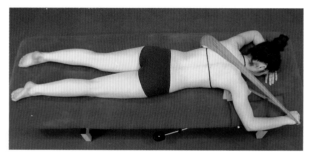

图5.6 随着其他矫正训练的进行，可将俯卧位呼吸引导作为家庭训练 [W858]

脊柱侧凸的治疗不能生搬硬套，没有哪位患者的情况是和别人一样的，这也是对治疗师创造力的一种刺激。脊柱侧凸的治疗对治疗师来说一直是新鲜有趣的，因为每个脊柱侧凸都是一个亟待解决的新问题。

通过肉眼观察来发现哪里需要矫正、如何矫正。脊柱侧凸导致的 3 个相对扭转及形成的楔形区块需要重新变为"矩形块"。一般的"过矫"训练只是提供了理想的训练状态，脊柱侧凸的形变基础让"过矫"不可能成为现实，因此通过"过矫"训练仅能达到身体姿态上的优化。然而，施罗特疗法致力在解剖学上尽可能地实现一定的矫正目标。这也正是施罗特疗法的教学基础。

5.1.4　脊柱侧凸治疗——施罗特疗法的基石

笔者一直关注的重点问题是，在解剖学允许的范围内尽可能地通过肌肉训练来达到肌肉、骨骼的平衡。这也意味着需要将骨骼部分进行相应的位置调整，直到脊柱侧凸部分的躯干能够尽可能地接近正常位置。另外，还需考虑椎间盘髓核产生的浮力对其产生的影响，脊柱侧凸患者的髓核向外、向后偏移，必须将其重新移动至中间位置，这样它才可以重新正对头向，从而在正确的垂直位置发挥作用。这便是施罗特疗法专注于恢复身体平衡的原因，如果缺少对平衡的矫正，那么无论多么努力的训练也是无用功。

注意

只有在矫正平衡后，肋骨在结合呼吸时方才可以作为杠杆臂创造解旋，之前肋骨都是被"锁住"的。因此，在有效的脊柱侧凸治疗中，呼吸治疗不能与姿势矫正分开。

从理论出发，肌肉训练几乎不可能对脊柱节段减旋，因为肌肉（如回旋肌群）的力臂、位置、体积并不能直接起到这样的作用，以至于肌肉只有辅助功能。即便如此，仍然需要如此练习。笔者认为，回旋肌群作为最内部的肌群，也是最后被使用的。这也符合假设：如果想要创造解旋，必须是一个从外到内的过程。

施罗特疗法利用肋骨做长杠杆臂来矫正扭曲的椎体，再加上内部的气压配合（呼吸），以此来改善姿态。如果脱离有意识的呼吸引导则难以完成。必须明白这个原理，避免陷入认为"因为肌肉在理论上不可能矫正脊柱侧凸"而放弃训练的陷阱（忽视施罗特疗法的实际效用）是有决定意义的。

就此而言，可以引用一家法国飞机制造厂的一句话："理论上，大黄蜂的重量相较于它的翅膀而言是一定不能实现飞行的，但它并不知道这一点，且飞了起来。"

脊柱侧凸的形成过程中，脊柱旋转确实发生了，否则也不会存在脊柱侧凸。

注意

> Schroth 曾说过：如果向一个方向的移动是可能的话，那么向另一个方向的训练也是可能的。

理论上讲，脊柱侧凸可以被逆转。每一位接受充分指导且脊柱尚未僵化的患者身上都有这样的潜能。呼吸的空气能到达之前受压的躯体节段各处，过去受挤压的肺部区域可以再次得到氧气供应，并因此加强呼吸功能。很多脊柱侧凸患者后来对于感冒、神经性哮喘、下腹痉挛等疾病的易感性降低，甚至有些症状消失了。最大的好处是，这样的活动给发生形变的椎体、身体部分以及扭曲的膈肌都带来了健康的改变。这样的健康状态可以预防脊柱侧凸的复发。X 线片也显示脊柱在其结构上发生了强有力的改变。

注意

> 每一个姿态训练中的形态改变构成了干预的基础。

另外，在患者大脑中失调且形成固有习惯的错误协调也可以通过以上的干预而被逆转。这不仅会使姿势正常化，同时也会使骨骼、肌肉组织和韧带的平衡更加和谐，从而获得更好的形态。因此，这也会使脊柱侧凸的角度得到可测量的改善。

建议

> 必须一直激励患者在家里继续强化治疗期间习得的施罗特疗法训练，并将已掌握的"直立"和"笔直"的感觉融入日常生活中。患者必须全神贯注，因为每一个动作必须靠意识的引导来完成。这（专注力的提升）也有助于他生活中其他方面的发展。

复评照片是激发患者动力的关键。4~6 周的强化治疗的喜人结果尚不能维持；患者如果再次陷入之前的行为模式，有很大可能会再次退步。在身体没有做好准备前，专项训练出的"肌肉支具"和定制的支具一样，不可轻易停用。脊柱侧凸的姿势改善和角度减小是缓慢的，但一定会随着练习不断进步，应该保持长远的心态，坚持向正确的方向努力，以避免后续的失误并远离原来的错误。

5.1.5　矫正练习的根本思路——以胸右脊柱侧凸为例

这类患者的左侧腰部存在过载情况，因为向右偏移的躯干悬挂在它之上。因此，腰部弓形非常明显，此时需要一个同样程度的中间弓来代偿，然后继续往上形成颈部的对向弯曲。相比之下，肋凸下的肌肉更加不发达。

- 现在的任务是从足跟、脚踝、膝盖开始，调整整个身体，这样腰部弧度的受力和过载可得到缓解，因为腰弓表现为真正的主弓。因此，章节 9.9 中所描述的足部练习非常重要。
- 骨盆矫正是一项强有力的矫正练习，通过这个练习方可对后续的训练部分进行进一步深化和延展。
- 这些准备工作为左凹侧肋骨创造出空间。这要通过两个"直角"完成：肋骨向侧向、头侧移位加膈肌下沉；肋骨向后侧、头侧移位加膈肌下沉。因为肋骨颈与椎体横突紧密相连，肋骨可以将椎体转回生理位置，这一现象通常可以在 X 线检查中被观察到。患者可以感受到有意识地沉降膈肌和不刻意沉降膈肌动作之间的效用差别。没有膈肌沉降是行不通的，因为需要这种向下的支撑，这样才能够有条不紊地将失去控制的躯干从骨盆中抬起，随之方可加强矫正控制后躯干所有肌群的张力。

所学到的东西融入日常生活中并加以巩固。一旦被削弱的肌肉得到训练与加强，超负荷的肌肉就会得到放松，肌肉平衡也会得到恢复。通过这种方式，因不良姿势而变形、不活跃、萎缩的肌肉可得到放松和重新激活。

注意

每个训练都是一种对姿势的教育，也是对整个身体姿态的教育。在镜像控制下获得身体"正确"和"错误"的认知后，即使没有镜子，患者也逐渐会在内心产生正确的判断（图 5.7，5.8）。

建议

不能只进行某个单独的练习。训练方案中应该包含尽可能多样化的内容，以免忽视任一肌群。

首先，正确的姿势是通过练习获得的。之后它就应该成为一种习惯。这必须达到连睡觉都可以自动进入纠正睡眠姿势的程度，因为人的一生有 1/3 的时间在睡觉。必须在解剖学可能的范围内以稳定的方式创造出最佳的功能，并且必须将

理想情况下应保持一定频率的矫正训练及成果复查。因为在很短的时间内，例如在 4~8 周内（当然与病情的严重程度和临床表现相关），随访者便会注意到患者在日常生活中一些常用姿势的改变以及肉眼观察到的身体的积极变化，良好心态的出现也与此有关。

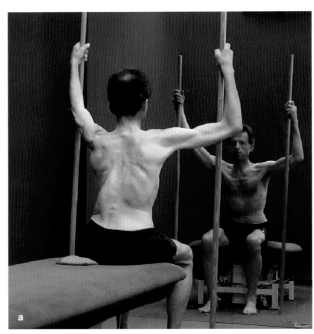
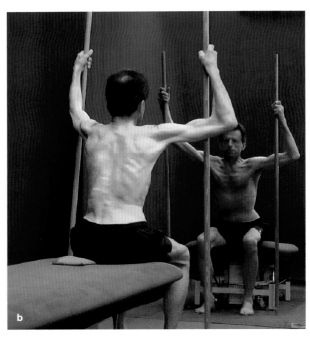

图 5.7   使用 2 根木杆的坐位镜像矫正 [W858]
a. ASTE
b. ESTE

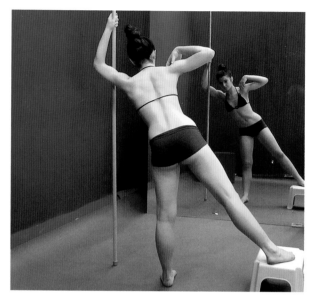

图 5.8　镜像矫正：肌肉气缸运动结合木杆及肩部对向牵拉 [W858]

5.2　治疗目标和治疗方案的制订

5.2.1　脊柱侧凸的接诊

病史

- 核实促进病情发展的因素。
- 支具情况。
- 至今的干预治疗方式。
- 其他情况。

视诊

- 评估身体姿态。
- 根据身体区块，核实身体在矢状面、冠状面、横切面上的对称性。
- 临床假设：基于身体特征的脊柱的走向（肋凸、腰凹、弱点、腰凸、前肋凸、EVS）。

特殊测试和测量

- 体前屈测试（判断横切面在前屈位的情况）。
- 脊柱侧凸水平仪数值（前屈位下的临床旋转角度测量值）。
- 骨盆位置的触诊（髂嵴、髂后上棘、髂前上棘）。
- 矢状面、冠状面、横切面上的活动性。

- 补充测试：Schober（S1 10+5）、Ott（CT30+3）、FBA（侧屈位）。

分类

- 施罗特的分类（3B、3BH、4B、4BH），King 的分类（Ⅰ~Ⅴ）。
- 根据顶椎确定脊柱弓形：颈胸（T1~5）、胸（T7~9）、腰（L2~3）、胸腰（T12~L1）。
- 根据原发弓、继发弓、双主弯、身体姿态、活动性、美观性来决定治疗重点。

训练草图

- 绘制符号标准化的训练草图，包含所有的呼吸、训练方向，同时确定在矫正俯卧位、矫正仰卧位、矫正侧卧位下的支垫。

X 线草图

- 绘制胶片草图（根据 X 线检查结果），需记录顶椎、中立椎及 Cobb 角。

训练计划

- 制订与脊柱侧凸相结合的高度个体化的训练方案（训练目标、训练参照、ASTE、辅助用具）。
- 根据这份治疗训练方案，布置家庭训练（3~4 个训练）。

青少年与儿童的治疗训练目标

- 脊柱侧凸错误姿态的矫正。
- 通过提升的维持能力来稳定矫正姿势。
- 日常生活中矫正姿态的融入和下意识化。
- 阻止角度进一步发展。
- 为了美观而进行的姿态矫正。
- 通过加强呼吸练习提升呼吸功能。
- 提高心肺功能并降低疾病易感性。
- 通过在 Kathariana-Schroth 医院充满活力的小组式训练，改善患者的心理状态。通过使患者习得相关知识，帮助患者更好地与脊柱侧凸相处。

成年人的治疗训练目标

- 提高或维持心肺功能。
- 通过针对性的呼吸训练和肋骨活动提升肺活量。
- 通过主动与被动的物理治疗干预减少或解除疼痛。
- 习得矫正姿势。
- 停止曲度增加。
- 美观姿态的调整。
- 改善患者的心理状态。

注意

无论是成年人组抑或是青少年儿童组，施罗特矫正原则均是将矫正姿态融入生活。

5.2.2　记录表

记录表应包括如下事项。

- 日期。
- 治疗师姓名。
- 患者姓名。
- 年龄。
- 性别。
- 正常身高。
- 伸展后身高。
- 月经期 / 变声期。
- 特殊性 / 脊柱手术 / 诊断 / 增高鞋。
- 弯曲模式。
  - 施罗特分类。
  - Cobb 角 / 中立椎。

- 脊柱侧凸水平仪数值。
  - 颈椎。
  - 胸椎。
  - 胸腰椎。
  - 剩余生长期 /Risser 征。
  - 穿矫形支具的每日时长（目标 / 实际）。
- 门诊物理治疗。
  - 开始时间。
  - 每周的频率。
- 住院物理治疗的患者。
  - 年份 / 地区。
- 功能受限（轻 / 中 / 重）。
- 进展风险（低 / 中 / 高）。

5.3　三曲型脊柱侧凸：形态偏差矫正的理论与实践

5.3.1　思维中的三"块"

脊柱侧凸的形成几乎一直是一个三维的病理过程。除了 3 个病理性的矢状面脊柱偏移和 3 个冠状面位移之外，还有躯干块围绕纵轴的三重扭转。由于脊柱的行为与躯干块的活动一致，就像前面说的那样，躯干块和在其中的椎体同样会发生扭转。弯弓内部的棘突均朝向凹侧。

健康人的骨盆带、胸廓、肩胛带及头部都在一个平面（图 5.9a）。相反，在三曲型脊柱侧凸患者中，骨盆带和肩胛带朝同一方向扭转，位于与胸廓相反的位置（图 5.9b）。头部不再位于重心之上，因此产生了后侧中间偏右的肋凸和前侧靠左的肋凸（图 5.10）。具体如下。

- 矢状面上的位移：腰椎过度前凸、胸椎过度后

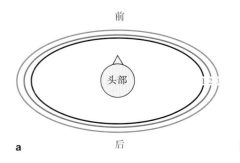

a

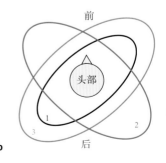

b

图 5.9　俯瞰角度的骨盆带（1）、胸廓（2），肩胛带（3）和头部（4）[L143]
a. 健康人
b. 三曲型脊柱侧凸患者

凸和颈椎的前凸加剧。这些导致了前文提到的楔形体。

- 冠状面上的位移：楔形体横向偏移。
- 水平面上的位移：楔形体顶端向腹侧转动，其宽面向背侧转动。
- 从图 5.11 中可以看出，凹侧肩胛带迟早会接近凹侧的骨盆带，凹侧肋骨由于向腹侧移位而无法支撑肩胛带。

上述 3 个平面上的扭转和移位会不可避免地使上半身缩短。

所有这些复杂的运动都将在运动治疗中得到具体分析。接下来才是去实现重要的练习效果：

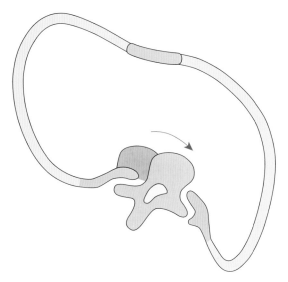

图 5.10　三曲型脊柱侧凸患者的胸廓横切面示意图。显示椎体的旋转和扭曲、后侧的肋凸和前侧的脊柱侧凸凹部，以及胸廓的变形与胸骨的移位 [L143]

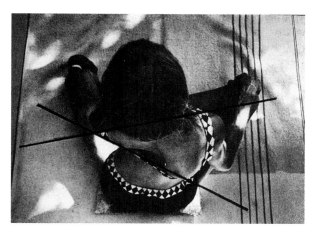

图 5.11　胸右脊柱侧凸的 17 岁女性患者的躯干段（俯瞰视角）

伸展身体，由此可在水平面上造成一定的解旋，在冠状面上起到减少屈曲的作用。紧接着，矫正结果通过呼气阶段的肌肉等长收缩来稳定。

5.3.2　三曲型脊柱侧凸的骨盆矫正原则

可以从站立前后位的全脊柱 X 线片（图 5.12）中清楚地看到，骨盆也发生了扭转：左侧髂骨看上去比右侧的宽。这意味着左侧的髂骨向后扭转，看起来较窄的右侧髂骨是向前扭转的。

- 第一和第二骨盆矫正是在矢状面上进行的。将位于前面的骨盆向后拉，骨盆回正。
- 第三骨盆矫正是在冠状面上的侧移运动（注意：四曲型脊柱侧凸与三曲型脊柱侧凸的骨盆矫正是不一样的）。
- 第四骨盆矫正是在横切面上的运动。单侧向前旋转的骨盆需向后旋转。
- 第五骨盆矫正与第三骨盆矫正一样，是一种在冠状面上的运动。

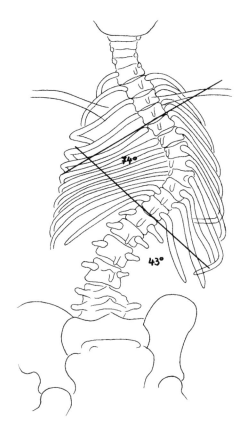

图 5.12　患有特发性脊柱侧凸的 12.5 岁女性患者的 X 线表现示意图 [M616]

第一和第二骨盆矫正：矢状面上形体偏差的矫正与姿势改善

注意

> 口令：骨盆向后，骨盆前缘抬起。

患有姿势障碍的人，由于身体重心转移到足尖，其腿轴呈斜向前移的状态，他们的腿轴必须斜向后以进行矫正，倾斜的骨盆也必须再次回直。为此，需刻意将重量转移到足跟上（第一骨盆矫正），这样骨盆会被带向后方。骨盆的前缘被抬高（第二骨盆矫正）。上半身从代偿性后仰位置向前调整。该起始位反射性地激活了腰椎部和胸椎部的背伸肌，这在视觉上即降低了肋凸的程度。如果是腰椎后凸或者有非常明显的腰凹，则不需要第二骨盆矫正（图 5.13）。

第三骨盆矫正和肩部的反向拉力：冠状面形态偏差的矫正

注意

> 口令：收紧偏出去的骨盆。

对于偏离中线的骨盆，矫正时必须向对侧且使其越过中线，这相当于过度矫正（第三骨盆矫正）。仅仅回到中线是不够的，必须力求姿势模式的过度矫正，以促进新的姿势模式形成。这是身体姿态学的过度矫正，而不是对脊柱的过度矫正。以前活动不足的肌肉必须得到锻炼和加强。

最初会存在肩胛带被过度拉向背凹侧的风险，从而加重颈椎的弯曲。因此，同时也要进行肩部反拉的练习。假设肋凸侧的肩部横向向外上方活动，那么颈椎弓会随着这个拉力向对侧的胸廓活动。

警告

> 千万不要寄希望于把肩胛骨回缩压在脊柱上就能"收紧"，而是要把肩胛骨打开。见章节 9.3～9.10。

肩胛骨围绕其矢状轴旋转。肩胛下角现在指向脊柱，肩胛上外侧角指向外侧。需维持肩胛带的位置，胸腔在三维上进行相对旋转：向前、向上，然后向内（章节 5.3.3；图 5.14）。

例外：在站立位、仰卧位做位于两根木杆之间的练习时，如果双肩处于同一高度，那么双手握位应该等高。如果双肩不在同一高度，则进行肩部反拉的一侧手应握得更高。

如果背凹侧的肩部较低，脊柱背侧弯的起始位置很高，则应该在对侧进行肩部反拉。背凹侧的手臂保持斜向上、向外，收紧腰部对向的弧度且向前、向内拉；或者将肩部向上、向外侧拉，肋凸侧下方的髋部做对向的斜下移动，作为第五骨盆矫正。

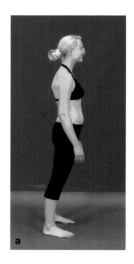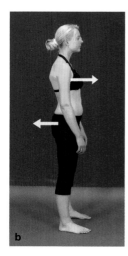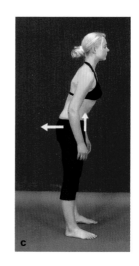

图 5.13　矢状面上的骨盆矫正（箭头的含义详见文前说明）
a. ASTE
b. 第一骨盆矫正
c. 第二骨盆矫正

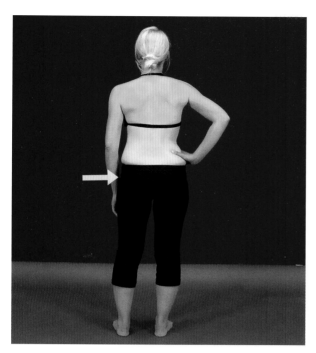

图 5.14　第三骨盆矫正 [W858]

注意

　　注意不要单独使用侧向压力！由于凸侧躯体中段向后旋转，躯干侧面的肋骨和肌肉也会后旋，因此目前在侧面的部分，实际上是原来在前部的肋骨和肌肉。不能挤压它们，也不能使其收缩，否则会把肋凸进一步向后推或者旋后，也就是加剧脊柱的旋转。确切地说，必须将其旋转到正确的位置再进行扩宽。如此这般，才能"聚集"肋间肌和背阔肌来减小侧肋凸。对角线的侧移运动是由前锯肌的上段（横向）和中段（斜向）带动的。通过熟练的技巧可以减小侧肋凸，甚至可以让其完全消失。与此同时，同侧的臀部位置必须向后侧、外侧（以及向下）矫正。

　　对于四曲型脊柱侧凸，患者的上半身不会向凹面倾斜，因为如果不是这样，肋凸侧的髋部将会突出，腰凸以上的部分可能出现向凹侧倾斜的状况。

第四骨盆矫正和肩胛带反旋：结合三曲型脊柱侧凸的躯体反旋

注意

　　口令：肋凸下的髋部旋后，或将凹侧的髋部旋前收紧。

　　接下来患者需要练习骨盆带的反旋和稳定。在固定后可以通过杠杆来矫正躯干的较高部分（胸腔部分），这种反旋也是可以通过练习学会的。直到第二部分的躯干旋转可以得到保持的时候，可以利用它作为固定点使肩胛带反旋。

- 躯干的 3 个后凸［①髋 + 凹侧下的腰凸（第一躯干节段）；②后部的肋凸（第二躯干节段）；③背凹侧的肩胛带（第三躯干节段）］必须被移向前。
- 躯干的 3 个前凸［①肋凸下方的髋，包括同侧的腰椎和浮肋（第一躯干节段）；②凹侧（第二躯干节段）；③肋凸上方的肩部（第三躯干节段）］都必须被旋向后。

　　第四骨盆矫正需要通过收紧臀部肌群来达成。

- 收缩背凹侧的臀部肌肉，同时使该侧髋部向前。
- 通过手法给肋凸侧的大腿前部加压，使其髋部向后。

　　此时，反旋的骨盆形成了一个固定点，第二躯干节段必须相对于它来旋转。这样的对旋让它也成为一个固定点。通过这个固定点，肩胛带也有了相对旋转的支点，肋凸上部向后旋转，凹侧以上向前旋转。

第五骨盆矫正：髂骨水平位摆放

注意

　　口令：下沉肋凸下的髋。

　　髂骨的水平位摆放是必要的，在第三骨盆矫正时，骨盆经常偏离水平位，人们的第一反应是肋凸侧的腿太短了，需要相应地踮脚。因此，必须将肋凸侧髋部通过足跟下推来降低，以便拓宽狭窄的髋上部空间（第五骨盆矫正，图 5.15）。除了改善临床外观外，这一矫正可以将腰椎进行伸展，并作为其头向部位的矫正基础。

5.3.3 针对性的"旋转－角度"呼吸伴随躯干反向旋转

骨盆的矫正完成后，"呼吸－胸腔"运动以"直角"形式进行，也就是说其方向沿着直角方向扩展（第二个直角边通常指向头向）。

注意

"旋转－角度"呼吸是从"楔形顶点"开始，将吸气动作和想象的膈肌下沉动作联系起来，念动合一。它是通过反支撑或身体部位上方或下方的相反运动来实现的。这些运动被称为反向运动。

在以下的练习描述中，楔形体的定义是基于章节 3.2.1（图 3.8）中的定义。

对于脊柱后凸和脊柱侧凸，练习方法如下。

1. 腰部向后及向上（楔形 1） 练习者将手放在腰椎前凸处，并检查吸气时骨盆抬高的前缘是否变平缓。随着腰椎前凸变平，腹壁的压力也会随之降低，此时内脏更稳定地被承载在骨盆中。这个效果可以通过在呼气时绷紧腹部肌肉来加强。据此，可以进行这样的想象："内脏向后，沿着脊柱向上（直角）。"

反向运动：降低骨盆后缘，挺直骨盆并向前倾斜上半身，从而打开"腰椎楔形顶点"（图 5.16）。

2. "平胸"向前及向上（楔形 2） 练习者对着镜子，将手放在前侧凹处，保证可以触摸到且可以从镜子中看到自己的动作。吸气时使这些肋骨前移并呈"直角"向上。控制手指也以同样的方式向前上方移动，同时膈肌向下沉，练习者将感受到腹内器官的阻力。同时，练习者会感受到抬高的背部变平或明显的放松。

反向运动：肩部和骨盆向后移动。

3. 颈椎前凸向后及向上（楔形 3） 吸气时，头部轻轻向后上方舒展，这样的伸展会产生强大的枕部推力，使得前凸减小。

反向运动：上躯干向前，扩张上胸部。对于脊柱侧凸的情况，必须补充"直角"呼吸的练习。

4. 在肋凸下的浮肋（第 11 及第 12 肋）向外和向上（楔形 5） 在严重的脊柱侧凸中，肋凸下的肋骨近乎垂直向下。练习者将手指放在凹处并向内按压，直到找到下沉的肋骨，然后用手指和肋骨对抗，通过呼吸使肋骨做向外、向上的动作，同时想象膈肌降低。

反向运动：将侧面的肋凸拉向身体内部。

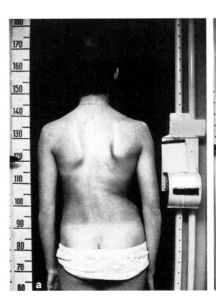
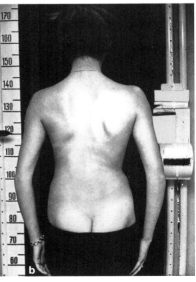

图 5.15 应用在四曲型脊柱侧凸上的第四和第五骨盆矫正
a. ASTE
b. ESTE

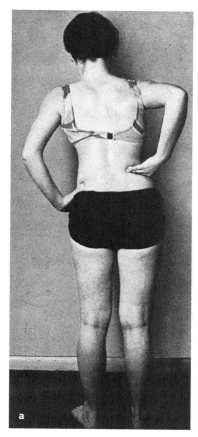
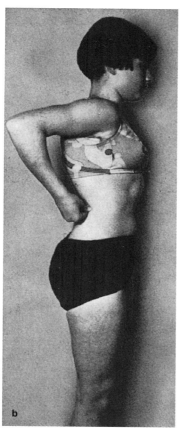
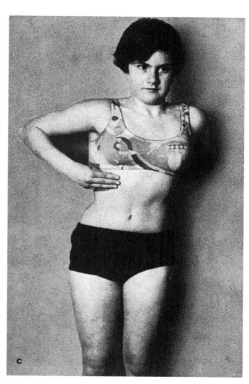

图 5.16　以胸右脊柱侧凸为例进行有针对性的"旋转 – 角度"呼吸。由于胸骨移位，必须训练背部呼吸。如果胸骨向凹面移位（c），则呼吸的方向必须为向右前方、斜向外和向上 [M616]

5. 浮肋向后、向上（楔形 1）　用拇指从后用力推在吸气时最后一根顶起拇指的肋骨。由于膈肌同时向下移动、肋骨向侧面推开，肋凸下的凹陷处会充满空气，以前不活动的肋骨可以重新提供支持。

反向运动：下移骨盆，躯干前倾，收紧后部的肋凸。

6. 前侧狭窄向前、向上（楔形 2a）　类似于第 2 个练习，但要在肋凸的前部单侧进行。重要的是始终有意识地使膈肌下沉以补偿腰椎前凸，并且向下找到一个支撑点，从那里可撬起狭窄的前侧。

反向运动：同侧的髋关节和肩部维持在相反的位置。

7. 前侧狭窄向前上（楔形 2）　在上身明显扭曲的情况下（胸骨从中线向肋凸侧偏移时），这个额外的动作需要向内和向头侧进行，直到胸骨尽可能地旋回并超过中线。注意！此时也需要同时注意膈肌的下沉。这种向内的活动实际上是一种侧向的运动，因此只能在旋转之后进行。如果胸骨位于中间，便可以省略这种旋转呼吸。在这种情况下，在胸部向内运动呼气时，患者收缩侧部肋间肌，如同肩部反拉。

反向运动：肋凸侧的髋部和肩部向外。

8. 腋下肋骨向前、向上（楔形 2b）　当肋凸侧的肩部向前旋转时，腋下肋骨区域会特别狭窄。只有在肩峰和肩胛骨垂直的情况下，才可能缓解和扩展这一区域。同样需要结合膈肌下沉。

反向运动：肩胛外角向后，肩胛下角向前，这样可以帮助向前推动肋凸。

上述这些方法都是为了将骨盆带回到正确的位置（图 5.17，5.18）。为了保持效果，必须进一步加强肌肉收缩。有趣的是，通过调整、之前停用的右侧腰部竖脊肌也可以得到再次激活。下部脊柱弓的张力得到缓解，从而协助中段脊柱弓变得更直。这时左侧中部的背阔肌将被激活，将中段的弯曲拉回至中间，同时也使明显突出的腰凸变得平坦。如果对疗程中用于记录的图片进行仔细的对比就能发现明显的变化。

如果这可以持续，意味着重心更多地转移到左侧腿上，且可以保持。从图 5.18 可以看出效果：左侧变宽。曾遇到过这样的案例：由错位导致半脱位的髋关节，原来每行走一步都出现弹响，在 6 周干预后不再有疼痛和弹响。

9. 凹侧向外、向上（楔形 6） 在凹侧髋部以上排列紧密的肋骨将在手指的控制下，通过向外及向上吸气得到舒展。当有意识地下沉膈肌的时候，练习者将感受到肋骨是如何一根根向外移动的，或者应至少感觉到手指被推向外侧。这一阶段非常重要，因为只有肋间距增大后，肋骨方可起到向后引导和力臂的作用。

反向运动：从外到内收紧凹侧的髋部肌群（阔筋膜张肌、臀中肌和臀小肌）。实际上，作为第二个反向运动，收缩同侧的外部肩胛带也是其中的一部分，主动完成这个运动非常难，需要借助肋凸侧的肩部反拉来实现。

10. 凹侧向后、向上（楔形 4、楔形 6） 因为凹侧的肋骨彼此拥挤阻挡，所以它们不能顺畅地同时后旋。只有侧向抬起这些肋骨后，才能实现其向后引导。随后是一个向上的运动，这使得后侧的凹陷拱起，缓解了胸椎的前凸压力。有意识地控制膈肌下沉能带来更快、更彻底的矫正。

反向运动：从后向前收紧凹侧的臀肌（骨盆矫正 4a），同时将凹侧的肩胛带旋前。

注意

重要的是进行所有反向运动时都需要与头部枕下推力和膈肌下沉相结合。在这些反向运动的帮助下，后凸和前凸的躯干部分将重新回到同一平面上，躯干将看起来更加平衡。

11. 上身前悬的"旋转－角度"呼吸 在这个起始摆位中，背部的不对称性尤为明显。但它可以通过脊柱处于最大的伸展状态而得到矫正。重约 4 kg 的头部可以将脊柱拉长，凹侧减轻了原来肩胛带的压力，膈肌呼吸也可以得到有利促

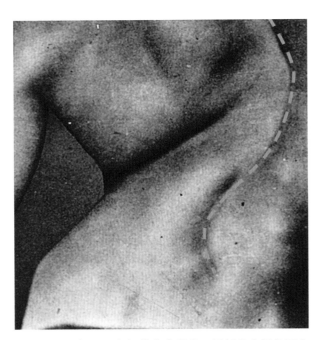 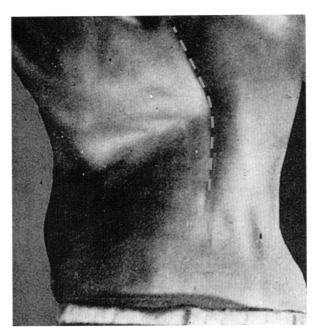

图 5.17   左侧凹面大部分向内塌陷。同侧的肩胛带压在凹侧的肋骨上，甚至倚靠到了骨盆带上 [M616]

图 5.18   凹处通过骨盆矫正变宽，由"旋转－角度"呼吸填充扩张。现在，凹侧的肋骨可以矫正椎体 [M616]

进。凹侧的肋骨将向外、向上和向后旋转。凹侧在吸气时向后，凸侧向腹侧旋转，从而逆转胸椎的前凸。重要的是坚持完成这个练习，并在下一次的呼吸中做得更好。

如之前所述，即使是高度脊柱侧凸，在弯曲度最大的区域脊柱都会呈现前凸状态。这意味着不能将训练重心一直放在肋凸上，因为这并不会矫正胸椎的过度前凸，"椎体的回旋"复位往往更为重要。

12. 颈部和头部的矫正姿势　头部必须位于脊柱侧凸的中间弯弧延长线上。一般来说，这个弧度越大，头部就越靠向肋凸一侧，颈椎弓就会越大。因此，在训练中头部必须向凹侧倾斜。这就逐渐形成了几乎适用于所有情况的以下规则：将头向凹侧倾斜，下颌转向肋凸一侧。主弯越小，头部就能够摆得越正。无论如何，即使脊柱后凸，也必须将过度前凸的颈椎向后拉。

13. 姿势矫正后运用等长收缩来稳定　只有通过练习获得新的"更正常"的形态并在这个状态下运用等长收缩来维持形态，才有可能让凸起的部位通过运动得到放松而变得平缓。

执行：在所有训练中，吸气过程要达到尽可能好的姿势矫正状态。接着，在呼气过程中，在这个矫正位下，所有的躯干肌肉都要尽可能地收缩（不要移动！）。从"1"默数到"4"，在这个过程中这种等长的张力必须进一步加强。在接下来的吸气过程中，仍需保持这种张力，并随着之后的呼气运动持续加强，根据患者的实际能力，直到从"1"数到"12"（"12 张力"）。随后应该在不影响呼吸的情况下放松一段时间，直到肌肉恢复正常。这种张力从大腿前部到腹股沟再到肋弓，再从那里穿过侧面到达背部。休息过后再重新来一次。完成 3~4 次这样的"12 张力"练习后，需要休息一段时间，直到呼吸恢复到平缓的节奏并且肌肉也得到恢复。这个训练是在矫正仰卧位下进行的。在做练习时，练习者需要想象自己缩回的背部部分变宽，并充分接触地板。这种引导想象是必要的，且有明显的效果。

建议

任何练习都可以与"12 张力"练习相结合，并且根据患者的情况增加到 16~20 次。它可以缩短被过度拉伸的肌肉，使肌肉恢复至更好的姿态。然而，一个最好的矫正起始位姿势摆放才是成功的前提。

每一次强烈的肌肉收缩都会导致肌肉增长。因此，要注意的是，例如以收缩肋凸为目的，就不能只在肋凸一侧进行，因为这反而会在视觉上增加凸起。相反，两侧都要收缩，即在呼气时解旋后，在延长凹侧和缩短凸侧的情况下进行双侧收缩。

5.4　四曲型脊柱侧凸：理论上的思考

脊柱侧凸存在多种形式：单弯形的胸椎或腰椎侧凸，各种双弯形的特发性脊柱侧凸。三曲型脊柱侧凸也非常常见。几十年来，脊柱侧凸的形状变化似乎已经向不同的方向发展了。自 1970 年以来，我们看到了更多的带有明显腰骶部脊柱弧度的脊柱侧凸患者。由于这种弯弧是后来被发现的，称之为第四弯弧。

在这些患者中还存在明显的下段椎体的额外结构或者椎体发育异常的情况。L5 或 L4 因至今未明的原因而向一侧倾斜，常常超过 40°。有时伴随着这个弯弧，可在 L5 处发现单侧增大的关节突或多余的骨间隔块。其间的椎间盘呈楔形，这额外加强了腰骶弓。脊柱试图在重心上保持平衡，由此形成了其他的弯弓：腰椎弓、胸椎弓和颈椎弓。肋凸一侧的髋往往非常突出，同时向上、向后移位（图 5.19，5.20）。

为了治疗这种形式的脊柱侧凸，笔者总结出了一种非常有针对性的练习方法。

练习的方向不能过多地偏向胸凹侧，相反必须更加垂直向上。治疗四曲型脊柱侧凸十分复杂，因为向胸凹侧运动会进一步将腰骶弓拉向错误的方向，而向凸侧运动时则会增强腰椎弓。所

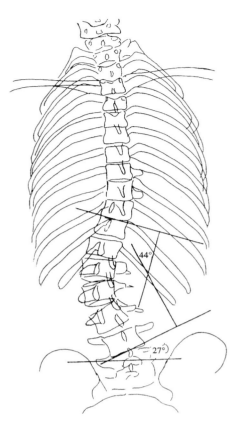

图5.19 从这张全脊柱记录图（根据X线）中可以明显地看到骨盆的倾斜、旋转、扭曲：右侧髂骨较左侧更宽。这意味着右侧的髂骨是后旋的 [M616]

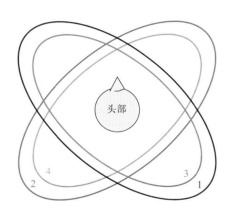

图5.20 图5.19所示结构的俯瞰图。骨盆带（1）和胸廓（3）同向旋转，腰部（2）和肩胛带（4）同向旋转，但1、3与2、4相对旋转 [L143]

以患者很难使用侧腰肌来拉直下方的弯弧。患者必须通过想象引导、针对性的呼吸、手部方向性辅助、背后镜像和物理治疗师的人工帮助方可进行矫正练习。

四曲型脊柱侧凸与三曲型脊柱侧凸有明显的不同（下面的例子针对胸右脊柱侧凸）。

- 典型的三曲型脊柱侧凸是没有腰骶弓的，其伴随上半身向右侧悬空，身体负荷靠右腿支撑。骨盆作为一个整体向左、向外凸出，这使肋凸看起来更明显。身体姿态是代偿性失调的。

- 典型的四曲型脊柱侧凸伴随腰骶弯弧且有明显的骶骨向右侧偏转，躯干的腰段骨盆部分同时向对侧外部偏移。身体重心位于左侧腿。整个上半身向左偏移，右侧髋部向右外突出。腰凸（左，常常是胸腰凸）非常大，大多数情况下胸段弯弧的角度反而较小。

在临床表现上，不论是三曲型还是四曲型脊柱侧凸，那些向外侧偏移的身体区块也同时向背侧旋转，骶尾部也一样（图5.21）。

在运动治疗中必须考虑到这一点。以下练习的示例展示了施罗特脊柱侧凸疗法所激活出的极其微小但有效的力量是如何给患者带来积极变化的。它们可以在任意起始位进行，但其目的始终是解旋所有偏离垂直方向的旋转、部分外移和部分下沉的躯干部分，并将其重新拉回到中心，即进一步解除姿势失代偿的状态。

通常情况下，站立位时身体重量应靠双腿支撑，坐位时靠双侧臀部支撑。当凹侧腿负荷时，就像三曲型脊柱侧凸，肋凸侧的髋进一步向外凸出。所有练习中最重要的是将腰椎拉回到中间，并收进向外凸出的髋。当然，应运用第一和第二骨盆矫正法。

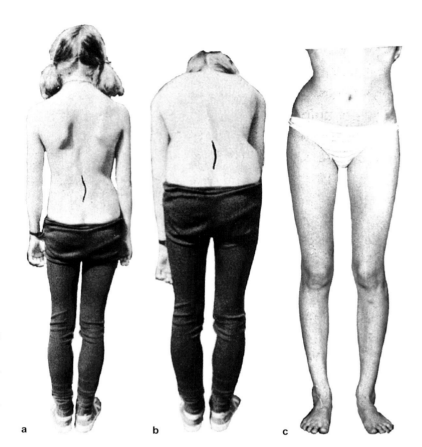

图 5.21　所有向外侧偏移的身体区块也同时向后旋转 [M616]

a. 由于髋部向右侧偏移，下部的脊柱也向右侧偏移

b. 前屈姿势下，借助下部棘突线较容易辨别偏移的骶部

c. 明显的髋凸是典型的临床体征

5.4.1　带有腰骶弓的脊柱侧凸（图 5.23，5.24）

在腰部严重凸起的情况下，骨盆前缘只允许抬高到中间位置。

建议

如果已有 X 线片，应将其挂在窗边，这样就可以反复研究，并更好地用思维引导练习的方向。

- 在四曲型脊柱侧凸中伴随的其他症状[1]：笔者对所在医院内的 115 位有腰骶部反曲的脊柱侧凸患者进行了以下临床症状的检查。
  - 外翻足（胸凹侧更明显）。
  - 可见的腿内旋（同样，胸凹侧更明显）。
  - 骨盆突出（在胸凸侧）。
  - 胸凹侧的腿部负荷增加。
  - 髂嵴失衡（明显的骨盆扭转）。
  - 评估步态模式。

胸椎右凸的脊柱侧凸的比例为 87.8%，胸椎左凸的脊柱侧凸的比例为 12.2%。

- 腰骶部反曲的直接征象：胸椎凸侧的骨盆隆起是最显著的临床特征。在接受检测的 101 位胸右脊柱侧凸患者中，有 96 位患者的骨盆向胸凸处偏移。有 5 位患者没有表现出侧向偏移。在 14 位脊柱左凸患者中，13 位患者的骨盆向左偏移，1 位患者没有表现出明显的偏移。其他的骨盆偏移不是很明显。
- 腰骶部反曲的间接征象：在胸凹侧更常发现外翻足（70.3% 的患者）。在 20.8% 的患者中发

1　以下检查均由笔者长年的工作伙伴——物理治疗师 Joachim Karch 进行，对此向他表示由衷的感谢。——作者 Christa Lehnert-Schroth 注

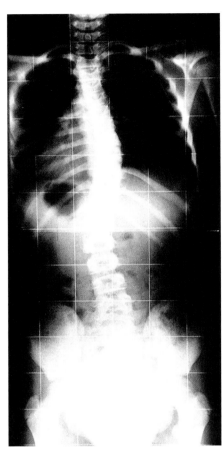

图 5.22　上半身偏向胸凹侧 [M616]

现双侧相同的外翻足。图 5.22 中清楚地显示了上半身向胸凹侧的侧移。如果从外肋开始向髋画垂线，胸凹侧的垂线位于同侧髋的旁边，胸凸侧的垂线将会穿过同侧的髋。

图 5.23 中的照片是患者在巴特索伯恩海姆接受 6 周的治疗后拍摄的。图 5.24 显示该患者在训练中腰骶部脊柱弓弧度从 45° 减小到 18°。

在患者骨盆的活动范围内可以进行矫正运动。这并不以骨盆或韧带松弛为代价。在矫正动作完成时，所有必要的肌肉都得到了等长的维持加强（肌肉张力）。

5.4.2　四曲型脊柱侧凸的矫正原则

● 笔者观察到，在笔者的患者中，胸凹侧的股骨有明显内旋的患者占 79.1%，5.2% 的患者的胸凸侧股骨内旋增加。其中一名患者看起来两侧内旋均增加，13.9% 的患者在这方面没有显示出任何异常。笔者认为，骨盆位置的改变会引起胸凹侧股骨的内旋。通过预先旋转胸凹侧的骨盆和髋臼，从而使胸凹侧整个髋关节也向

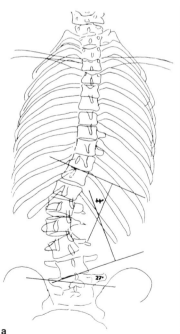
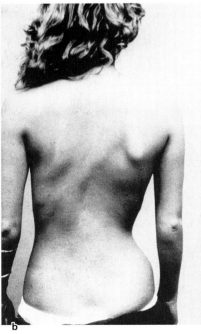
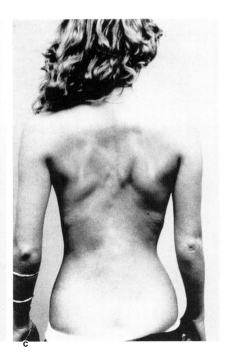

图 5.23　腰骶部脊柱弓的矫正（感谢 Niedhardt 教授授权使用照片）[M616]

a. X 线片复现图

b. 正常站立位

c. 矫正站立位

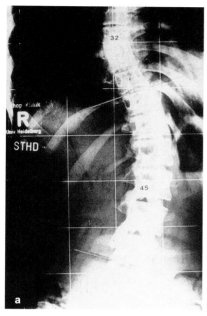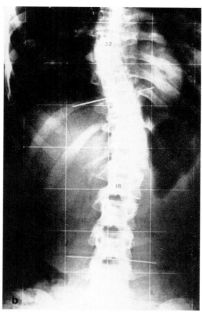

图 5.24　腰骶部脊柱弓的矫正（感谢 Niedhardt 教授授权使用 X 线片）[M616]

a. 正常站立位

b. 矫正站立位

前旋转。这种明显的内旋情况还会由于双侧髂骨围绕前横轴的相互扭转而进一步加强。

- 笔者发现超过 80% 的腰骶部反曲的患者存在明显的骨盆扭曲［髂嵴不平衡——类似于 Lewit（1987）描述的骨盆扭曲］。在约 77.2% 的患者中，与对侧相比，胸凹侧的髂前上棘向尾侧（下方）移动，髂后上棘相应地向头侧（上方）移动。约 19.8% 的患者中没有发现这种骨盆倾斜，约 2.9% 的人表现为"相反的扭曲"。与右凸型脊柱侧凸相似，笔者发现，在被检查的 14 位左凸型脊柱侧凸患者中，有 10 位患者存在这种典型的骨盆倾斜。在另外 4 位患者中没有相应的发现。

- 在几乎所有患者的习惯姿势中都能观察到胸凹侧的腿部负荷增加。在这项研究中，笔者只记录了肉眼所能看到的。

上述表现在胸椎右凸患者中比在胸椎左凸患者中更常出现。就百分比而言，左侧脊柱侧凸患者双侧外翻足的比例是右侧脊柱侧凸患者的 2 倍，临床上胸椎左凸患者中无明显外翻足的比例

是胸椎右凸患者的 4 倍。

笔者认为，这类患者典型的骨盆位置异常是间接腰骶部反曲，尤其是明显骨盆扭转的诱因。例如，在胸凹侧骨盆向腹侧和足侧扭转的幅度内，其髋臼乃至整个髋关节也向内旋转，从而造成胸凹侧的腿出现明显内旋的情况。

就上所述，胸凹侧的髋关节相较于对侧向前旋转。这会导致该侧的大腿前侧肌肉的张力较对侧增加，尤其是股直肌的张力增加会进一步将该侧的髂骨向下牵拉。这可以解释观察到的明显的骨盆扭曲。由于这种骨盆位置异常通常可以通过施罗特骨盆矫正法得到明显的矫正，因此笔者假设这种骨盆扭转正是 Lewit 定义的骨盆扭曲。

然而，在此必须要强调的是，笔者通过观察腰骶部反曲的直接和间接表现来建模，是为了更方便地在脊柱侧凸患者中发现这种现象。这样一来，主管物理治疗师充分认知矫正原理后，便可以更轻松地为每位脊柱侧凸患者选择必要的矫正方法。

第 6 章 | 训练监督：严格审视
复查记录

Katharina Schroth 强调：患者应重视自身照片的对比并对其进行正确评价，同时患者应该学会观察。

在早期，前来治疗的几乎都是极其严重的脊柱侧凸患者以及如今被称为"髋关节组"的患者，即患者弱侧（胸凹侧）伴髋关节凸出（向外侧移）。显然，这种形式的脊柱侧凸是由早年流行的"瑞典式反向弯腰训练"造成的。

为了收集工作素材以及保证脊柱侧凸干预治疗的安全性及有效性，Katharina Schroth 让她的所有患者在干预初始时赤裸上身，有时需要完全裸露进行拍照，在训练干预过程中也尽可能只穿一件小的紧身衣。

事实证明，这个方法非常有效。这些照片不仅激励着治疗师，也激励着患者，使其继续在这条道路上砥砺前行。

简单想象一下，三曲型脊柱侧凸的躯干从中间被垂直分为 2 块，两半的躯干相对转动。孤立的肋凸是不存在的，只有当其相邻的上下躯体节段向与其相反的方向移动时，它才会变得明显。同理，凹处也不会独自出现，只有在其相邻的上下节段向后移时才会变得明显。

6.1 从对比照片中能学到什么？

图 6.1[1] 记录了 Katharina Schroth 实施治疗的初期情况，患者从中直观地认识到当时的实际状态，并且了解到应该朝怎样的矫正方向前行（目标状态）。

6.1.1 实际状态

实际状态：在图 6.1a 中，患者的重心更多地位于右侧，而不是双下肢等重支撑。这使得身体重心偏右。为了不使身体继续向右倾倒，对侧

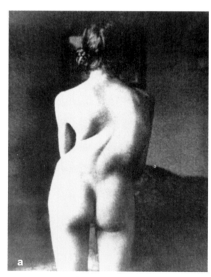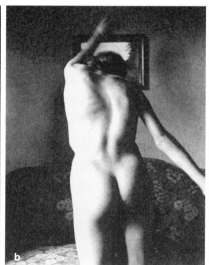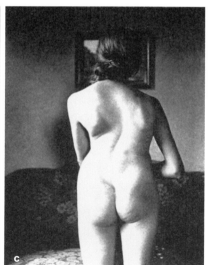

图 6.1 训练示例：严重胸椎右侧凸 [M616]

---

1 这 3 张照片拍摄于 1920 年的德国迈森。——作者注

的髋部开始代偿支撑，这样就形成了"脊柱侧凸平衡"。当头部重新往中线移动时，就会产生右肋凸的悬空，右肩关节前移。这使得从右侧看，肋凸显得更大。从右腋出发的垂线将位于右髋外侧。

左肩或整个左肩胛带后移，从而阻碍了整个左肺的呼吸。左肩胛带不断下沉，越过左侧（凹侧）肋骨并向骨盆带方向移动，将左肋向前推挤。左侧向外凸出的髋部向上移动，至此腰段倾斜悬挂。

从一开始，Katharina Schroth 的建议就是"创造肉眼看起来与现在的身体相反的姿态"，从而在大脑中产生新的运动和姿势模式。训练后，希望脊柱侧凸的身体可以尽量垂直。

6.1.2　目标状态

目标状态：目前存在的躯干侧移与扭曲应该被反向矫正。尝试矫正的基础（图 6.1b）可由以下训练步骤获得。

- 身体重心由右腿向左腿移动。
- 将左髋向内拉，使之向内移位。
- 向右倾倒悬挂的上半身现在向左（左臀上方）移动。经过右腋下方假想的垂线现在将落在右髋上，而不是其右外侧。
- 之前向右明显凸出的腰椎在练习中将更加垂直。
- "释放"、打开之前被压迫的左侧，以便通气。
这是 5 个积极的要点。

然而在这个矫正中应避免出现 9 个错误。

（1）拉回左髋部和使之下沉是正确的，但是千万不要上移右髋！

（2）左侧也不可以向前，因为臀纹此时会变斜。

（3）右髋部向上会收紧右侧肋凸下的弱侧。

（4）将右髋部前旋会阻碍右侧腰部竖脊肌（腰部的肌肉）的工作，并阻碍骨盆带与肋凸侧的互相反旋。这是因为肋凸侧的骨盆相对于肋凸来说是向前的，因此必须向反方向旋转。

Katharina Schroth 一次又一次地向患者解释："单独的肋凸是不存在的。它只有在其上部和下部的身体都面向前方移动后才看起来明显。"同样，"弱侧"（也就是凹侧）本身也不是单独存在的，只有当其上、下部分身体向后时才会变得明显。这也是为什么她提出"相反动作"（同侧、同平面上相反的运动）。

（5）左侧虽然拓宽了，但仅通过左臂向上的拉力无法实现必要的矫正练习。

（6）更不要向右上方提拉！因为这样会导致已经在这个位置出现的左侧肋凸变得更明显，左肩区域显得比右肩区域更宽。

（7）右侧手臂的位置按照患者自感正确的方式放置。患者想借助右臂的压力向下（向足侧）收紧挤压肋凸。然而，右侧的手臂是内旋的，右侧的肩峰存在很大程度的前旋。

（8）肩胛带在这个位置下脱离水平状态，这会使整个姿态不平衡。Katharina Schroth 说："肩胛带就像个衣架，不可以把衣服斜挂在衣架上！"

正确的方法是外旋右侧手臂，从而引导右侧肩峰向后。这样可以使右肩胛骨处于下沉位。肋凸可以通过肩胛下角下沉而被推向前。

（9）在练习中可以看到头部向右移动。这样不仅导致左侧的肩凸变大，还会使得颈弓弧度变大，造成其继续向左侧偏移。

正确的方法是，头部向左侧倾，头颈的角度与胸椎弓延伸处的角度一致。这将使得颈部右侧不活跃的肌群工作，同时反旋颈部弯弧。

建议

以上这些都是 Katharina Schroth 在照片的对比中找出的错误，应从中学习，避免下次再犯。切记，有时候虽然都是出于好意，但是仍然会犯严重的错误。

6.2   训练的发展

躯体两侧相对运动的图示（肋凸侧对凹侧，图 6.2）简单地表现了施罗特疗法的基本逻辑理念。

Katharina Schroth 已经尝试过如何消除这些错误，因为即使是一个小的错误也会降低治疗的效果，甚至导致治疗失败。这 9 个运动错误会抵消这 5 个正确训练动作的良好效果，致使之前的努力白费，这也意味着这些训练是错误的。

Katharina Schroth 为了避免这些错误的发生，发明出一种"旋转坐"，即右髋向后、向下，肋凸下的弱侧以及左侧的弱侧可以拓宽并通气。

她将左臂向上拉省略，转而开发了将右臂斜向外和向上运动的"肩部反拉"练习，使得肩胛带回到水平位。头部的姿势也从而被改变，简单的口令："头部向弱倾，下巴向包转"。她从来不说"驼峰"，将其弱化为"包"，因为人人都有自己的包裹需要背负。

头部需要在中线的延长线，即所谓的"主弧"（在胸椎上）的中线上，并以此姿势做枕推动作。这样的头部姿势同时使向后凸的肋凸的上部肋骨变得平坦。以此，Katharina Schroth 开发出细致的治疗方法，并且逐渐细化。她在小组训练时会立即指出患者的瞬间错误，并立即纠正。患者也可以通过留意同伴们的训练而学习，对自己的练习也能更加有信心。

最后摘录一段文字，其来自 Katharina Schroth 为一位当时不被允许从东德来到西德的

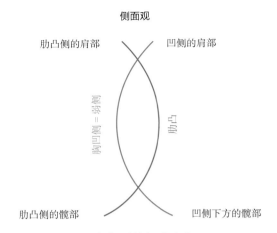

侧面观

肋凸侧的肩部   凹侧的肩部

肋凸

肋凸侧的髋部   凹侧下方的髋部

图 6.2   侧面观：两侧躯干的相对运动 [L143]

患者总结的书面材料（辅助练习的说明）[1]。字里行间可以感受到她对患者的爱，也可以看出她的严谨和对细节的专注，这些贯穿于所有施罗特训练中。在文章中，Katharina Schroth 再三强调：

"脊柱侧凸由各种各样的错误运动组成，最后成为固定的形式。因此，必须对其进行严密的观察，才能认识到不正确的运动姿势，从而去逆转改变——至少先从联想上做出改变。治疗干预就像严密排列的马赛克石，要严格进行治疗训练直到最终达到直立姿势的目标，因为这是减轻痛苦的唯一方式。因此，治疗者需要信守自己的承诺，在训练中对患者投入爱与热情，并激励患者。每一个训练都要尽自己的最大努力，仿佛这是唯一可以成功的方法。"

在她年轻时为自己治疗的过程中，她就秉持这个信念，并信守一生。如今我们在 Katharina-Schroth 医院继续秉承着她的这种信念。

---

1   这个辅助练习的说明在 1977 年被一本与患者体操相关的杂志发表。——作者注

第7章 | 不良训练和日常行为姿势

7.1 不合适的运动

7.1.1 胸部脊柱的弯曲

　　应避免胸椎向前、向侧或向后的任意弯曲，因为它会导致现有的脊柱畸形加剧。图7.1显示一位4岁女孩的X线片描绘草图，她的T10~L1段椎体组成了一个楔形体，由此产生了较低的主弯。腰椎与垂直方向的偏差形成的角度是19°。图7.2是1年半后的对照X线片。腰椎与垂直方向的偏移角度为30°。与第一张图片相比，增加了11°，这意味着有明显的恶化。这两张X线片都是在静止状态下拍摄的。

　　图7.3a与图7.1是在同一天的练习中拍摄的，从中可以清楚地看到主弯变平。如果在X线片上看不到骨盆的话，它会给人一种"这种练

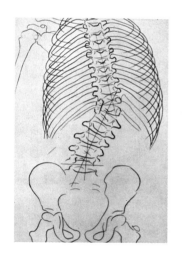

◀ **图7.1** 根据一位4岁女孩的X线片描绘的草图。她的T10~L1段椎体组成了一个楔形体，由此产生了较低的主弯。腰椎与垂直方向的偏差形成的角度是19° [M616]

图7.2 1年半后的对照X线片草图。腰椎与垂直方向的偏移角度为30° [M616] ▶

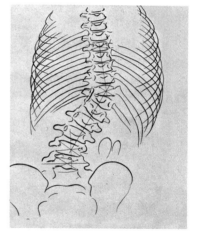

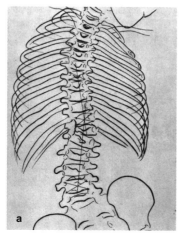 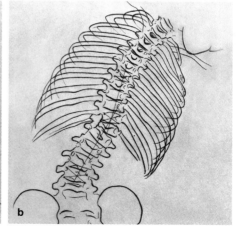

图7.3 不良训练对图7.1中患者的影响的X线片描绘草图 [M616]
a. 主弯明显减弱
b. 将骨盆位置调整为水平位，身体失去更多的平衡

习可以使脊柱重新变直"的印象。

然而，如果旋转图片使骨盆处于水平位（图7.3b），就会明显地发现身体在运动过程中变得更加不平衡，这意味着右侧的浮肋相较图7.1更接近髂嵴。如果试图将胸椎和腰椎之间的主弯向右打开，则上半身就会向右移动，但这正顺应着腰段弯弧的走向。胸椎下段的弯弧与腰椎上段弯弧变得一致。这样，两个脊柱的弯曲融合为一个，并向右侧呈线状倾斜（图7.4）。

7.1.2　反弯曲练习

在针对主弯（胸椎）的"反弯曲练习"中，这些连接块仍然保持着错误的方向，而且还会在右侧承载更大的压力。由于胸椎弓的线条看起来很平坦，这种练习经常被误认为是有效的。然而情况并非如此，因为当躯干向右弯时，原来胸椎右侧凸导致偏向右侧的身体重心甚至会在这种情况下更进一步地向右移动。如果骨盆没有因为"反弯曲"而同时向左移动，身体就会继续向右下沉。这样做就会导致下层（腰椎）弓加重。向右弯曲的上半身和向左偏移的骨盆在重心点上方相互平衡。因此，对于脊柱侧凸的背部右侧凸来说，站立时身体重量更多地放在右腿上、坐位时身体重量更多地放在右臀部，是不利的。

> **建议**
> 可以对这些事实进行验证。
> - 左侧臀部坐位时，躯干失去平衡，右侧臀部得到放松，上半身向左弯曲，左侧肋骨向左凸出（图7.5）。
> - 中间位置（图7.6）。
> - 当右臀负重时（图7.7），姿势的变化是相反的。

通过这些观察结果人们认识到，仅仅通过上段弯弓的"反弯曲"不会得到任何结果，甚至起到副作用，因为下段的弯弧会增大。

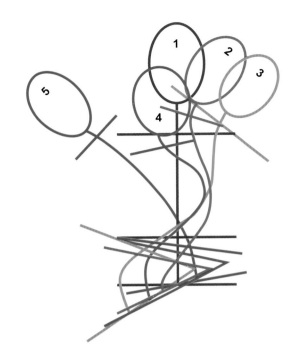

图7.4　反弯曲练习的示意图 [L143]
1：躯干直立，姿态正常代偿
2：脊柱侧凸的错误姿态伴随"脊柱侧凸平衡"，即姿态失代偿
3：瑞典反弯曲练习会加重"脊柱侧凸平衡"
4：因此导致更多的脊柱侧凸错误姿态
5：施罗特疗法通过过矫解除"脊柱侧凸平衡"

7.1.3　躯干运动

> **警告**
> 因此，躯干的侧向运动绝对不能是弯曲运动，而只能是从髋部开始的倾斜运动，并要结合特定的"直角"呼吸练习来进行（参考具体的功能图片进行，如图7.8）。

朝向凸侧的上半身弯曲，在腰部形成了一个楔形体。胸椎向负重的一侧偏移。身体的重量靠凸侧腿来支撑。

- 不恰当的运动：图7.9。
- 有效的训练：上半身向凹侧倾斜（借助和不借助木杆都行）形成一个"矩形"的腰部。1929年，Katharina Schroth 已经在她的《居家手册》中提到过该练习（图7.10）。

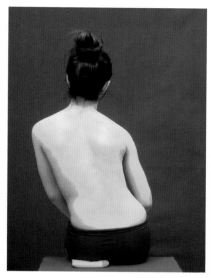

图 7.5　脊柱弧度在不同的骨盆负荷下的变化。身体重心在左侧臀部，腰椎段摆向左 [W858]

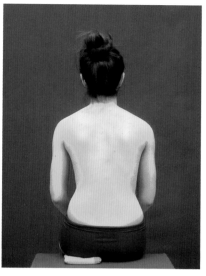

图 7.6　脊柱弧度在不同的骨盆负荷下的变化。身体重心在中线上，较小的胸椎右侧凸伴随腰段向对侧移动 [W858]

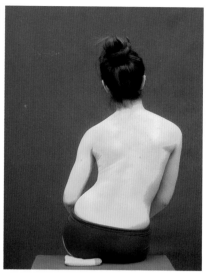

图 7.7　脊柱弧度在不同的骨盆负荷下的变化。身体重心在右侧臀部，胸椎向负荷侧（右）进一步偏移 [W858]

躯干后伸

所有起始位的躯干后伸（图 7.11~7.13）都是严格禁止的，这些会一直加重腰椎前凸，尤其是胸椎前凸，但是对于肋凸却并没有什么影响。这个原则也适用于坐在足跟上向后弯腰（图 7.11）、上半身悬挂后抬起的练习、俯卧位上半身向上撑起（图 7.13a）、俯卧位阅读而不垫高

骨盆、下腰动作（图 7.13b，c），这些将会增大腰椎前凸并进一步加重前侧的腰椎"楔形体"，且对于肋凸没有任何帮助。

"蜡烛"造型（图 7.14a）和双腿在头上滑动（图 7.14b）都是无效的弯曲运动，因为双腿和骨盆的负荷都落在了肋凸上，反而强化了它。

为了实现脊柱真正的矫正，必须从最底层（下段）的脊柱弓开始。

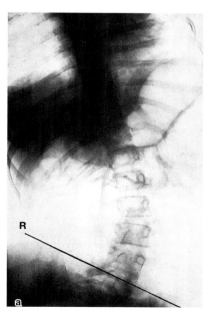

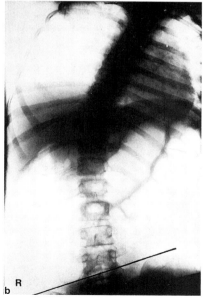

图 7.8　躯干弯曲 [W858]
a. 向右：腰椎棘突向右偏移
b. 向左：腰椎棘突回到中线上

第 7 章

躯干扭曲

同样，所有肩胛带－胸廓相对于骨盆带的旋转都是不合适的，并且原则上必须避免（图7.15）。因为中间部分（即主肋凸）被增大；无论是向右还是向左后方的旋转，肋凸都不可避免地向后旋转，也就是继续向患者现有的弧度处旋转。

对于休息姿势，就像图7.16中的阅读姿势，也应再三考虑是否合适。

正如前文所述，脊柱侧凸有3个独立躯干节段的旋转，即①骨盆带的旋转；②胸廓相对于骨盆带的对向旋转；③肩胛带的旋转，方向与胸廓旋转相反，但与骨盆带旋转的方向相同。

到目前为止，这3种旋转在常规治疗脊柱侧凸的过程中并未受到重视。然而，它们又具有决定性的意义，因为简单地将胸廓向相反的方向旋转以抵消骨盆旋转必然会使肩胛带移动并发生扭转，这反而增强了胸廓后凸的变化。此时即使是加入胸椎后凸侧联合肩胛带的共同向后旋转也不会有任何矫正意义，因为胸廓的后凸本来就是向后的，而该侧的骨盆在这个动作下会向前旋转，此时恰恰增加了已经存在的扭转。

注意

因此，应树立这样一个基础认知：胸廓始终与骨盆带和肩胛带相对立。

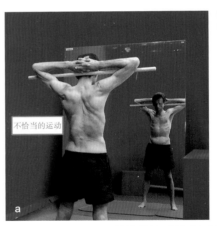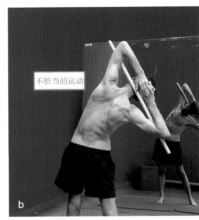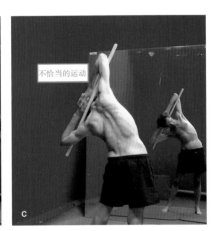
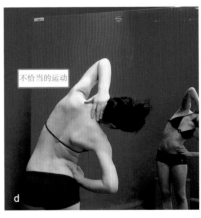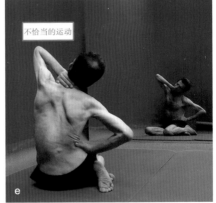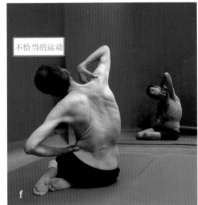

图7.9　不恰当的运动 [W858]
a. 起始位置
b. 右侧屈
c. 左侧屈
d. 右侧屈
e. 侧边坐：右侧屈
f. 侧边坐：左侧屈

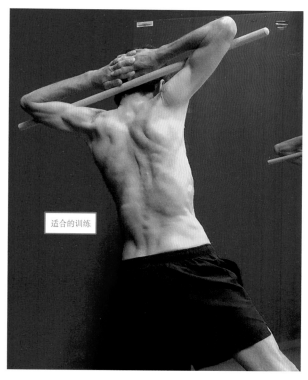

图 7.10　适合的训练：将上半身的纵轴偏向凹侧 [W858]

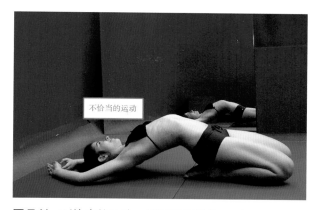

图 7.11　不恰当的运动：足跟坐下腰 [W858]

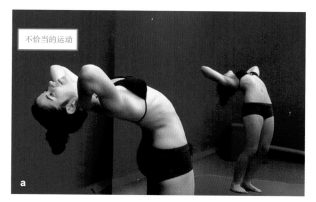

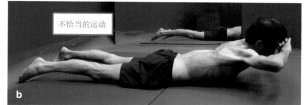

图 7.12　不恰当的运动 [W858]
a. 站立位最大后伸
b. 俯卧位后伸

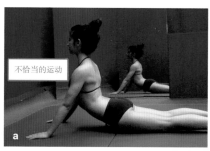

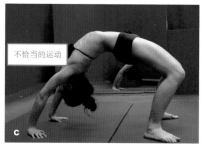

图 7.13　不恰当的运动 [W858]
a. 眼镜蛇式
b. 下腰，头侧观
c. 下腰，侧面观

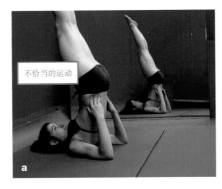
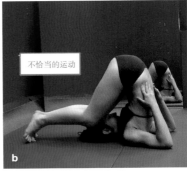

图 7.14　不恰当的运动 [W858]
a. 蜡烛式（肩部倒立）
b. 肩部倒立下膝过头

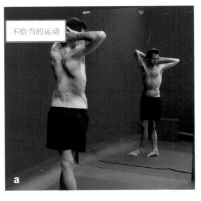
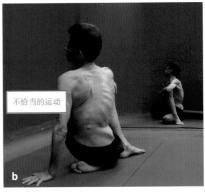
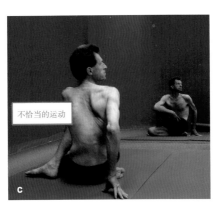

图 7.15　不恰当的运动 [W858]
a. 旋转
b. 坐位躯干向左旋转
c. 坐位躯干向右旋转

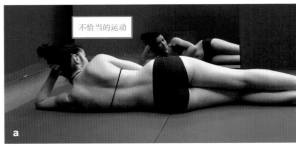
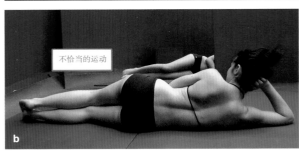

图 7.16　不恰当的运动 [W858]
a. 左侧位阅读姿势
b. 右侧位阅读姿势

7.2　矫正建议

必须按照以下方式反旋 3 个扭转的身体部分。
- 肋凸侧：髋部向后，胸廓向前，肩胛带向后。
- 凹侧：髋部向前，胸廓向后，肩胛带向前。

注意

由于每个脊柱侧凸都有 3 个维度（3 个方向，即矢状面、冠状面、横切面）的形变，所以治疗也必须在三维意义上进行。

在每一个训练中，伸展都有着重要的意义，因为每一次强度充分的伸展都会在一定程度上反旋脊柱。

所有的脊柱训练都是从尾侧到头侧相对骨盆进行的，且应该保持反旋的状态。这 3 个运动方向（背腹侧、横侧、头侧）一般会流畅地融合在一起。然而，应该先单独学习了解，并依次进行，以便实现脊柱侧凸的解旋。

第 7 章

建议

为了治疗脊柱侧凸，从业者必须要具备解剖生理学基础，还要理解练习的作用原理，尤其还要教授练习者理解他的脊柱侧凸的解剖学成因。对于年龄较小的儿童，要向他们的父母解释治疗方法，以使他们在家里能与孩子一起正确地练习。对于年龄较大的儿童，练习要执行得清楚和准确，达到即便在无人监督的情况下，也能规范、正确且有规律地进行练习的程度。

Katharina Schroth 说："最重要的是对所有过紧的部位进行伸展，让那些薄弱的被拉紧的肌肉得到更好的血液和液体（淋巴液）交换，从而使其向良好状态成熟发展。这是促进其与过度发达的肌肉达到和谐平衡的唯一途径。"（参考定律：同等强度的力可以相互抵消。）同时，这个过程创造了必要的肌肉长度，部分肋骨得到提升且在正确的位置旋转，从而在 X 线片上也能清楚地看到椎体的旋转。

然而，如果一个人对正确的躯体节段负荷或者脊柱侧凸的错误躯体节段负荷没有感觉认知的话，将陷入的肋骨进行提升的努力则是白费的。如果患有胸椎右凸的患者坐位时将重心放在右臀上，左侧的髋部会出于对平衡的考虑而向左外侧移动。这可以通过镜子观察到。在这种情况下，肋骨被牢牢地嵌入躯干的左凹处，无法进行有序的呼吸矫正运动。

注意

然而，只要患者在髋部开始做相反的调整练习，则意味着逆着脊柱侧凸的习惯性代偿进行调整，此时已生成自由空间和宽度，很容易达到预期目标。这些细节起到了决定性的作用。

比如说，假设足跟向外倾倒（跟骨外翻），内侧足踝就会向内偏移来代偿，那么这不仅仅是一个局部的问题，对脊柱侧凸来说也并不是没有意义。相反，底部的缺陷作为第一个弓，通过 X 形膝关节和髋关节向上产生影响，直至头部。任何一个会看这种现象的人或能够感觉这种变化的患者都会意识到，这种情况下躯干中间的弯（通常被称为主弯）只是由下部至上部的众多代偿性弯弓之一而已。有趣的是，上述案例中的髋关节弓是从左侧大腿中间开始的，因此必须从足部开始矫正，才能再从弓本身的下部开始干预。

注意

如果适当考虑这个情况，就很容易实现有序的自然平衡，并能进一步解决促进脊柱侧凸发展的病理影响因素问题。

所有这些确定的知识引导我们认识到，一个人可以突破现有的平衡状态，因此向内下陷的一侧髋部可以主动地进一步推出。只有这样才能真正地保证这一区域的薄弱肌肉可以或已经重新开始工作。身体的自然矫正比我们只做直立位的矫正练习快得多，且只有这样才可以真正触及那些太短的、不发达的、旋拧的肌肉部分。当然，某些不和谐仍然会存在。

必须要考虑到与中间弓（主弯）相关的情况。躯干悬空侧、代偿侧减压必须同时从这里开始，没有其他办法。从技术角度出发，我们不可能单纯解决一个弯弧。如果观察到其相关性，矫正就会容易，否则是没有希望的。最后一点实际上也是第一点，但必须通过训练身体的本体感觉来实现。

建议

将获得的知识、感受和技能应用到日常生活中去，通过生活习惯去矫正脊柱侧凸。在满足上述条件的前提下，呼吸才能在扭转的躯干上起到最大作用。

即使脊柱侧凸畸形有各种各样的变化，也可

以用相同的原则来应对。必须以一种艺术体会性的方式来进行。其实没有严格的练习程序，也不可能有，因为每个人的身体都是不同的。但是正确的基本原则总会有帮助。

　　腹部肌肉的参与对于正确的姿势十分重要。因此，必须对腹部肌肉进行针对性训练。做腹部肌群的力量训练时，必须先将已经横向偏离的躯干部分（侧边的肋凸、腰凸、髋凸）"收"起。接着，再恢复腹部肌肉的正常张力，使其进行生理性工作（图 7.17，7.18）。

7.3　临床实操建议

- 决不允许在完全伸展的状态下向后抬腿，例如从仰卧位或悬挂在肋木架上的把杆上向后抬腿，因为这样会导致或增强背部凹陷。股四头肌的其中一个头（股直肌）延伸至髂前上棘。当腿在伸展的情况下抬起时，这些髂嵴会被拉向下方，从而造成脊柱过度前凸。
- 在治疗期间学到的日常动作，如仰卧、坐、站、行走等应始终运用，以便持续改善身体姿态，保持练习成果或取得进一步的优化效果。
- 具体的练习应融入日常工作中。练习时间应设为半小时，也可以分开进行。
- 在家里也必须按照医生的指示穿戴矫形支具。
- 在学校，教师应让患有脊柱侧凸的孩子在上课时面向前方坐着。如果他们扭曲地坐着的话，脊柱侧凸会迅速恶化。
- 应该抓住每次使用镜像、橱窗或剪影的机会。患者最好能在两面镜子之间进行练习，这样他们就不必扭转身体看镜像了。
- 挺直状态的感觉有时是带有欺骗性的。仅仅在练习过程中表现得笔直是不够的，因为通常情况下，存在已久的错误姿势很不好改变，患者会反复陷入这种错误姿势。只有过度矫正才能实现姿态的矫正。

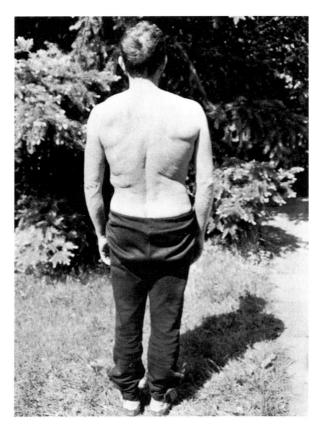

图 7.17　52 岁男性患者，L2/3 旋转滑脱引起剧烈疼痛。采取手术融合 L2/3，见章节 10.2.1。之后 L4 出现了横向滑移，可能需要第二次手术。图为初次手术成功后 [M616]

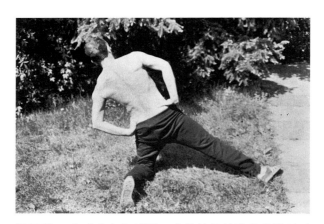

图 7.18　"肌肉气缸"训练。在椎体旋转滑移的情况下不允许在跪立位进行"肌肉气缸"训练，仅可在侧卧位下进行。患者十分喜爱这个练习，这个练习可以使位于右侧肋凸下的肌群得到训练。患者能感觉到腰椎向中心移动 [M616]

通常情况下，人们要想在站立时捡起地上的物品（或运动）必须屈膝。哪一侧的膝盖先着地，或者先回到站立位都不是无关紧要的。当从后面照镜子时，可以看到，在任何情况下都不能用"腰凸腿"来完成，因为这样做会将骨盆向下拉到这一侧，腰椎弓会由此变大（图 13.1）。骨盆位置错位通过整个脊柱向上摆动到肩胛带和头部，从而造成了肩颈部的弓。患有三曲型脊柱侧凸的患者凸侧的膝盖向下会扩大该侧的薄弱点（腰部），腰椎会被拉向中间。

四曲型脊柱侧凸患者需要将两个膝盖一起向下再向上，这样就不会造成错误姿势。

建议

一旦养成习惯，就不需要一直想着如何去做。因为养成正确的习惯后，这种习惯会自然而然地融入生活中。这对巩固疗效有着决定性的意义。

第8章 | 体位摆放辅助与起始位（ASTE）

8.1 体位摆放辅助的基础工具及其他辅助用品

为了让患者的躯干在进行训练前做好最佳的预矫正姿势，在施罗特疗法中会运用丰富的支垫物。

基础工具如下。

- 4个明信片大小的支撑垫（以谷物、豆类、大米或者沙子填充，最好填充成楔形，质量大概为200g）。支撑垫应瓷实且柔韧，以适应身体形状。它们被用作如肋凸或腰凸的被动减旋辅助工具（图8.1，8.2）。
- 不同直径的滚轴（切开的水管）。用于在俯卧位时将凸出的肋弓重新定位，或者在俯卧位的"肩部反拉"中支撑肩胛带。年龄大或者活动不便的患者可以用报纸及胶带做一个有弹性的报纸滚轴，再用可换洗的外罩套上，用以支撑肋弓（图8.3）。
- 在距肋木架一定距离的位置，利用绳带固定骨盆。约2m长的木杆有助于将上半身提出骨盆。这样的摆位会产生有矫正意义的肌肉等长收缩（图8.4）。
- 矮凳（脚凳）（图8.5）可以作为第一和第二骨盆矫正的支撑，也可以作为手臂和腿部的抗阻工具。
- 门框可以作为"训练器材"使用，比如将手臂靠在门侧框上固定，然后进行对抗等长收缩训练。
- 将髋木（译者注：一种可以额外安装在肋木架上的专门的辅助装置）装在肋木架上，四曲型脊柱侧凸患者可以用髋木做骨盆等长抗阻训练。可以使用一块有垫子的木板锁定髋木，也可以将其用于头部压在肋木上的训练中。
- 其他辅助工具：木杆（图8.6）、几何垫（图8.7）和球（图8.8）。

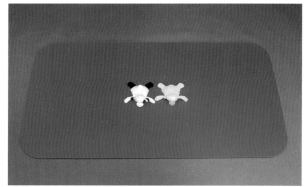

图 8.2　支撑垫 2（适合儿童使用）[W858]

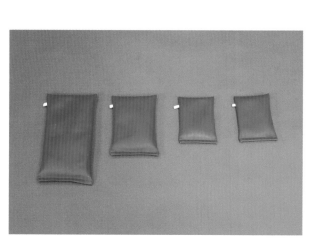

图 8.1　支撑垫 1 [W858]

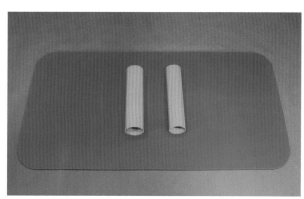

图 8.3　滚轴 [W858]

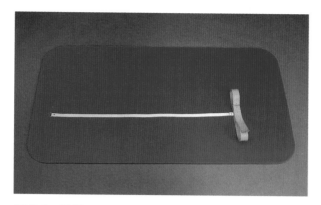

图 8.4　绳带 [W858]

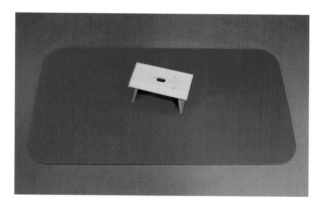

图 8.5　矮凳 [W858]

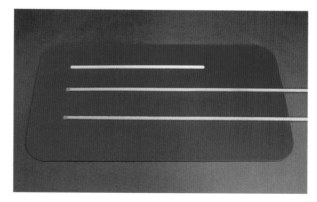

图 8.6　木杆 [W858]

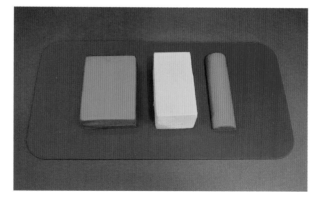

图 8.7　在侧卧位支撑腿部的几何垫 [W858]

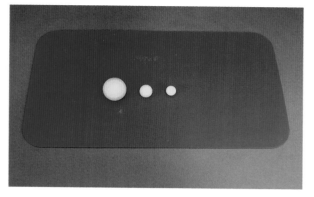

图 8.8　球 [W858]

8.2　患者的摆位支垫

8.2.1　平躺，头部不用支垫

- 仰卧位，主要在屈膝位或腿部得到支垫的情况下运用。凹侧髋下用枕头纵向支垫，同侧的肩胛下也用枕头纵向支垫，再取一个枕头横向垫在后侧的肋凸处。

- 压力应该被施加于肋凸向后向下向侧方偏移开始的地方。不能将支垫推过脊柱中线而到凹侧。如果背凹侧有严重的腰凸，则应用另一个矫正垫垫在下面。上身应该向凹侧倾斜。尤其是四曲型脊柱侧凸，矫正垫应横向放置，使得凹侧肋骨不会被推向前。

- 合适的睡姿：取决于具体的脊柱疾病——如果患者取仰卧位睡觉——则摆位如上所述。如果不取仰卧位，可以在睡衣的相应位置上添加泡沫矫正垫。

- 楔形矫正垫被用来放置在肋凸或腰凸侧向移位处（图 8.9，8.10）。

　　图 8.11 和 8.12 都显示出患者取仰卧位时放置矫正垫的重要性。

- 在肋凸侧：髋部向后，胸廓向前，肩胛带向后。

- 在凹侧：髋部向前，胸廓向后，肩胛带向前。

- 如果患者没有配备夜间支具，可以考虑使用睡眠胸衣。可以按照 Schroth 的原则将米袋固定在紧身 T 恤上，以防其在睡眠时脱落（图 8.13）。

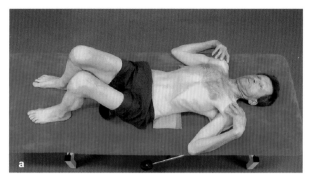

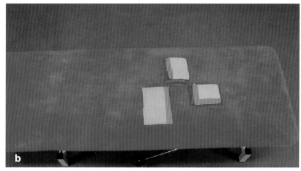

图 8.9　矫正仰卧位：胸椎右侧凸 [W858]
a. 患者使用矫正垫而获得的矫正仰卧位
b. 矫正垫的位置

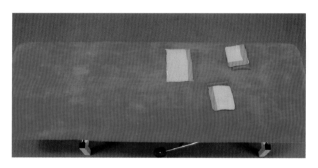

图 8.10　胸椎左侧凸时，矫正垫的位置 [W858]

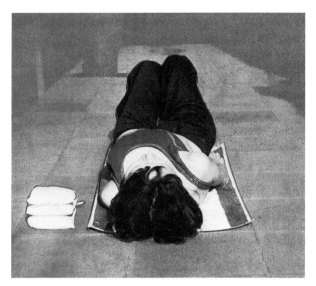

图 8.11　无矫正垫的后凸脊柱侧凸定位举例：肩胛带扭曲。由于肩部扭曲，肋凸也向外旋转。来自地面的由外向内的支撑力进一步促进肋凸扭曲和侧移 [M616]

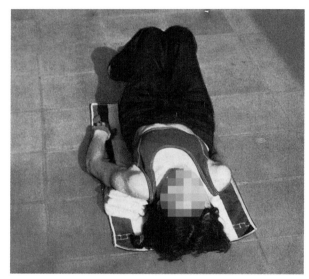

图 8.12　有矫正垫时的后凸脊柱侧凸：通过身体下的矫正垫，肩部变得平衡。因此，来自地面的支撑力将肋凸直接向前推

四曲型脊柱侧凸的仰卧位

- 胸段凸侧的下肢屈膝。胸凹侧的腿呈外展外旋位。需要注意骨盆的水平摆放以及"收紧"。
- 矫正垫（楔形的）垫在腰凸处，目的是胸腰节段的减旋和减屈。如果在脊柱上段有较小的弯弧，那么脊柱不会被扭曲。在这种情况下，可

以双侧使用矫正垫：放在肩胛下角的左右两侧，或者像一般的脊柱侧凸病例使用矫正垫时那样摆放。如果伴随胸椎变平，则不适用。
- 矫正垫（楔形的）垫在背凸处，如果背部扁平则省略。
- 矫正垫放在胸凹侧的肩胛骨下方（背面）。

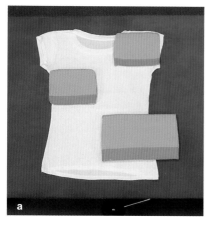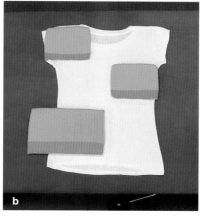

图 8.13　自制睡眠胸衣的矫正垫的位置 [W858]
a. 左胸凸
b. 右胸凸

8.2.2　俯卧位

- 原则上来说，骨盆可用一个较大的垫子或一个滚轴或一个脚凳来抬高。

警告

注意矫正垫应放在大腿下方不太远的位置（译者注：臀纹下 5~10 cm 处），否则会有脊柱前凸的风险！

- 可以在肋凸侧的髋部下放一个垫子，同侧的肩峰或手肘下再垫一个厚垫子，在"前肋凸"之下再放 1~3 个垫子。垫子的厚度应取决于滚轴或脚凳的高度。前额可以放在双手上（也可放在一个垫子上），下颌转向肋凸侧（图 8.14）。
- 在骨盆水平的脊柱侧凸患者中没有髋关节的侧向偏移，双腿在俯卧位时伸直（图 8.15，8.16）。
- 对于胸凹侧髋凸的患者，将其双腿并拢并向胸凹侧呈约 10° 位摆放，这样肋凸下方的弱侧可以受到拉伸刺激，并且这一侧的髋部可以向外移动。注意凹侧必须保持扩展，因此不要做侧屈！然而，如果发现在肋凸下方的臀部向外移动得太远，致腰骶弓形成的话，只需要伸直双腿即可。
- 对于有腰骶反向弧度的患者，将"腰凸腿"外展。

四曲型脊柱侧凸的俯卧位

- 在骨盆下（而非大腿下！）放一个矮凳，这是

矢状面上的第一骨盆矫正。胸凹侧的腿外展和外旋，此即第二骨盆矫正。凸侧的髋向内收紧，此即第三骨盆矫正。

- 在胸凸侧（腹侧）的髋部前放一个矫正垫，使骨盆在前平面上定位，此即第四骨盆矫正。
- 在胸凹侧的前侧肋凸下支垫。如果是严重的腰凸并且影响到多个胸椎节段（胸腰段脊柱侧凸），则省略。
- 在胸凸侧肩胛带前或者手肘部支垫，使得肩胛带以及上部的脊柱减旋。

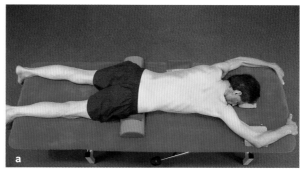

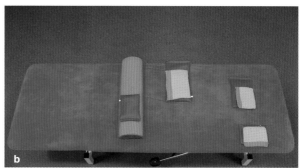

图 8.14　矫正俯卧位：胸椎右侧凸 [W858]
a. 患者的体位
b. 矫正垫的位置

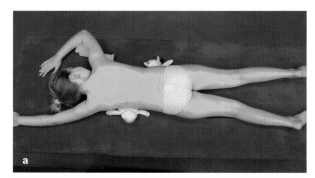

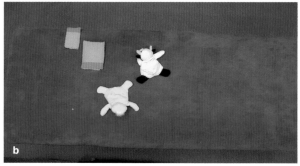

图 8.15　适用于儿童的俯卧位：胸椎右侧凸 [W858]
a. 患者的体位
b. 矫正垫的位置

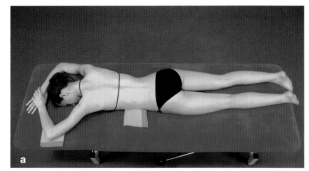

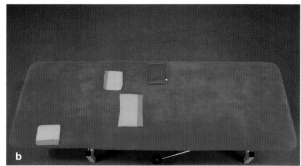

图 8.16　矫正俯卧位：胸椎左侧凸 [W858]
a. 患者的过矫体位
b. 矫正垫的位置

8.2.3　侧卧位

注意

　　不要躺在肋凸侧，即使是睡觉时也不可以，因为这样的话，外侧的压力会加剧脊柱扭曲，使肋凸恶化！

　　即使在侧面肋凸下放置书本或者枕头，也会进一步压迫已经很狭窄的肋部空间，上凹侧的重量也在其上，最终将导致肋骨的弯折，使肋凸变尖。

- 患者应始终躺在背凹侧，手臂向外伸直或者向前放好。头部放在上臂或垫子上。如果这一侧的髋部比较突出，可以将矫正垫放在其下方。
- 如果髋部是直的，可以将垫子垫在腰凸侧较高的地方——但是不要放在肋凹侧下方！——凹侧的肋骨绝对不能受压。这样，矫正呼吸就能影响肋骨，使其旋转。
- 现在可以有效利用肋凸的重量了。其侧面的肋凸负荷减少。现在，矫正的"旋转–角度"呼

吸才是有可能的（图 8.17，8.18）。
- 在凹侧有支垫时，脊柱弓将会伸展。
- 髋部的矫正垫仅适合凹侧髋部突出的三曲型脊柱侧凸。地板会将髋部向内推动，此时矫正垫可实现过矫。
- 如果肩胛带侧移明显的话，就在其下垫一个垫子。
- 在严重的腰凸或者脊柱滑移的情况下，用手将腰凸转向前并加垫子。一直加垫子，直到腰椎位于中间。但是对于严重的脊柱侧凸，这经常不太可能实现。

警告

晚上休息时的注意事项

　　有腰骶弓的患者往往有一个较高的腰凸。侧卧位睡觉时必须在身下垫一个 20 cm 长的沙袋，以防腰椎下垂。侧卧位睡觉不仅一点好处没有，而且还很危险，腰椎弓会因此继续向外凸出，甚至会进一步扭曲。一般

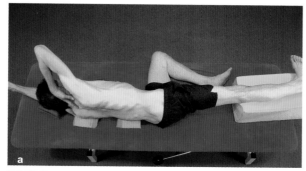

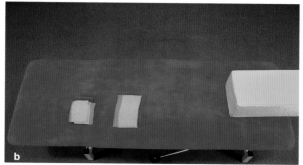

图 8.17　矫正侧卧位：胸椎右侧凸 [W858]
a. 患者的体位
b. 矫正垫的位置

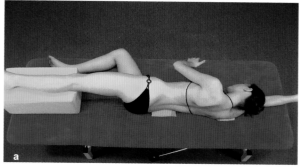

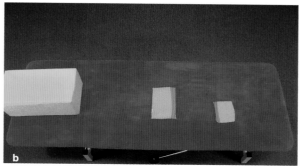

图 8.18　矫正侧卧位：胸椎左侧凸 [W858]
a. 患者的体位
b. 矫正垫的位置

来说沙袋不容易移位。就算患者翻身仰卧睡觉，沙袋还会在正确的位置。当患者充分理解 Schroth 的治疗理念后，就算睡觉时转向"错误的一边"，患者也会下意识地醒来。这样一来，晚上的休息也会成为矫正运动。

四曲型脊柱侧凸的侧卧位

- 患者躺在胸凹侧，下方的腿屈膝屈髋 90°，上方的大腿在髋部水平位支垫伸展（使用矮凳、滚轴、几何块）。
- 在腰凸处放 2 ~ 3 个矫正垫。首先手动解旋 = 必须要将腰凸推向前！一直放置矫正垫（在肩胛带外侧放置矫正垫），直到腰椎回到中间的位置。
- 腰凸侧的腿在外展、外旋位也适用于坐位、四点位、低滑动位或类似的训练。
- 为了抵消膝关节和踝关节所承受的压力，在练习前应对整个髋关节肌群、腿部肌群和足部肌

群进行拉伸和强化。
- 骨盆的错误位置（扭转）会导致骶髂关节紊乱，可以通过髋部的矫正或者根据 Schroth 对腿和髋部的治疗方法来解决。

注意

> 外展和外旋腿时，必须同时和骨盆一起进行，否则腰骶弓的骶骨部分将恶化，尾骨也将随之被拉动。三维的骨盆矫正一直贯穿始终。

8.3　其他矫正起始位

8.3.1　坐位

注意

> 始终坐在坐骨结节上，坐在椅子上（不要向后靠）或者盘腿席地而坐，背凹侧的小腿交叉在凸侧的小腿上（图 8.19 ~ 8.21）。

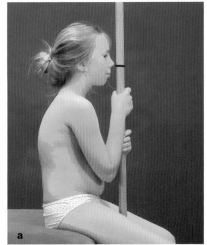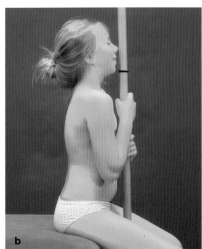

图 8.19   侧身握杆坐位 [W858]
a. 起始位
b. 终末位

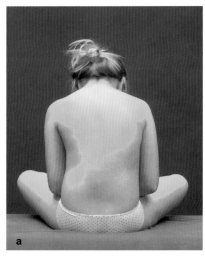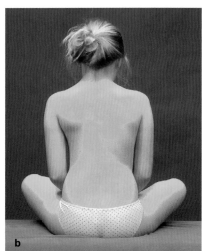

图 8.20   盘腿坐的后面观 [W858]
a. 起始位
b. 终末位

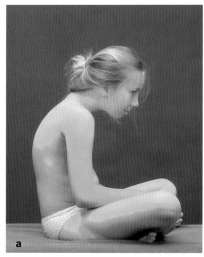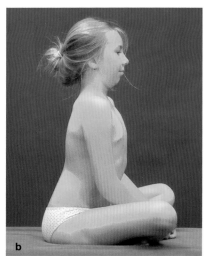

图 8.21   盘腿坐的侧面观 [W858]
a. 起始位
b. 终末位

- 如果运动很难影响腰弓，可以在腰凸侧的髋部下加一个垫子（图 5.7，7.6）。这样体重就会由该侧的髋部承担。肋凸以下的髋部碰触地面，它将会被移向后方，以带来骨盆的旋转。

- 这个支垫用于第五骨盆矫正，针对三曲型脊柱侧凸，且只有在肋凸下的髋部下沉或者腰凸硬化且无法被影响时使用。姿态不应该通过支垫向右变化！四曲型脊柱侧凸患者则省略这个支垫，因为它将使脊柱下部的弯弧恶化。
- 在肋凸侧的髋部下方放垫子，使该侧的髋部提高，增加腰弓的曲度。只有在单侧臀部萎缩（如小儿麻痹症）时才有必要在该侧的髋部下垫一个垫子，以补偿臀部肌肉的差距，直到骨盆达到水平位。在四曲型脊柱侧凸的训练中，经常需要在该侧髋部下方垫一个垫子，"腰凸腿"外展时，可以将髂骨重新调整回水平位。

　　图 8.22 和 8.23 展示了从背侧观察到的尾椎坐姿和坐骨结节坐姿。

足跟坐

　　在需要垫子的情况下，应将垫子放在腰凸侧

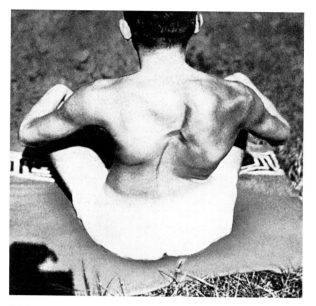

图 8.22　尾椎坐姿：错误！如此会加剧肋凸向后，还会加剧脊柱侧凸和扭曲 [M616]

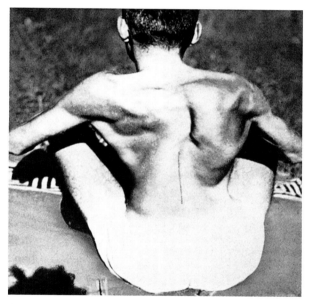

图 8.23　坐骨结节坐姿：正确！如此可以使脊柱更直，脊柱弓伸展 [M616]

的足跟处。四曲型脊柱侧凸患者禁用。

看电视坐姿——骑姿

　　可以反向骑在椅子上，椅背在身体前，小腿垂直，前臂放在椅背上，骨盆靠后坐。如果有需要，可以将垫子放在腰凸侧的髋部下。这样的姿势可以避免在注意力集中时上身塌陷、蜷缩，这在学习时或者类似的情况下很有用。

凹面塌陷的矫正坐姿

凹侧向椅背，凸侧的髋部向外、向下和向后拉。将凹侧的手臂放在椅背上，以支撑凹侧的扩展。凹侧的臀部承重（图 13.2，13.4）。

8.3.2　四点位

膝盖与髋同宽，大腿垂直，两臂也下垂伸直。在肋凸侧的膝盖下放一个垫子，在同侧的手下放另一个垫子，用以被动旋转肩胛带和骨盆（图 8.24）。

8.3.3　低滑动位

如上，手臂向前伸，锁骨靠近地面。垫子放在肋凸侧的手腕和膝盖下（图 8.25）。

8.3.4　跪姿

如果需要垫子，将其放在腰凸侧的膝盖下。

8.3.5　站姿

注意

> 若一侧的腿缩短，应该将整个鞋底垫高，而不仅仅是足跟（马蹄足风险！）。

必须留意以下情况的区别。

- 上半身直立位，在脚下放一个垫子以将髋部向上移动，骨盆不再呈水平位。
- 上身向前倾斜时，垫子将髋部推向后，使骨盆旋转。

三思：用垫子是为了什么？

对于三曲型脊柱侧凸，在训练的时候将垫子放在肋凸侧的脚下，上身前倾，目的是使髋部向后旋转。同侧手握住肋木架较高的位置，以后旋

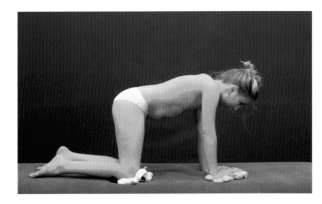

图 8.24　四点位 [W858]

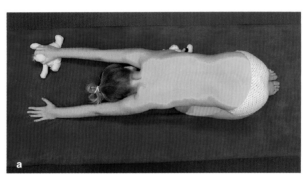

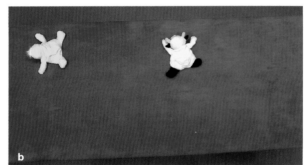

图 8.25　低滑动位 [W858]
a. 起始位
b. 矫正垫的位置

同侧肩胛带。

注意

> 如有疑问可以不用垫子！

第9章 | 根据功能划分的训练策略和建议

9.1　施罗特疗法的训练策略介绍

注意

呼吸矫形是通过呼吸有目的地矫正形态！

作为例子，下面是呼吸矫形里一个非常简单的引导性练习。

引导性练习 1

（1）仰卧位。手臂贴在身体两侧。指尖和肘部依次向足侧推，一点一点逐步向下。

（2）以相同的方式向上推枕后并伴颈部伸展（从而产生反向作用力）。以小幅度增加的方式向上推动。

（3）吸气时也是一样的，要循序渐进。

（4）在程度较大的向上和向下延展结束时，两臂以及背部，包括颈部和枕后会收紧。下颌必须放低，但不能完全压低，以便颈部后侧处于被延展的状态；仔细感觉头部被支架（支撑物）"深深地支撑着"。

（5）当可以很好地感觉到并适应这一切时，在呼气时整个背部就会有大的弹性张力产生。手臂、头部以及双侧肩峰保持在后面，只有背部略向前。这必须运用联想进行引导。

（6）现在要特别注意呼气张力之后的阶段：除了观察不要再做任何事情！

（7）现在身体本身就会进行非常深的呼吸。在我们没有主动做深呼吸的情况下，胸部即可以十分有力地扩张。第二次呼吸可以自然达到第一次呼吸中吸气宽度的一半。之后我们就会完全平静下来，可以重新进行这个练习。

建议

建议一次又一次地去练习和关注那些小细节。这样一来，完整的练习就会正确地印入脑海，成为改善身体和姿态的重要工具。学会感知非常重要！例如，随着向足侧延展、向背侧轻缓对抗手臂和肘关节的动作，背部会逐步收紧，胸部也会逐步向外扩张。

引导性练习 2

（1）现在，全神贯注地单独对右侧的手肘（包括右侧肩峰）进行之前的后压。枕后的上推也必须同时进行。呼吸。此时能感觉到右侧的胸部向上凸起，右侧的背部会"自主"收紧。

（2）这些需要进一步的细化和评判，通过呼气阶段"让一切保持原样"，逐步加强单侧的背部收紧（当然同时也伴随单侧的胸部扩张）。因此，这并不是一个单次的大幅度、一次到位的收紧，而是逐步的、有弹性的"弹性张力"作用。

（3）现在已经感觉到，手臂也变得温暖、有活力。（我一直记得一位医生之前说过："您实现了肌肉正确和完整的激活，让人羡慕。"）

建议

必须要记住，胸部和背部的所有重要大肌肉几乎都附着在肱骨的近端部分。因此，以这种方式来强化上肢非常可取。

（4）这种单侧练习（在健康身体上可以在左侧进行，以感受肌肉的觉醒）可以有目的地运用于脊柱侧凸患者，以使他们单侧平坦的胸部凸起、过度隆起的背部变平。最重要的是枕后的充分伸展以及头部的下压，避免颈部前侧过度收缩。这就已经是呼吸矫形了，即通过有针对性的呼吸进行特殊的姿态矫正。

引导性练习3

（1）继续感受引导性练习1中的手臂张力，现在先将注意力完全集中在两个肩峰上，大约后压3次。可以先在呼气的时候完全放松，然后在下一个呼吸周期里，在呼气时对上胸部和上背部运用弹性张力。

（2）现在将注意力集中在伸展的手臂与支撑物（垫）的对抗张力上，调整肘部。通过这个调整可以改变背部和胸廓延展的方向：趋向中心。如果在呼气的过程中非常仔细地反复练习来学习每一个设想的背部区域，那么就能完全控制背部和胸部的形态。在认识到这一点后，就能够减少和降低任何一个单侧的隆起。例如，一名脊柱侧凸患者右侧胸部的中间有一个肋凸，在左侧胸部的最上部也有一个肋凸。为了穿起衣服来更加好看，使肋凸变平非常重要。在这种情况下，必须在左侧肘部下压时将呼气张力运用于和左侧肩峰等高的背部。这样一来，右侧肩峰也会有序地转向地面。然而，在这个矫正阶段中最重要的是，吸气也要联想矫形方式进行，即深呼吸时右侧肩峰深处和右上胸部（即右肩峰下，因为此处已经凹陷了）向上充盈。正如歌德所说，"感觉即是一切"。作为对精心练习的回报，在结束练习时，练习者能感受到背部美妙的温暖、胸部的柔软舒张和肺部良好的通气，已经"干涸"和低效工作的毛细血管得到激活，被过度拉伸、松弛、失活的组织重新舒适地工作，皮肤重新恢复活力。回报比预想得要大，并且会对整个身体的健康有益。

（3）现在关注手臂发力时手的下压，当然仍然需要保持肘部和肩部与地面的接触。应以相同的方式观察所有发生的事情。自始至终，这都是练习者的任务，直到它成为一种有益的且具有促进性的下意识行为。

（4）现在以相同的方式专注于张开的手指和支撑物抗阻训练。练习者可以感受到，运动是如

何根据肌肉长度和走向逐步进行的。令人惊喜的是，冰冷的手可以迅速变暖，可以感受到背部变得很热。

建议

通过这种方式，即使是卧病在床的患者也能摆脱无聊，为自己做一些十分有用的事。虽然根据他们的力量程度，每次只能进行一小部分，但水滴石穿，这可以帮助他们促进新陈代谢，为以后再次起身创造良好、美丽的身体形态，并一直保留对身体的精细感知。

引导性练习4

同样可以感觉到右腿、左腿，双腿都"习惯性地"向内或向外，这些都会因为髋部和躯干矫正位置的调整而改变。

（1）所以先从伸展侧腿部的足跟下推开始。脚趾并拢。同时，伸直的后颈部和头部向上延展，让轻柔的呼吸充盈肺部。想象一下，有多少重要且宽的血管从上背部穿过肩部，穿过颈部，一直延伸到颅骨中部，这是非常有利的。它们在这个过程中被延展、收紧且被充盈。同时也会感到腿部后侧的拉伸。这主要是由于屈肌缩短的部分恢复到了正常长度，因此随着血液的涌入，之前部分被关闭的血管、淋巴管出现了升温和令人印象深刻的搏动。

（2）在推动的过程中，将注意力集中于腰部，即身体的中心。这里也变得更加舒展、修长，且前面、侧面和后面的下肋骨区域都会有回应。同时一直进行呼吸，这对重新恢复正常的肺部十分有益。在进行最后一步的精进练习时，必须同时有意识地降低膈肌。在推动过程中，在第一次实现全长延展之后，加入逐步增强的弹性张力。通过这种方式，臀部肌肉、大腿、膝盖，小腿的前部、侧面、外部、内部、上部，都可由注意力和专注力来控制。这也可应用于矫正脊柱侧凸患者的髋关节的位置，当然是在相应的部分和

方向上进行。再也没有冰凉的脚和腿了。脉搏和流动的体液让一切都很温暖。

（3）对于有右肋凸的脊柱侧凸患者，其左臀部应稍后收紧，同样右侧骨盆也应从上方收缩。这样可以创造必要的骨盆旋转。

（4）除此之外，还有右肩、臂推压，吸气时右胸向上凸起，呼气时右背收紧。这 3 个部分互相作用。

引导性练习 5

（1）双腿施压，可以说是推压（足跟向足侧推，头从肩上向远端延伸），这同样适用于健康人或卧病在床的人。如果愿意，它会导致非常轻微的骨盆牵拉，从而使所有肌肉（不仅是腿部肌肉，还包括臀部和中下背部肌肉）高度收紧。

（2）如果愿意，完全可以在肌肉收紧的情况下，进一步将重点转移到大腿前部。这不仅关系到变形的腿，由于骨盆内部肌肉的收紧，还可以抬高骨盆前缘，这些肌肉往常是过度拉伸和松弛的，从而导致整个身体中心结构的下降。如果没有身体中心这种有序的收紧，就不可能有美丽、曼妙、苗条、挺拔的身材。

（3）掌握越多的结合方式，治疗和练习会变得越容易：弹性张力的逐步增加影响臀部肌群、大腿前侧肌群，以及联想加强下的骨盆上缘抬升。练习者突然之间可以感觉到自己之前不知道的内在肌群。练习创造了自由放松的呼吸。大幅度的、充分的、自然的呼吸由此产生，自此也不会有过度劳累。许多之前未被激活的部分被加强和激活，肺部再次恢复功能，也因此得到了更好的养护。扭曲停止。

（4）现在可以继续进一步的练习：感觉到骨盆前缘抬起，进一步感受骶骨，原来过度的前凸此时"融入"了地面。这里，器官与腹膜褶皱相连，此时器官的韧带开始变得紧致；器官向它们本来的位置滑动，腹部得到解压。现在可以更容易且更扎实地向腹腔内呼吸，并且可以逐步小心地提升张力：从底部开始，向地面、向头部依靠

联想来实现。这可以让过度延展的腹壁得到舒适、温和但又不失活力的收紧，可以让练习者感受到器官的充血、变暖以及激活的体液交换。要知道，这里有一个大的自主神经中心——腹腔丛。健康的搏动可以影响到脊髓至大脑。在巴特索伯恩海姆空气清新的大露台上、在南德的充沛阳光下、在冷杉树的树荫下，治疗师与患有脊柱扭曲、变形的患者一起进行这样有意义的呼吸和训练。在这个练习的最后一个阶段，可以将手放在大腿的上部和侧上方感受引导，此时会感觉到这里形成了凸起。这符合腿部的美感形态，同时也引导了形式正确、健康的内在张力。这种张力的形成会帮助肌肉再次自然地发展，之前的形状异常会自然而然地消除。如果人们没有尝试过，几乎不能想象，也无法相信那种强烈的温暖以美好的方式充斥着整个骨盆带、骨盆内部，特别是腹部。练习所唤醒的温暖无处不在。患者往往容易从下往上感到寒冷：通过足、腿、骨盆到腹部和背部。这里得到有力的补救后产生了有利于一切的结果。同时，循环也得到加强。

注意

> 这种方式可能显得很麻烦。然而：在练习者全力投入、指导者严格要求下的正确练习仍然是最快捷的方法。结果是令人振奋的！

9.2　基础训练

9.2.1　肌肉气缸

姿态错误关系的逆转必须从下部开始，通过加强右侧腰部竖脊肌（背最长肌、髂肋肌，即背伸肌）的力量和姿态功能来创造逆转的环境。它应该比对侧的相同肌肉在练习中表现得更加活跃。这意味着矫正时应该超过正常的中立位。这一侧的肌群应该形成一个厚实而又牢固的肌肉支撑——所谓的"肌肉气缸"，这个练习因此

得名。

运动治疗应恢复各部位的肌肉平衡，从腰部开始，然后上半部分的身体会随之自动矫正（图9.1，9.2）。以这个基本理念为出发点，可以有许多训练的变式。

在训练开始之前，患者应该注意腰椎。他必须先进行站立位到跪立位，然后再站起来的练习。先跪哪条腿、先站哪条腿并不是无所谓的，否则会破坏之前的练习效果。双膝当然可以同时弯曲，同时接触地面，并用同样的方式再站起来。

然而，患者通常会让感受"舒适"的膝盖（也就是背凹侧的膝盖）先降低。这会加重腰椎弓。当肋凸侧的腿先站起来的时候，也会陷入相同的情况。练习中被延展的腿必须在练习之后立即再次提起，上半身在同一步骤中重新恢复到竖直位，以免肋凸下方出现新的弯曲。

图9.3～9.5展示了如何通过简单的方法实现对腰部以及腰骶部脊柱弓的有效矫正。跪立位的肌肉气缸练习对一对一的治疗来说非常好。双脚也可以用带子固定起来。患者躺在矫正垫上之前，先要把腰凸（腰椎隆起）向前解旋，这一点非常重要。所以患者躺在垫子上的时候，腰凸是被支垫起来的。同样重要的是，患者要继续平静

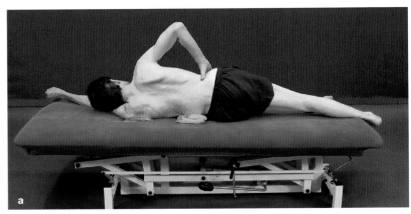

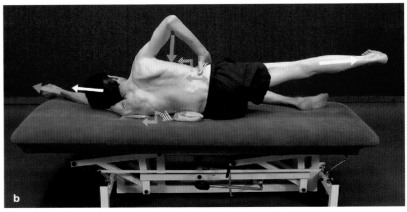

图9.1　侧卧位肌肉气缸练习：胸椎右侧凸 [W858]
a. 起始位
b. 终末位（箭头含义详见文前说明）

地呼吸或对右腰部进行"旋转－角度"呼吸，并逐渐增加维持这种状态的时间。

上半身悬挂在薄弱的右侧腰部肌肉组织上。最后，患者将保持在竖直的矫正姿势上。治疗者通过触觉刺激或对头部或手臂的拉动来帮助患者在练习的过程中保持住正确的姿势（图 9.6）。

训练动作结束时，患者应在竖直位再次矫正自己，并通过手臂与支撑平面的有力静态抗阻加强、巩固矫正效果。

建议

如果在 X 线影像中出现腰骶部脊柱弓，但在临床表现上胸凹侧的臀部向外凸，则按三曲型脊柱侧凸来治疗。

腰部凸起的部位向上、向内旋转（并呼吸），这样在两侧能再次出现腰线处相等的三角形。这种情况一旦发生，整个骨盆的、腹部的和腰部的肌肉需要进行强烈的收紧（图 9.7～9.9）。

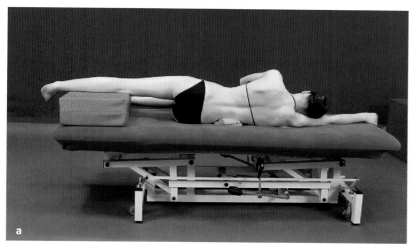
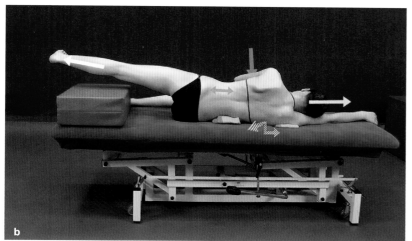

图 9.2　侧卧位肌肉气缸练习：胸椎左侧凸 [W858]
a. 起始位
b. 终末位（箭头含义详见文前说明）

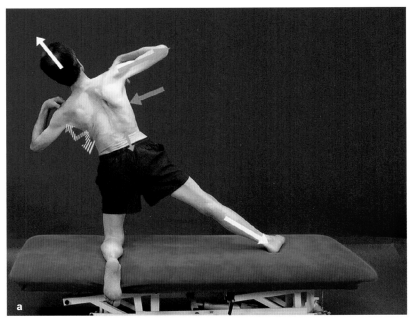

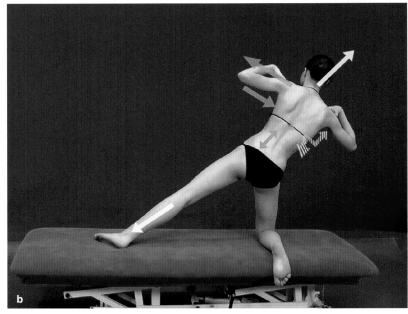

图 9.3　跪立位肌肉气缸练习（箭头含义详见文前说明）[W858]
a. 胸椎右侧凸
b. 胸椎左侧凸

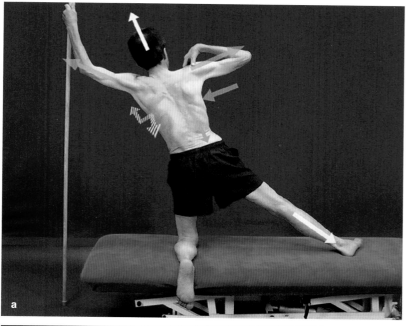

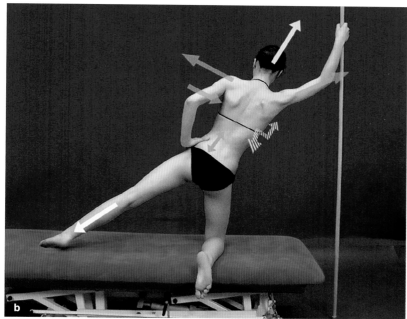

图 9.4 握杆跪立位肌肉气缸练习（箭头含义详见文前说明）[W858]

a. 胸椎右侧凸

b. 胸椎左侧凸

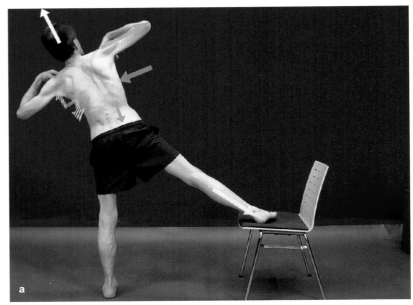

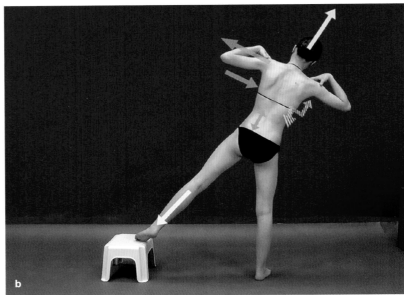

图9.5　站立位肌肉气缸练习（箭头
含义详见文前说明）[W858]
a. 胸椎右侧凸
b. 胸椎左侧凸

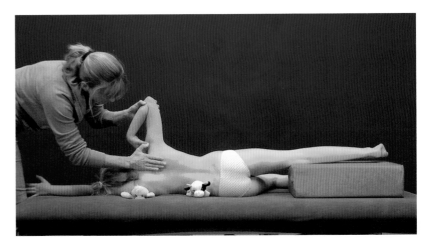

图9.6　带有手部支撑的侧卧位肌肉
气缸练习 [W858]

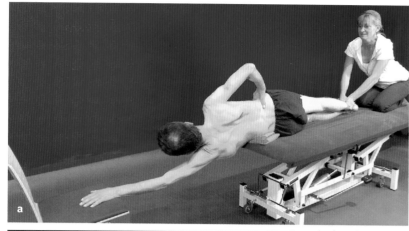

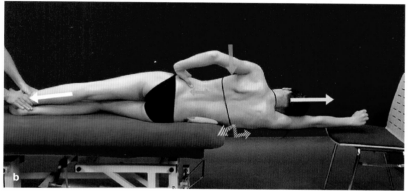

图 9.7　悬空位肌肉气缸练习 [W858]
a. 胸椎右侧凸
b. 胸椎左侧凸（箭头含义详见文前说明）

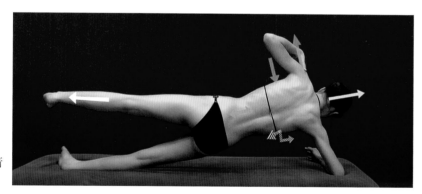

图 9.8　侧面支撑位肌肉气缸练习（箭头含义详见文前说明）[W858]

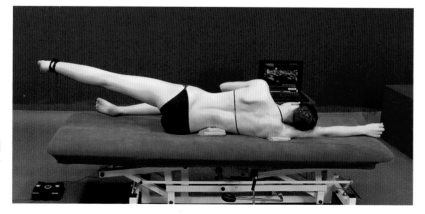

图 9.9　电脑游戏辅助下，胸椎左侧凸的侧卧位肌肉气缸练习。伸展腿的远端通过小幅度动作对游戏进行控制 [W858]

9.2.2   旋转坐

注意

旋转坐训练（图 9.10）是一个可以作用于所有节段的矫正练习（除了四曲型脊柱侧凸！）。

- 坐在椅子上，肋凸侧的腿向后伸展并外旋，足跟向后下方推。

- 另一侧腿 90° 屈曲放在前方。上半身倾斜向前（而非屈曲），与后侧腿呈一条直线。身体重心向凹侧骨盆方向转移。

- 在肋凸侧的髋部下方垫一个垫子，这样可以使其自动后旋（第五骨盆矫正！）。

- 上半身向凹侧倾斜，但不使凹侧变窄（以强化肋凸下不活跃的肌肉）。

- 将头部往同一方向移动（颈椎侧凸的补偿），下颌转向肋凸侧（激活肋凸上部薄弱的颈部肌肉——通过承重活动加强）。这对颈椎有解旋的作用。

- 由此可以清楚地看出腰椎距离中线有多远。在

运动张力的作用下，腰椎向中线靠近，腰部竖脊肌发生作用。

图 9.11 所示是一位 24 岁脊柱侧凸严重僵化的女性患者，其左侧前部、侧面和背侧的肌肉完全萎缩。明显的肋凸挤压右侧腰部肌肉和浮肋，使其产生了一条深沟。图 9.12 和 9.13 显示了治疗的效果。

警告

肩胛带

在运动时，躯干必须始终向凹侧倾斜并扩张。然而，这样容易产生凹侧肩部被拉动的风险。这没有必要，而且在很多情况下是错误的，因为强行提起肩胛带会使颈椎自动出现颈椎弓。通过吸气来提升胸廓的宽度，使凹侧舒展，并在呼气时保持胸廓的宽度，此时使用的是等长力量。举例：在旋转坐姿矫正中，在 3 个躯体节段矫正完全完成后，用凹侧的手臂推压座椅，或用前臂对抗桌子，此时注意不要特意提肩；肩部需要向

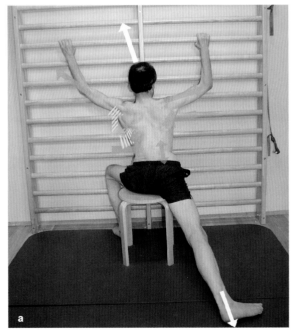
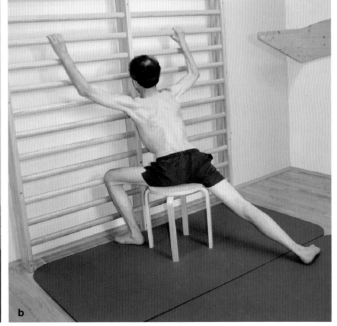

图 9.10   旋转坐：胸椎右侧凸 [W858]
a. 后视图（箭头含义详见文前说明）
b. 斜后方视图

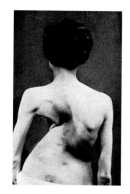

图 9.11　一位严重脊柱侧凸的女性患者（24 岁）[M616]：治疗初始

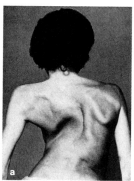

图 9.12　一位严重脊柱侧凸的女性患者（24 岁）[M616]

a. 治疗 3 个疗程后（每个疗程历时 3 个月）

b. 治疗 4 个疗程后

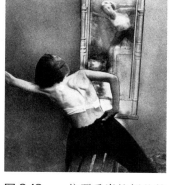

图 9.13　一位严重脊柱侧凸的女性患者（24 岁）[M616]：该女性患者在进行第五次治疗，她正在利用镜子做旋转坐姿矫正

前。肩部向前移动的同时会伴随向上提升，但是此时下部的肋骨仍然是扩张的，并且可以伴随呼吸而被向后压。这样肋骨、肩胛带可以获得维持位置的支持。

运动治疗一定要延展凹侧的肌肉，并使其在拉长的状态下进行力量训练。在肋凸侧必须同时收缩背阔肌和前锯肌。这些都必须在躯体三部分解旋矫正后才会起作用。

9.2.3　四点位

这个运动来源于 Klein-Vogelbach 的"功能运动教育"理念，在施罗特的呼吸矫形训练中经常使用（图 9.14）。

9.2.4　高位伸展

利用两根杆做高位伸展。

● 坐骨坐（图 9.15，9.16），如有必要，加用矫正垫。

● 上半身向前，并向凹侧倾斜，练习者的脊柱通过微小的侧身摆动向上伸展，从而变得越来越直，因为只有在脊柱伸展的情况下每一个躯干节段才能相对彼此解旋。

● 在保持肩部矫正位置的时候，练习者将靠近髋部的木杆向地面方向按压（图 9.15）。这样的

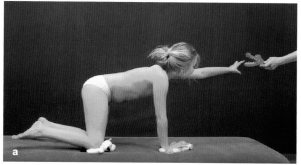

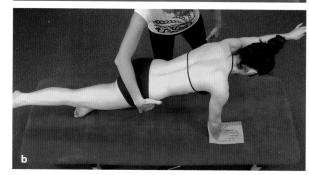

图 9.14　四点位 [W858]

a. 适合儿童

b. 准确的骨盆摆位

高位伸展动作需要缓慢进行，同时练习者需要将注意力高度集中在其凹侧。

● 现在开始进行不同的"直角"呼吸训练：在呼吸时，需要完成"直角"，在吐气的时候也要保持该姿势，以便在接下来的"直角"呼吸中提前准备好起始位。"直角"呼吸训练的第二个直角边总是指向头部。

第 9 章

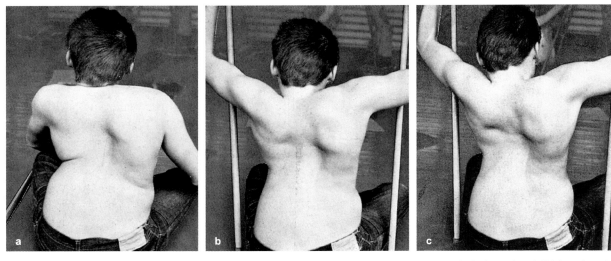

图 9.15   在两根木杆之间进行高位伸展。患者需要仔细遵守这个主要原则：头部向弱侧倾斜，将下颌转向凸侧，同时运用枕下推力，方向向凸侧，以便同时拉直颈椎弓（见 c）[M616]

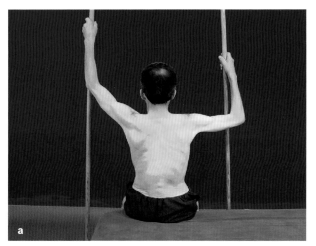

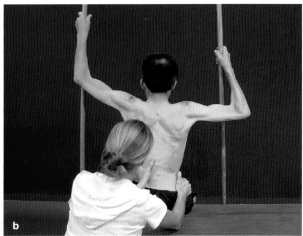

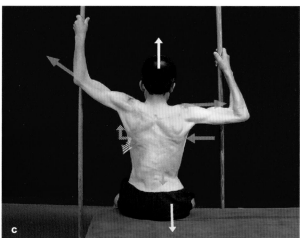

图 9.16   高位伸展和肩部反拉：胸椎右侧凸 [W858]

a. 起始位

b. 双手的位置

c. 终末位（箭头含义详见文前说明）

- 持续的"枕下推力"让脊柱进一步拉直和伸展。达到最大伸展位后，在呼气时，将两根杆紧紧地向地板按压（图 9.15c）。脊柱伸直可以抬起骨盆。肋凸下方被矫正的、解旋的髋部用力与地板对抗将会带来良好的矫正效果。两侧的背阔肌被启动，表明凹侧被扩张到足够宽，并且侧边悬空的肋凸可以收紧甚至收缩。

这个运动治疗动作需要配合斜角肌训练，以便让上部的胸部再次隆出，解放被挤压的肺尖。一旦这个训练效果达成，上背部的过度隆突会变得平坦。

"头部收紧弯曲"运动（颈部的等长运动）

警告

颈椎后凸患者和平背患者禁用！

- 仰卧位时使用矫正垫。
- 背部的凹陷部分将从下到上一个接一个地逐渐接触支垫物。脊柱向上伸展的同时结合针对性的"直角"呼吸训练。运用"枕下推力"将颈椎进一步延展。
- 在吸气过程中，练习者尽力再次延展；呼气时，尽力用头（有时可借助手肘）抵住支撑物，与其对抗，上背部强烈收缩，直到肩胛带逐渐离开支垫，同时背部扩张后的肋间肌微微"收紧"，直到呼气完成。
- 随后是短暂的休息时间，休息后重新开始练习。

"头部收紧弯曲"运动变式

- 起始位同上，但头部需要一次向左、一次向右地轮流旋转。患者在练习开始后不久就能发现某侧的旋转更难，那么就应多练习更难旋转的这一侧。脊柱侧凸患者必须将头部倾斜，使之位于主弯的延长线上，下颌向肋凸侧旋转。当然，也有例外情况。

这是一个主要的练习，可以在仰卧位、坐位、站立位进行，不论有没有墙壁做对抗都可以练习。在章节 9.6 还列出了一些针对某些单独肌

肉的颈部训练方法。在所有的训练中，应重视对于训练的思考。头部的位置非常重要，它决定了姿势是好是坏，肋凸的大小也取决于头部的位置。此外，从胸椎到颈椎直至枕后的流畅过渡也是非常重要的。

只有当胸部肌肉足够长时，上背部肌群才能收缩，因为其前方没有其他妨碍了。

9.2.5　低滑行位（图 9.17）

- 起始位，利用矫正垫的低滑行位：大腿垂直于地面，手臂伸展、张开，带动躯干向地面倾斜。
- 想象胸骨在地上画弹簧样的小圈。
- 对于严重的腰部过度前凸患者，需要将骨盆向足侧拉。
- 为了伸展全部的胸肌纤维，伸展的手臂向对角线略斜几厘米放置，在达到最大拉伸力时保持该体位。练习者再结合脊柱延展的动作直至手臂达到最大延展位。
- 对于脊柱侧凸患者，将躯干上部向背凹侧倾斜，将肋凸下部的髋向足侧拉动。想象用狭窄的前侧（也就是腋下肋骨）做画圈动作以延展脊柱。该练习对平背患者不适用。

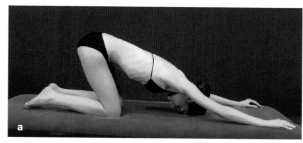
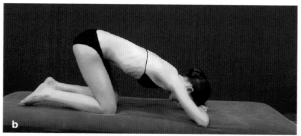

图 9.17　低滑行位：胸椎左侧凸 [W858]
a. 变式 1
b. 变式 2

9.2.6 "浮"肋或"假"肋

注意

运动治疗必须使凹陷的肋骨恢复到原位，这有助于填充和支撑肋凸下的腰部。

治疗师的手指向侧边和斜后方压住练习者肋凸下面的皱褶，直到触碰到肋骨。在那里，手指会提供一些阻力，手指下面的这些肋骨需要与手指对抗，做向外侧和头侧方向的"呼吸"，膈肌同时也要降低。借此两个脊柱弓得以伸展。

9.2.7 腹部肌肉

第一个练习，将 cd 拉长（图 4.6）

- 仰卧位，配合矫正垫。
- 治疗师站在练习者的肋凸一侧，向后固定练习者的髋部（图 9.18a），或用沙袋压住。
- 治疗师用另一只手引导肋凸，轻柔地旋转 – 抬起，方向为向外、向上（横向和向头侧）及向后、向上（向背侧和头侧）（图 9.18b）。
- 练习者尝试在呼吸时旋转，并将凹陷的背部展开，以便给背部肋骨提供归位的空间。腰椎和矫正位的髋部一样保持与地面的接触。

第二个练习，将 cd 拉长（图 4.6）

- 仰卧位，配合矫正垫。
- 治疗师站在凸侧旁，向前抬并同时向内拉练习者的凹面髋部。
- 治疗师的另一只手轻轻地向外、向上（侧面 – 头侧）和向后（背面 – 颅面）按压前肋凸（2个"直角"）。
- 练习者在旋转时吸气，在呼气时尽可能长时间地保持住矫正成果。
- 如果凹侧髋部上方有腰部凸起，治疗师也将其向前、向内拉。

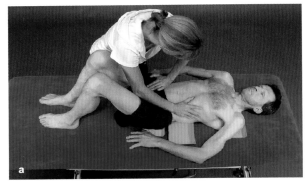
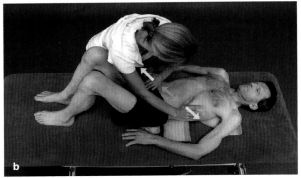
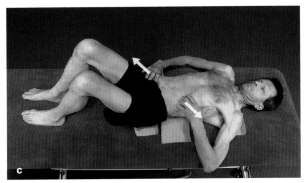

图 9.18 腹部肌群引导（箭头含义详见文前说明）[W858]
a. 起始位
b. 终末位
c. 家庭训练

第三个练习（家庭训练），将 cd 拉长（图 4.6）

- 仰卧位，配合矫正垫（图 9.18c）。
- 练习者用一只手向外（横向）、向后（向背侧）和向下（向尾侧）引导肋凸下方的髋部。
- 练习者用另一只手向外（横向）、向上（向头侧）抬起前肋凸，然后向后（向背侧）柔和、有弹性地引导，同时进行矫正吸气。练习者会感觉到内部斜向的拉力（有必要的话，手指也可以从前面勾住肋弓的下面）。

- 练习者在呼气的过程中放松，以便重复新的矫正吸气练习。
- 作为难度提升，在随后的呼气中保持矫正位置。

第四个练习，缩短 ab（图 4.6）

- 仰卧位，配合矫正垫。
- 自我手法辅助练习。一只手放在悬空肋凸偏移的上外侧。
- 另一只手放置在腰凸侧凸起的髋上，并将其向脐部方向移动，即向前内上方，同时肋凸上的手辅助外侧和后部肋凸向前内上方旋转。
- 这个自我矫正的办法也可以在站立位下完成（图 9.19）。

注意

这个练习只在开始时用手辅助进行，因为上面的手按压并缩小狭窄的前侧，随着练习越来越熟练，双手仅在胸上方向性地滑动。之后，只需要联想就能缩短延伸的对角线了。

第五个练习，解旋 ad（图 4.6）

- 仰卧位，配合矫正垫。
- 治疗师站在练习者的凹面旁，将肋凸下方的臀部向外、向后推离，同时向下拉。练习者也要参与动作。
- 同时，治疗师的另一只手向前、向内、向上移动肋凸的悬空部分。
- 练习者在扭转的时候要注意身体的感觉，并尝试在自己练习的时候再次找到相同的感觉。

9.2.8　腰方肌和更深层的维持姿势的肌肉

首先要在两面镜子之间练习如何进入矫正位，以及如何完成练习。

（1）向下跪。先用肋凸侧的腿。

（2）将腿向外侧伸展，同时将上半身向腿部延伸方向的凹侧倾斜。

（3）练习后，重新收回腿，同时将上半身恢复直立。

（4）站起。凹侧的腿先站起来。

运动治疗必须在采取矫正姿势后重新激活肋凸下方缩短的肌肉组织。

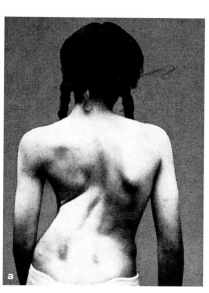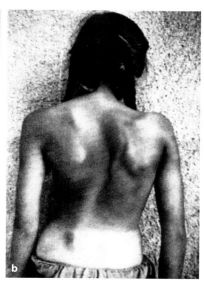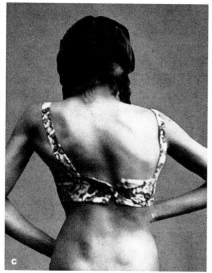

图 9.19　站立位的自我矫正 [M616]

a. 矫正初始时

b. 矫正 8 周后

c. 练习中

三曲型脊柱侧凸的练习：强化腰方肌和深层的维持姿势的肌肉（"肌肉气缸"练习）

- 跪立位或站立位。
- 双手放在髋部。骨盆调整为直立位。上半身向背凹侧倾斜（不要弯曲！）。
- 肋凸下的腿伸直、外旋并向一侧展开。腿和躯干形成一条连续的线。
- 凹陷的髋部向内绷紧（第三骨盆矫正）并向前扭转（第四骨盆矫正），除此之外，肋凸下面舒展开的腿向足侧带动髋部（第五骨盆矫正）。

通过这些骨盆矫正，可以强迫腰方肌产生以下现象。

（1）先前萎缩的腰部肌肉重新开始工作，并变得强壮。

（2）腰椎因为其凹陷区的缓解而得以逐渐向中间移动。

（3）腰椎横突（即腰方肌的附着部位），再次向侧面扭转，在程度较轻的情况下，甚至略微向后。

（4）这些肌肉组织和所有其他肌肉（由于脊柱侧凸扭转而萎缩）被迫支撑着上半身的重量。现在它们变长，且力量增强。

另外还需要上半身最小幅度的摇晃，这种动作是在某种对角线倾斜的情况下进行的，以专门刺激腰部不活跃的肌肉。在任何情况下，最好都是做幅度非常小的动作，而不是看起来很引人注意的错误的大动作。

照镜子时，练习者会立即发现，现在必须进行"肩部反拉"的运动（图9.3a）。不过，上述步骤只是个起始位。现在，结合"旋转－角度"呼吸，同时要有意识地将膈肌下沉。

每个力量练习的最后都要恢复和休息。

注意

四曲型脊柱侧凸患者通过其他方式锻炼这些不活跃的腰部肌肉（矫正腰骶部脊柱弓

的练习详见章节9.8），以便同时矫正骨盆的错误位置，并让不活跃的腰部肌肉工作。

这个练习能很快让整个肋凸以下萎缩的肌肉组织达到良好的平衡。

这种有序的矫正骨盆位可以作为"楔形顶点"多种"直角"呼吸矫正运动的起始位。同时，骨盆下面和上面的躯干部分与之相对运动并结合肩部反拉（图9.3b，9.4a，9.5）。

警告

例外（图9.20）：如果主弯的位置非常低，以至于达到腰椎区域，那么肋凸下面就没有萎缩的肌肉。因此，这些肌肉不需要特别地被强调。这类患者通过用背凹面的手将木杆压向地板，可以较好地扩展凹侧，凹侧的打开可以为矫正肋骨运动创造出空间。

在等长矫正练习中，肌肉需要在一定的长度下施展力量。比如腰方肌在肌肉气缸练习中可能有助于消除肋凸下腰部区域的过度前凸。遗憾的是，这些假设尚不能合理解释矫正效果。但毕竟，没有比事实更好的老师了。

9.3 肋木架训练

肋木架训练主要作用于脊柱的被动运动系统（关节囊－韧带系统），从而为生理性肌肉工作创造前提。肌肉的生理活动只有在相应的被动运动系统被矫正后才会有效率。

警告

脊柱融合、固定术后的患者不应该做任何悬挂练习，以免损害植入物。

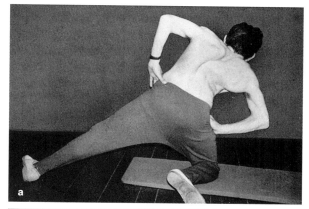

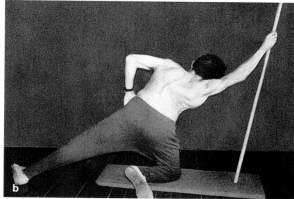

图 9.20　跪立位肌肉气缸练习
a. 无杆式
b. 带杆练习

9.3.1　圣安德鲁十字（图 9.21）

　　过度后凸　双侧交替进行。
　　脊柱侧凸

- 侧面（凹侧）朝向肋木架，站在第 2 或第 3 个肋木上，并用同侧的手抓住头部的肋木。

- 展开"外侧"的手臂和向外扭转腿，同时引导肋凸下的髋部向后和向下，使双臂和双腿形成两个交叉的对角线。并在"旋转－角度"呼吸下保持。

- 当凹侧髋部随着整体向外移动时，该侧的大腿向前和向内收紧（第三和第四骨盆矫正）。不适用于四曲型脊柱侧凸患者。

9.3.2　"弹簧"运动

- 不断交替变换抓握的高度。

- 踩在最下面的肋木上做张开姿势，双手抓住与肩同高的肋木，双臂张开。

图 9.21　圣安德鲁十字（延展悬挂）
[W858]
a. 背面观（箭头含义详见文前说明）
b. 侧面观

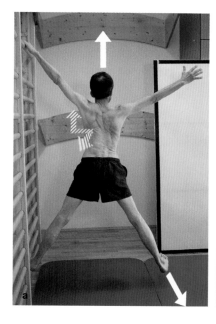
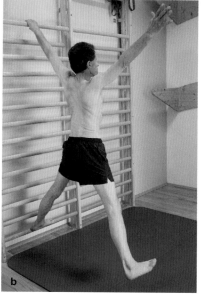

<u>脊柱后凸</u>

- 伸展双腿，伸展双臂，臀部向下、向上（回到起始位）运动。
- 用手抓住低一节的肋木，继续练习，直到臀部逐步接近地面（需要保护垫）。
- 以同样的方式逐步向高处练习。
- 增加难度：在倒数第二节肋木上做同样的练习。

<u>脊柱侧凸</u>　引导肋凸以下的髋部向外、向后、向下，头部在第二弓的延长线方向向上运动时也要保持这个矫正姿势。

建议

四曲型脊柱侧凸伴腰凸患者动作不要太低！保持骨盆直立。

9.3.3 "骑行"

- 并腿站在最低的肋木处，抓住与肩部高度水平的肋木。

- 腿部伸展时骨盆向后移。

<u>脊柱后凸</u>　左右腿交替屈曲做蹬车动作，双膝也需交替伸直。这可以增加骨盆的旋转范围。

<u>脊柱侧凸</u>　伸展一次凹侧的膝盖，肋凸侧的腿部伸展后向同侧髋部方向摆动 3 次、4 次或者 5 次（第三、第四和第五骨盆矫正）。四曲型脊柱侧凸患者不适用。

9.3.4 对角线上躯干紧贴肋木架做画圈运动（图 9.22）

起始位：在第一节肋木上分开腿站立。双手伸展，抓握与肩同高的肋木。

<u>脊柱后凸</u>　患者在直立位，髋部向右靠近侧柱，下蹲，髋部向左靠近侧柱，回到起始位。再在另一方向做前述动作，上半身不可以扭转。

<u>脊柱侧凸</u>　肋凸下的髋在站立位拉向右侧，此时下蹲。侧移到凹侧，同时凹侧肋骨展开，头做同向运动，然后上升回到起始位。

四曲型脊柱侧凸患者不可以如上进行。上半身需要保持直立，即做垂直画圈运动。髋部运动顺序需要注意。

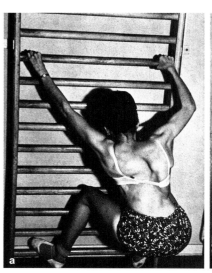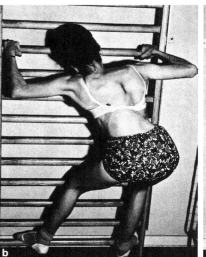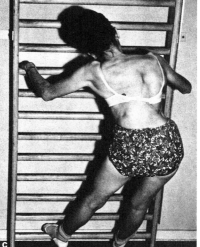

图 9.22　对角线上躯干紧贴肋木架做画圈运动 [W858]

9.3.5　其他肋木架练习（图 9.23，9.24）

- 通过拉动头部，加强背部的伸展且躯体被引导得更靠近肋木架。以同样的方式回到起始位。不要用力呼吸。
- 呼吸：放松姿势下吸气，头部拉动时呼气。矫正前吸气，在髋部拉动时呼气。
- 在抗阻训练中也要进行向下的半圆运动。半圆

运动能使窄的前胸和（或）腋下肋凸处的肋骨扩张，这样就有了胸廓的解旋。

- 头部在旋转状态：向凹侧倾斜，下颌向肋凸处旋转。头部做一个相对向后的半圆运动（图 9.25）。

　　脊柱后凸　双侧交替运动。

　　脊柱侧凸　凹侧朝向肋木架。取跪立位，小腿平行于肋木架，脚趾伸展。凹侧的手臂屈曲成

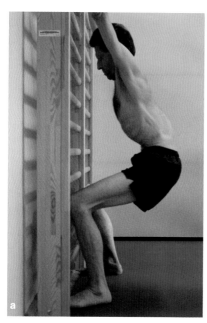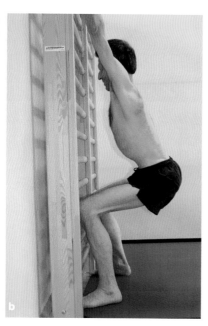

图 9.23　蹲挂 [W858]
a. 起始位
b. 终末位

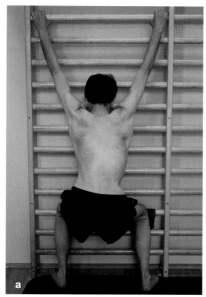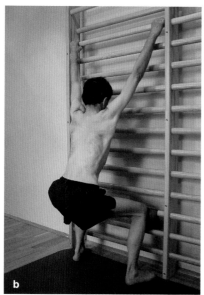

图 9.24　蹲挂：逐渐靠近肋木
a. 背面观
b. 侧面观

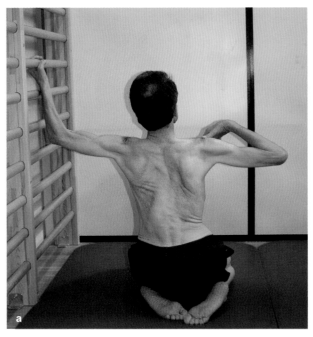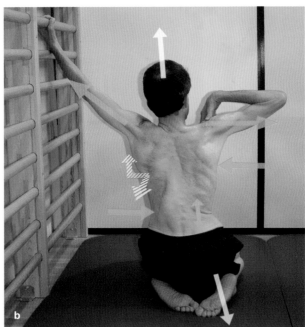

图 9.25   "门把手"练习（斜拉）[W858]

a. 起始位

b. 终末位（箭头含义详见文前说明）

直角，握住相应的肋木。

● 肋木架远侧（肋凸侧）髋部向外、向后并向下移动，直到凹侧的臀部达到肋凸侧的足跟处。

● 凹侧的手臂在运动中与肋木对抗，当向上拉起的时候，外侧髋部将身体拉回到跪姿，与手臂做对抗。

● 头部保持在第二脊柱弯曲的延长线上，下颌向相反方向转动。呼吸运动有两种可能性。

- 在上下活动时，运用"旋转 – 角度"呼吸（章节 4.1.3）。不要塌腰！在呼气时呈跪坐姿。

- 在起始位（跪姿或跪坐姿）使用"旋转 – 角度"呼吸塑形；在对抗时（用力！），保持姿势不变形并呼气（图 9.26 ~ 9.28）。

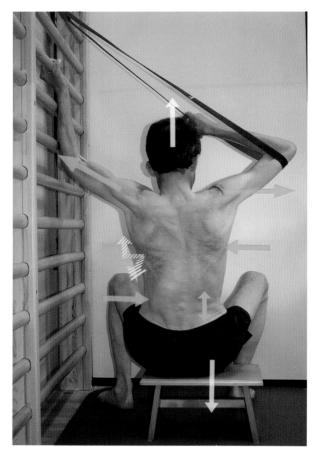

图 9.26   利用弹力带进行肩部反拉；这个练习与"门把手"练习相似，不过患者是坐在矮凳上，而不是跪坐（箭头含义详见文前说明）[W858]

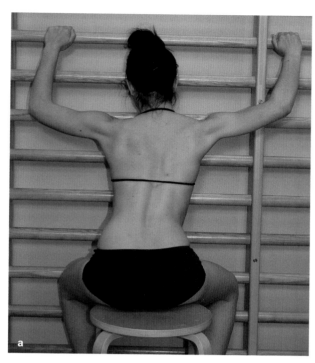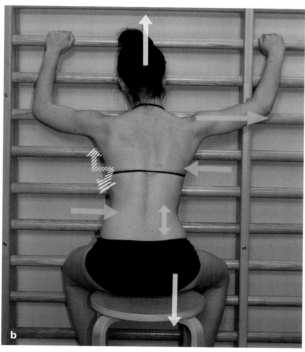

图 9.27 50 次运动 [W858] 将肋凸起点调整至垂直位，类似前文所述的姿势伸展练习。这个练习的目的是重建运动模式，因此每组应当至少练习 50 次，这也是其名称的由来

a. 起始位

b. 终末位（箭头含义详见文前说明）

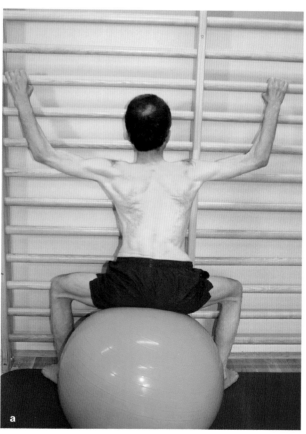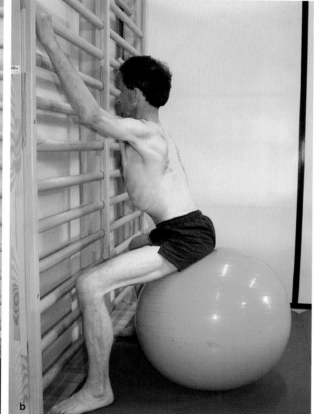

图 9.28 50 次运动（使用瑜伽球）[W858]

a. 背面观

b. 侧面观

9.4 塑形训练

9.4.1 "大拱桥"练习（图9.29）

- 双足稍分开，和肋木架保持一定的距离。
- 面向肋木架，双足平行，双手放在能抓住的最高的肋木上。

　　　　脊柱后凸

- 使骨盆直立，利用"直角"呼吸，吸气时将后凸的腰椎向后、向上，这样可以增大腰椎的曲度。
- 接下来的呼气过程一定要伴随腹肌的强烈收缩，而且要带动肋弓的下部一起"向后、向上呈直角"。
- 头部保持直立（坐姿后凸时不可以做！）。

　　　　脊柱侧凸

- 首先需要调整骨盆的位置。
- 在吸气时，前肋凸从后向外、向上再向后；在呼气时，则要用力收缩。抬头，保持头部直立

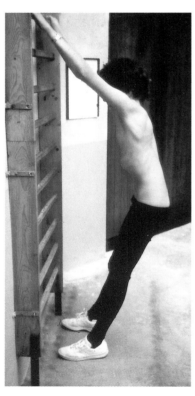

图9.29 "大拱桥"练习 [M616]

并与身体做对抗。
- 手臂要一直保持伸展！

9.4.2 斜拉（图9.25）

　　适合高位脊柱侧凸，不适合四曲型脊柱侧凸。

　　脊柱后凸　双侧交替进行。

　　脊柱侧凸　凹侧靠向肋木架，取跪姿，小腿平行于肋木架，脚趾伸展，凹侧的手臂呈直角屈曲，并握住相应高度的肋木。

- 肋木架远侧（肋凸侧）髋部向外、向后并向下移动，直到凹侧臀部达到肋凸侧的足跟处。
- 凹侧的手臂在运动中与其对抗。当拉起身体的时候，外侧髋对抗手臂，将身体拉回到跪姿。
- 头部保持在第二脊柱弯曲的延长线上，下颌向对侧旋转。
- 有两种呼吸方式。

　　在上下活动时，利用"旋转－角度"呼吸塑形。不要塌腰！在呼气时呈跪姿或跪坐姿。

　　起始位（跪姿或跪坐姿）时利用"旋转－角度"呼吸塑形；抗阻时（用力！）保持姿态不变并呼气。

9.4.3 "身体上提"（图 9.30）

- 在肋木架上呈伸展站姿。
- 握住与肩同宽、同高的肋木。
- 伸展背部的同时，引导骨盆向后。

　　　　脊柱后凸

- 在吸气时进一步延长躯干。
- 呼气时双肘屈曲向外。注意背部的伸展，不要出现颈椎前凸。
- 头部与双手抓握的肋木接触。以相同的方式回到起始位。

　　　脊柱侧凸　　在骨盆矫正规则的基础上，上半身和头部向凹侧倾斜并上升，同时用肋凸下方的髋部对拉，将胸部扁平的一侧向前、向上旋转，保持凹侧扩张。

9.4.4 盘腿坐位的颈部运动

- 盘腿坐，背朝肋木架。
- 两肘微屈，双手宽握，抓住较高的肋木。
- 伸展腰部和颈部的前凸，头部倚靠在一块小木板上。

　　　脊柱后凸

- 在吸气时，双手用力向下拉扯，同时头部向上顶。伸展身体两侧。
- 在呼气时，头部向后推，上背部离开肋木架，并通过间歇的背部肌群收缩来使胸廓挺直。

　　　脊柱侧凸

- 骨盆向肋凸侧转移，如果需要的话，在凹侧髋部下方或者后部加放一个矫正垫。
- 上半身和头部向凹侧方向倾斜。
- 呼吸：肋凸侧向前、向上，凹侧向外、向上（"旋转 – 角度"呼吸），保持这个姿势，并在呼气时通过旋转头部的压力和间歇性的背部张力让胸廓离开肋木架。

　　平背和颈后凸患者禁用。

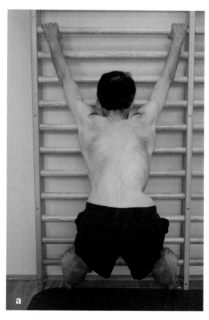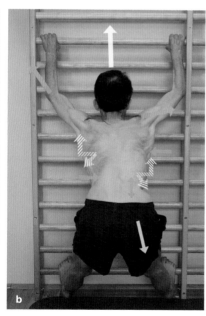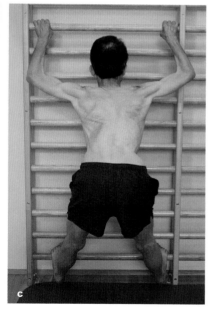

图 9.30 "身体上提" [W858]
a. 起始位
b. 练习中（箭头含义详见文前说明）
c. 终末位：持续保持练习成果姿态

9.4.5 仰卧位张力弯曲

头朝肋木架，屈髋、屈膝，宽握从下方起第2个或更低的肋木或椅子腿。

脊柱后凸

- 吸气时向足侧推动骨盆（腰椎贴地！）。
- 呼气时将头部和肩胛带从地面抬起。将椅子腿"压进地面"。

脊柱侧凸

- 利用矫正垫向凹侧倾斜摆放躯干，准备"旋转－角度"呼吸。
- 在呼气时收紧并保持住所有的矫正姿势。

建议

为了增强练习效果，屈膝、屈髋至胸前，以更好地平衡腰椎前凸。

不适用于坐姿脊柱后凸、腰部过度凸起或平背的患者。

9.4.6 转坐（图9.31）

不适用于四曲型脊柱侧凸。

脊柱后凸　双侧交替进行。

脊柱侧凸　坐在椅子上，肋凸侧的腿向后伸并外旋。上半身因腿向后延伸而向前倾斜。位于前侧的小腿垂直于地面。

（1）椅背（译者注：如果没有椅背，可利用肋木架）向前。前臂旋前位抓握椅背，双肘尽量向外上方倾斜。头部从肩胛带的位置上提。

（2）或是肋凸侧朝向椅背。然后将髋部紧贴在椅背上，骨盆保持在解旋位。同侧的手放在椅背上。通过手臂实现肩部反拉。

（3）或者用两根训练杆，通过将杆向地面按压，利用对抗力将上半身从骨盆中抬起。

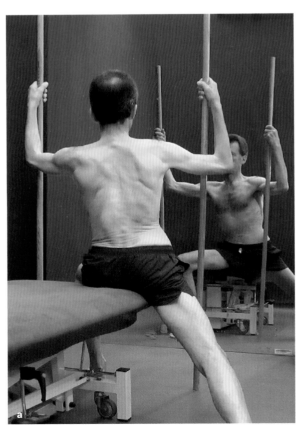
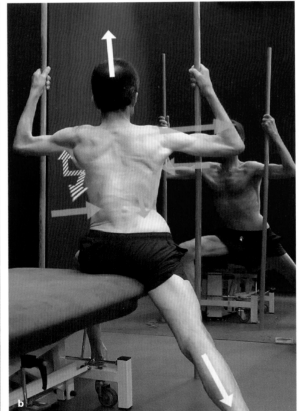

图9.31 转坐 [W858]
a. 起始位
b. 终末位（箭头含义详见文前说明）

呼吸

- 假肋（第 11 和第 12 肋）侧向上 + 膈肌下沉。
- 假肋向后、向上 + 膈肌下沉。
- 凹侧向外、向上 + 膈肌下沉。
- 凹侧向后、向上 + 膈肌下沉。
- 狭窄的前侧向前、向上 + 膈肌下沉。
- 腋下肋骨向前、向上 + 膈肌下沉。
- 颈部向后、向上 + 膈肌下沉。

　　如果可以达到可能的最大高度，在呼气过程中就会形成坚固的肌肉张力，通过它们可以防止躯体姿势蜷缩，也可以进行头部的张力弯曲。

9.4.7　利用台面与助手侧向"漂浮"

- 侧卧在桌面（床面）上，下肢至骨盆保持与桌面（床面）接触（图 9.7a）。
- 足部并拢并固定于桌面（床面）上。

　　脊柱后凸

- 练习者双手交叉置于颈后，肘部向后。努力尝试在悬空的情况下将上半身保持中立位伸展。
- 治疗者给予向足侧的拉力，练习者需要自行调整矫正：骨盆处于中立位，挺胸，头颈向后。
- 呼气时，治疗者停止牵拉，下一次吸气时继续给予向足侧的拉力，协助练习者进行变"长"训练。
- 另一侧的练习方法相同。

　　脊柱侧凸　凹侧向下。确保肋凸上方的肩部在后方，该侧胸廓进行向前呼吸且保持收紧状态。

建议

> 　　变形：第二位治疗者运用手法协助患者解旋吸气，并在练习者呼气时固定该解旋姿态。

9.4.8　"弹簧"训练及治疗师的辅助手法

- 跪立位，大腿倾斜。

- 双臂伸展伴上半身"低滑行位"（章节 9.2.5）。双臂距离略大于肩宽。锁骨朝向地面。

建议

> 　　这种起始位也可以作为两个训练之间的休息恢复，这样也顺应了矫形训练的意义，仅通过这个休息位，利用肋凸的重量就可以将上半身向前推动。这创造了肋凸顶点的收缩。如果有下背部过度前凸的风险，则稍稍后移骨盆，使大腿与地面之间形成锐角。

　　脊柱后凸

- 胸骨或狭窄的前侧向地面的方向做螺旋状的画圈运动，借此增强聚拢感。
- 治疗师用小腿固定练习者的骨盆，同时通过向头侧的推力将患者的上半身从骨盆中抬出。治疗师将手放置在背部凸起的下方（图 9.32）。
- 治疗师将拇指放在患者腰椎横突的左右两侧，用轻回弹的方式将每个椎体向前、向上推。此手法不适用于平背患者。
- 在达到最好的矫正秩序后（这是所有软组织综合作用的结果，包括通过有意识的膈肌下沉、运用枕后推力），最终出现了强大的"12张力"。练习者在呼气阶段用双手用力按压地面，使脊柱保持直线状态，并将头颈也保持在同一直线上。这就形成了有利的肌肉张力，有助于保持矫形练习的成果。
- 吸气时伸展、扭转上半身。呼气时，双手推离地面，且手臂伸直，将上半身水平抬起。治疗师将患者的脚固定好，或将下肢放在一件家具下面来固定。

　　脊柱侧凸

- 矫正垫。上半身向凹侧倾斜，对肋凸下的髋部施加推力。头部保持旋转姿势。
- 前侧狭窄部分进行单侧弹簧形画圈运动。
- 在肋凸顶端感受由此产生的收紧感。感受它是如何变平的，而不是被向后拉。

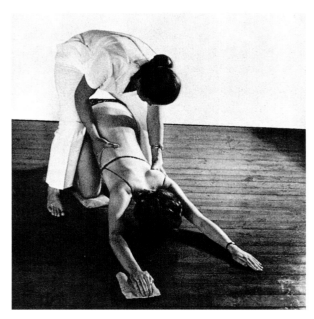

图 9.32   脊柱侧凸"弹簧"训练的辅助手法 [M616]

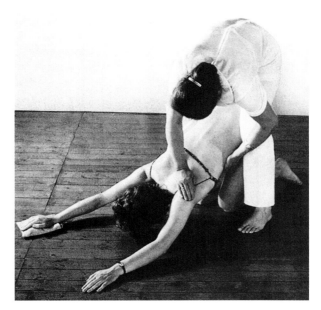

图 9.33   脊柱侧凸"弹簧"训练的反转的辅助手法 [M616]

建议

　　治疗师的不同辅助手法

　　（1）拇指分别放在椎体的左右两侧，从下至上一节一节地向地面或者头侧方向推动横突。

　　（2）反转。肋凸向前、向上，凹侧向外、向上、向后。

　　（3）反转。凹侧向外、向上、向后，凹侧肩部以上的部分向前（图 9.33）。

　　（4）用拇指选择性地旋转按压，拇指放在想要向前旋转的肋骨上。另一只手压住拇指，在扭转方向上给一点辅助震动。

9.4.9　在两根杆子之间的盘腿位向高处延展

- 坐直，最好是在镜子前。
- 在髋左右两侧的地面上竖起两根长杆。
- 双手与头同高握杆，双侧肘部向外（图 9.15，9.34）。

　　脊柱后凸

- 脊柱以微小的横向摇摆运动向高处舒展。头部也向上拉，"拧入高处"。上半身从骨盆中抬出，保持坐姿。

- 当达到最高点时，身体紧缩的部分以"直角"的模式伴随膈肌下沉进行扩张呼吸：腰向后、向上，两侧接连向外、向上。
- 在呼气时，保持矫正姿态成果，并在下一次吸气时进一步优化。
- 在练习完成之前，两根杆子需要持续紧紧地压住地面，且持续收紧肌肉。

警告

　　保持肩部展开并向下，且将头部和颈部向后拉，因为只有当前身体达到最佳矫形姿态时才可以进行张力练习！

　　脊柱侧凸

- 身体重量靠凹侧的髋部来支撑，骨盆和肩部解旋。
- 始终以"旋转 – 角度"呼吸的方式进行向高处的延展。确保肋凸下的薄弱肌肉在工作。注意头部姿态！
- 在整体肌群收紧之前，凹侧就应该在远超出其下方髋部的位置上向后转。
- 呼气时可施加收缩张力，直到骨盆被抬起（图9.34）。

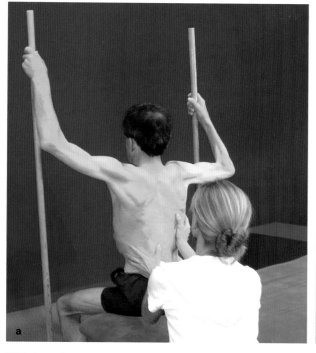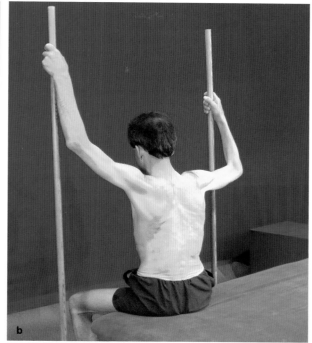

图 9.34　在两根杆之间向高处延展 [W858]
a. 治疗师利用手来协助姿态矫正
b. 自我矫正

9.5　伸展力量训练

9.5.1　盘腿坐位下的尾骨坐及坐骨坐结合两根训练杆训练

起始位同上。

脊柱后凸

● 通过两根杆子施加强大的压力来抬起骨盆。骨盆悬浮时，围绕其额状轴旋转，并重新归位。

● 练习者一次"圆腰骶"式回到尾骨坐，一次"腰骶凹"式回到坐骨坐。

● 同时要注意背部感觉的变化，注意必须反向思考，因为站立时应该抬高骨盆的前端，方可把骨盆带到水平位置，而现在（坐位时）应该降低骨盆前端以达到同样的效果。

脊柱侧凸

● 在骨盆旋转练习中，骨盆必须同时围绕其纵轴扭转，即将肋凸下部的髋部向后扭转并保持住。尽管如此，身体的重量必须靠凹侧臀部来支撑！

练习者会感觉到肋凸下菱缩的腰部肌肉正在工作！

9.5.2　侧卧位的骨盆抬升

不适用于四曲型脊柱侧凸！

侧卧位，前臂横放，上臂与之垂直。髋部区域用圆垫支垫。腿部伸展（图 9.8）。

脊柱后凸

● 吸气时整个身体伸展，头部也随之被拉动。

● 在呼气时，从支撑垫上抬起骨盆，弹簧式向上活动，再慢慢放下。

● 完成 3 次之后换另一边。

脊柱侧凸

● 凹侧在下。吸气时将凹侧从骨盆内抬出、扭转、扩张并保持变长的状态。

● 髋部上部向后旋转且胸部向前收紧。

9.5.3   利用绳带做俯卧位的等长抗阻训练

- 如果没有肋木架的话，可以将绳带固定住，或将其穿过一块木头，然后将木头放在门后（作为一个卡扣，木杆则顶着门）（图9.35）。
- 脚靠墙（译者注：在没有肋木的情况下脚靠门），髋部下方垫一个滚轴。
- 将宽皮带固定于髋部，在宽皮带后侧中间系一根绳带，将绳带固定在肋木架上、门把手上或者钩子上都可以。
- 两根木杆一左一右顶着墙，上半身感受到被顶开、从骨盆中被拉出的感觉。
- 木杆必须与墙壁呈直角，这样才不会滑脱。患者应该抓住木杆的最上端，以便获得最好的杠杆效果。

脊柱后凸

- 脊柱在吸气时做小幅度的双侧摆动并延展。
- 锁骨压在地板上，足跟用力推，防止腰部凹陷。
- 头部上抬。

- 在吐气时将两根木杆用力推向墙。

脊柱侧凸

- 应用矫正垫。背侧的绳带稍微移向肋凸，这样髋部就会被拉下来（拉伸紧张的腰部肌群）。
- 上半身倾斜，双腿微倾向凹侧放置。
- 在吸气的时候做旋转呼吸。
- 呼气的时候将木杆推向墙壁，且保持肩部向下，呼气也应使肋凸变平（头部肌肉收缩屈曲）。
- 骨盆正直，并且左侧或者右侧髋部向外移出时，在这一侧的臀纹处系一根绳带。这同样适用于带有腰骶部脊柱弓（四曲型脊柱侧凸）的患者，其胸凸侧的髋部是移出的。

建议

　　对于低位脊柱后凸（译者注：坐位时腰段后凸）和腰凸严重的患者，在骨盆两侧各用一条绳带拉扯，以防腰椎后凸出现。

　　腰椎旋转滑移的患者在练习时不用绳带。

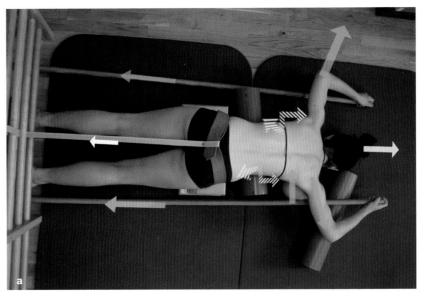
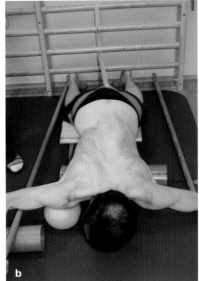

图9.35   利用绳带和两根木杆做俯卧位矫正 [W858]

a. 背侧观（箭头含义详见文前说明）

b. 头侧观

9.5.4　利用绳带做仰卧位的等长抗阻训练

- 将绳带固定在低处的肋木上。
- 两根木杆以直角压在墙上，上半身感觉从骨盆中被拉出，肩部保持展开。
- 握住木杆的上端，并将它们靠在略微弯曲的手肘上。
- 双腿屈曲（图 9.36）。

　　脊柱后凸

- 腰部和颈椎紧贴地面，将头部从肩胛带位置上提，同时脊柱被拉伸、舒张。
- 呼气时将木杆推向墙壁，头部与地面对抗，背部间歇性收缩，以便与地面分离。

- 骨盆向下固定，腰部伸展。

　　脊柱侧凸　　应用矫正垫。

- 对于骨盆的旋转，将凸侧屈曲的膝关节向地面引导（四曲型脊柱侧凸不适用！）。
- 在做"旋转 – 角度"呼吸的吸气时，所有凹陷部分躯体（包括颈部）都要向地面移动。绳带稍向肋凸侧移动一点，将肋凸下的髋部向足侧移动，并拉伸该区域狭窄的肌肉部分，使空气可以涌入。
- 在呼气阶段，将肋凸侧的手肘与地面对抗。这样会使肋凸向前翘起，凹侧必须保持在扩张的状态。

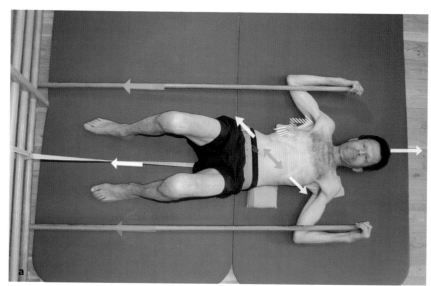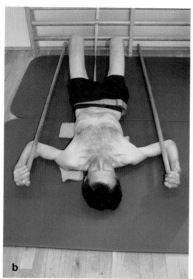

图 9.36　利用绳带和两根木杆做仰卧位矫正运动 [W858]
a. 俯视图（箭头含义详见文前说明）
b. 头侧观

9.5.5 利用绳带做侧卧位抗阻运动

- 将绳带固定在低处的肋木上，放置矫正垫（图 9.37）。
- 下侧的腿屈曲，上侧的腿略微外展、外旋。
- 下侧的手臂伸直，头枕在手臂上，上身略向前躺。
- 上方的手臂呈直角握住木杆，将木杆顶在墙上。
- 木杆的位置应贴放在上侧髋部的前方，并通过髋部与木杆的抗阻使其向后转。

    脊柱后凸   以上动作每侧做 3 次。

    脊柱侧凸   （图 9.38，9.39）

- 放好矫正垫，凹侧向下，通过手臂向上伸展拉长凹侧，使其向地面靠近。
- 做轻微的脊柱舒展运动，头部上拉，同时用上侧的手将训练杆向墙推压。此时凹侧向后、向上，狭窄的胸部向前、向上呼吸。通过推杆产生的阻力将上侧的肩部与髋部统一向后调整。

- 呼气时，利用等长收缩加强固定矫正位置。
- 对于四曲型脊柱侧凸患者，将绳带放在中间，上侧的腿放在肋木上（图 9.37c）。

9.5.6 四点支撑位的低位滑行

取四点支撑位，脚朝向肋木架，将结实的绳带绕过髋部，手臂分开宽于肩，向前伸展放置。上半身向地面倾斜，头部保持在同一力线上。

    脊柱后凸

- 双手向前拉，这样可使两边都伸展开。绳带可防止骨盆向前滑动。
- 在上半身做小的蛇形运动的时候，大腿保持倾斜角度。
- 呼吸：吸气时同时伸展两侧，呼气时胸廓向地面移动，并尽可能长时间地保持。如果是平背患者，则做直线练习。

    脊柱侧凸

- 将绳带放置在肋凸处的臀部（为了扩张楔形顶点），上身向凹侧斜拉。在肋凸侧的膝盖和手

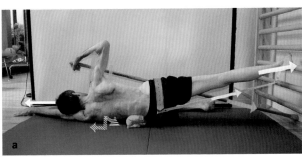
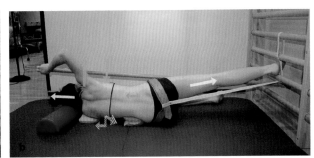
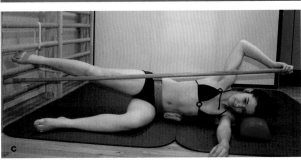
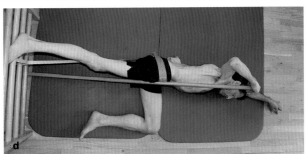

图 9.37 利用绳带和木杆做侧卧位矫正运动（箭头含义详见文前说明）[W858]

  a. 背面观：变式 1

  b. 背面观：变式 2

  c. 前面观：变式 1

  d. 侧面观：变式 2

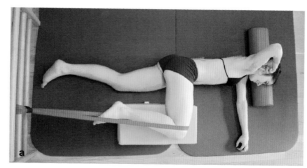

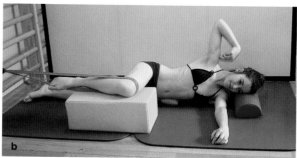

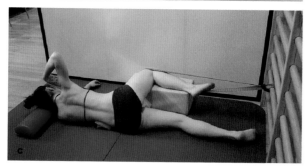

图 9.38　在侧卧位矫正姿势下的腰大肌运动 [W858]
a. 侧面观
b. 前面观
c. 背面观

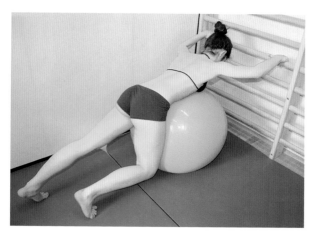

图 9.39　变式：使用瑜伽球练习腰大肌 [W858]

腕处放置矫正垫（骨盆和肩胛带反旋转！）。如果是四曲型脊柱侧凸，则在骨盆中间放置绳带。

- 呼吸：当拉向凹侧的时候，向外、向上和向后呼吸。对于四曲型脊柱侧凸患者，只在腰凸上方向前、向上保持呼吸收紧。呼气时保持矫正成果姿态。将狭窄的胸侧向前、向上（悬挂的肋凸收紧！）。在下一次呼气时也要保持该姿态，甚至加强。当身体处于被矫正状态时，深呼吸几次。

9.6　颈部训练

- 脊柱侧凸患者可以在左侧或右侧进行，但是身体必须从底部到肩部保持矫正姿态。
- 起始位最好是面对镜子坐在椅子上或者盘腿坐骨坐（坐在地板上）。正确的头部姿态训练可以激活颈部的韧带（图 9.40）。

警告

> 颈椎后凸或者颈椎倾斜的患者务必小心！需要将头部调整至中间位置并推高。

9.6.1　感受习得：正确和不正确的头部姿势

- 下颌进行水平前推和回拉，练习者观察颈部和胸部的轮廓，这可快速地松解颈椎。
- 呼吸：在吸气的时候收下颌，颈部向后、向上引导；在呼气的时候下颌重新向前伸（图 9.41）。

9.6.2　头部侧向倾斜（图 9.42）

- 吸气的时候向上伸展头部，伸展脊柱，直至腰椎弓都要保持和感受到这样的张力。
- 在呼气的时候，头部向肩部倾斜，不要转动。此刻应感受对侧颈部是如何伸展的。
- 在下一次吸气的时候重新垂直向上拉起头部，并在下次呼气时向另一个方向倾斜。
- 某一侧受限的话，则向该侧多做几次，例如左

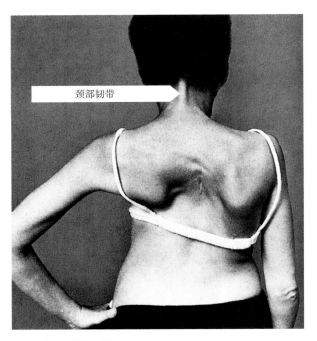

图 9.40　颈部韧带 [M616]

侧做 5 次，右侧做 3 次。如果是斜颈，那么只练习单侧。

● 注意保持肩部水平！千万不要一高一低。

9.6.3　头部斜向活动

● 首先一边吸气一边通过枕后推力来达到最大限度的脊柱伸展。

● 呼气时，颈部伸展，引导头部斜向后方。

● 肩部不能跟着旋转，可以用手稳定肩部，上半身要保持直立。

● 头部斜向后倾必须与平坦胸侧的向上、向前呼吸一起进行。

　　平背患者则只将头部移动到中间位置。

运用头部

● 吸气的时候运用枕后推力，在呼气的时候下颌越过肩部向侧方旋转，肩胛带和躯干不要随之旋转。

● 在呼气时下颌需要越过肩部旋转 4 次（译者注：在达到越过肩部的角度继续做 4 次小幅度的弹性旋转），在吸气阶段拉着头部垂直向上。在接下来的呼气过程中，下颌再向另一侧

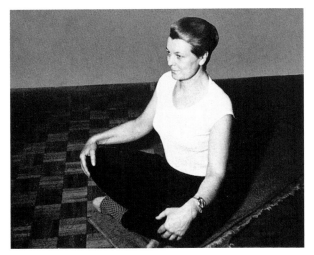

图 9.41　颈部练习：起始位 [M616]

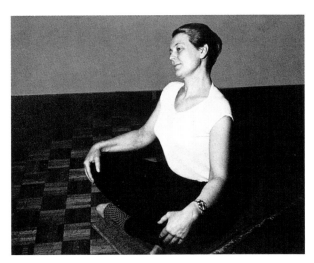

图 9.42　头部侧向倾斜以伸展缩短的斜角肌（章节 4.3.7）：终末位。这个练习也可以通过将头部向斜后方倾斜实现（章节 9.6.3）[M616]

肩部旋转 4 次。

● 转头后，需要再加一个头部张力弯曲，努力将枕后部压在一个假想的或者一面真实的墙壁上（旋转头部张力弯曲练习，以巩固练习效果）。

　　平背者不适用。

9.6.4　侧向的头部张力弯曲："扇形"训练

　　目的是训练凹侧萎缩或过度拉长的斜方肌。针对头部错误姿势的练习常指头部向肋凸侧倾斜。

● 位置：在凹侧，利用滚轴和矫正垫来练习（图9.43）。下侧的腿屈曲，膝关节向高处。上侧

的腿伸直且略微外旋、向后。下侧的手臂水平向前放置。头部越过凹侧肩部并放置于地面上。如果做不到的话，就在头部下方放一个小枕头。

- 吸气时，只有凹侧扩张并且向后旋转。
- 呼气时，头部侧压在支撑物上，手指分开，手掌按压地面，使得凹侧的肩部离开地面。此时凹侧的斜方肌做功，呈现类似扇子的外观，这也是这个练习名称的由来。斜方肌被激活，最终发展成一个明显的肌肉板，其有助于凹陷处的填充。

9.7　利用阻力带的训练

9.7.1　简介

阻力带训练是由物理治疗师 Deuser（译者注：Erich Deuser，世界著名运动物理治疗师，曾任德国国家足球队物理治疗师，1952—1976 年跟随多支队伍参加奥运会）发明的，在体育用品届，阻力带被称为 Deuserband®（Deuser 阻力带），作为辅助施罗特三维矫形体操的重要工具，用于治疗体态问题、脊柱后凸和脊柱侧凸。

建议

练习者可以使用一根或者多根阻力带完成训练，条件有限的话也可以使用皮带，这样的话练习都将转换为抗阻等长训练。最好是准备两根阻力带。

注意

塑形练习在吸气阶段进行，而力量训练总是在呼气阶段进行。

以下为适用原则。

- 训练不能急于求成，这样才可以保证练习动作正确。最好是对着镜子练习。
- 在每个训练之间应该安排休息，在此期间可以利用矫正垫，采取仰卧位、俯卧位或者侧卧位，边休息边进行脊柱变长的舒展。
- 如果患者患有姿势不良，或患有舒尔曼病，则左右两侧都需要进行同样的训练，或者练习正中位的矫形训练。而有脊柱侧凸的患者则参照后文给出的指导。
- 可将两个固定在木板上的矫正垫当作一个小的辅助工具，它可以被挂在任意一节肋木上。在做骨盆旋转练习时，例如蹲坐姿时，肋凸侧的膝盖顶在这个矫正垫上，另一侧膝盖直接接触肋木。

建议

最好是在肋木架后面装一面镜子，这样可以在练习时对自己进行仔细观察。在练习过程中还可闭上双眼，进一步感受矫形训练的成果。

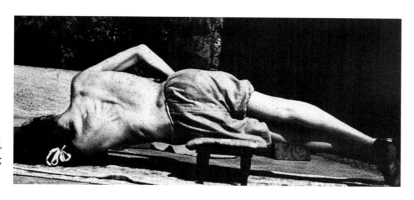

图 9.43　"扇形"训练：左侧的斜方肌看上去像把扇子，这也是这个训练名称的由来 [M616]

9.7.2 "地铁吊环"训练

面朝肋木架。双脚平行，两腿微微张开。将矫正垫挂在肋凸侧膝盖正对的肋木架上（图9.44）。

- 双手抓住左右两侧的环带。膝盖屈曲。整个身体的重心向下拉并拉长身体两侧肌肉。
- 为了放松，可以将肘部弯曲，窄胸侧朝向肋木架，将臀部下沉4次。平背患者保持中立位！

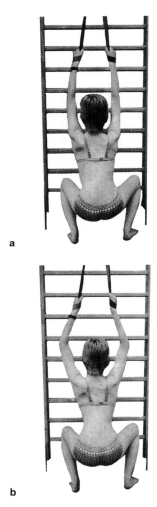

图9.44 "地铁吊环"训练 [M616]
a. 起始位
b. 终末位

9.8 针对腰骶部脊柱弓和骨盆位置错误的矫正训练

以下的描述均基于给出的参考图，为了简单起见，用"右侧"或"左侧"来描述。

（1）起始位。双腿微张，站在两面镜子之间，左侧的大腿向外转。右手给同侧大腿外侧（股骨大转子）施加强力，骨盆被向内推（超过重心）。左手按压左腰凸，使之向前、向上、向内扭转（图9.45）。横向的等长阻力（将桌子或髋木放置于左侧大腿外侧）训练和对腰椎的手动反拉训练，可以达到相同的目的（图9.46）。笔者在治疗时使用挂在肋木架上的髋木（图9.47～9.49），也是将其作为髋部向外运动的阻力。患者可根据肋木架后面的镜子里的镜像进行矫正，并运用等长收缩的肌肉来维持和加强矫正姿势。

（2）保持上述起始姿势。现在引导呼吸如下：右侧自由肋向外、向上，同时有意识地降低右侧膈肌，并想象右腰变得宽阔（图9.50）。

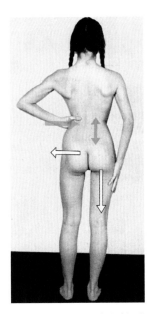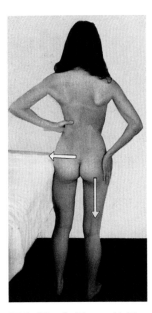

图9.45 运用手法辅助的训练：骨盆与腰部的对向运动（箭头含义详见文前说明）[M616]

图9.46 如图9.45执行，但是加入等长抗阻，左侧大腿外侧与桌子对抗，以增强骨盆矫正效果，同时实现对骨盆倾斜的调整（箭头含义详见文前说明）[M616]

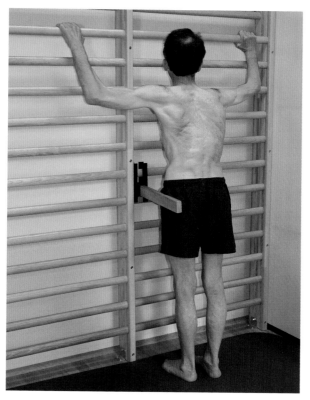

图 9.47　借助髋木的骨盆矫正 [W858]

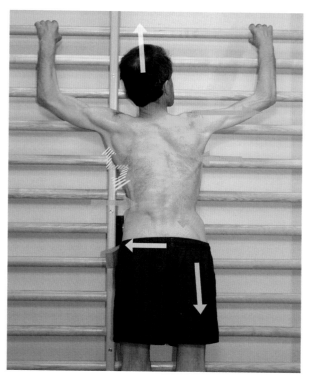

图 9.49　骨盆矫正：终末位 [W858]

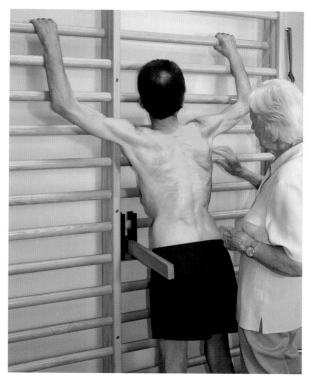

图 9.48　治疗师辅助的骨盆矫正 [W858]

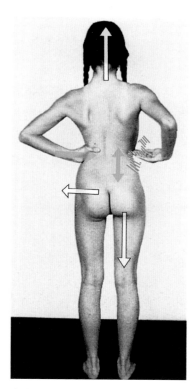

图 9.50　"直角"呼吸训练，右侧自由肋借助手的指引
（箭头含义详见文前说明）[M616]

（3）其对向运动是向内收紧右侧髋部。矫正完成之后，在呼气阶段收缩整个骨盆-腰部区域。手法辅助两个下部的脊柱弓相对运动：右手手指放在腰椎弓的棘突上，左手手指放在腰骶弓的棘突上。在右手向右拉腰椎弓的同时，左手向左拉，注意在同一平面上进行。然后双手加上一个"头向"的动作，后者可引导躯干伸展，然后使之主动地继续向上，最终运用"枕后推力"加强。患者按照这些方向联想，并注意镜像的变化。在手法辅助向上练习时，必须下沉膈肌。

这种手法引导有助于更好地练习、理解必要的对向运动（图 9.50）。

建议

这样精细的练习首先要在两面镜子之间进行。然后患者必须将他所见与所感协调起来，以此获得相应肌肉和关节的感觉。

在矫正的最后呼气阶段，骨盆和腰部肌肉再次出现强烈的肌肉张力，同时腿部也需要产生等长张力，就好像是双脚（特别是右脚）可以压进地板。这种腿部张力应该出现在所有直立位上的每个练习之后。

（4）尤其重要的是，要去加强不活跃的侧面的腰部肌肉组织。为了防止腰椎弓被拉向错误的方向，患者用手将他的腰部凸起向上和向内解旋。将右腿放置在相当高的位置上，例如站立位时放在椅背上或相应的肋木上，以便对腰骶部脊柱弓施加推力（图 9.51）。跪立位时，右腿放在脚凳上。理想情况下，上半身与伸展的腿保持在一条直线上。腰椎解旋的同时会更多地向中心移动（图 9.52，9.53）。

（5）无论如何，上半身都不可以挂在髋部上。相反，它应依靠现在变长和发力的薄弱的腰部肌肉组织来支撑。患者必须尝试将上半身沿对角线最大限度地向前倾，以便进一步刺激更靠背侧的腰部肌肉，直到其被迫产生全部的力量。

当手法解旋腰凸时，可将这一侧的大腿外

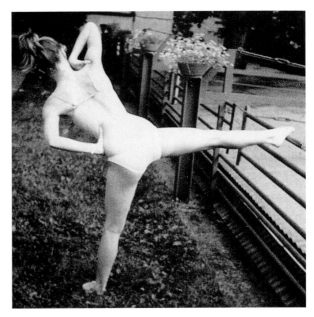

图 9.51 站立位"肌肉气缸"练习：右侧腿向侧方置于与髋部等高处，以使右侧髋部不向外移动，反而向内移动。上半身的重量由凹侧萎缩的腰部肌肉承担，以此加强它们。通过自我手法指引，辅助相应节段的解旋与呼吸 [M616]

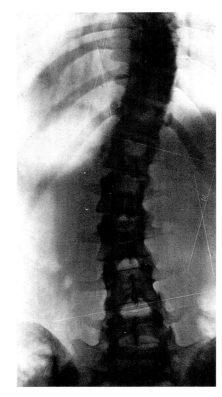

图 9.52 21 岁女性患者，轻度特发性脊柱侧凸的 X 线影像。腰椎棘突序列指向右，弓的内侧 [M616]

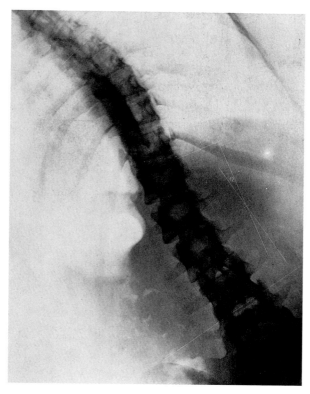

图 9.53　经过用以强化腰椎右侧虚弱的肌肉的施罗特疗法训练，右侧浮肋抬升，腰线处凹陷扩张（训练情况参见图 9.51）。腰椎棘突形成较居中的连线，即实现了反旋 [M616]

旋，以便将向前、向下的骨盆（即骨盆扭转）再次抬升，创造腰凸的对向运动，用以进一步解旋。骨盆解旋的意义是将向腹侧、足侧移动的骨盆进行矫正，并将矫正后的骨盆作为腰凸的反向运动去进一步解旋。

　　矫正结束时，通过单脚踩压支撑垫创造右腿向上直到腰部的强大的张力（图 9.51）。

　　当不再用上肢支持时（无论左右），会进一步创造出更强的不稳定性。进一步进阶练习：将

伸展的腿也抬起来，患者基本上只靠凹侧的腿保持平衡。

　　变式：上半身做最小幅度的往返运动（0.5 cm!），向斜前方，然后原路返回，这会在肋凸下形成进一步的强化效果。

　　（6）在侧卧位加强薄弱侧的腰部肌肉组织（"肌肉气缸"练习）。应置高右腿。脚踝上的沙袋可以提升腰部肌肉组织的工作效率。

　　a. 患者取左侧卧位。在腰凸下放 2 个或 3 个矫正垫。将腰凸放置在矫正垫上之前，首先向前扭转，这样可被动拉直腰椎弓。将左腿屈曲 90°，右侧腿在高处（肋木、脚凳）上伸展。这个姿势结构可调整髋外侧偏移成为直线，使腰部区域正常化，胸部凹陷拓宽，胸椎向左下沉。

　　b. 呼吸现在以"直角"的形式发生在髋部上方的右侧。患者必须有意识地感觉那里发生的变化。通过有意识地、相对地降低膈肌，并结合联想来扩大这个腰部区域，从而"填满"这个薄弱处。

　　c. 在随后的呼气时，将上侧的腿抬起 1～2 cm，以对这些薄弱的肌肉进行强化刺激。可以在呼气时让大腿与其下的支撑物体对抗。大腿也可以向侧面外展，或者从下向上推肋木。

　　d. 俯卧位时借助皮带和绳带来抬高骨盆。外展并外旋左腿，将髋部矫正垫放在右侧。右肘关节和左肋下方放矫正垫。绳带的牵拉应该直接位于中间——臀部之间。通过两根木杆对墙施加的压力使上半身笔直地朝着头部的方向从骨盆中抬出。呼吸和平时一样，即右侧浮肋以及凹侧向外侧和头侧以及向背侧和后侧，想像膈顶下沉。

图 9.54 展示的是一位 24 岁患有胸椎 71°、腰椎 58°、腰骶部 22° 特发性脊柱侧凸的女性。

注意

在俯卧位、仰卧位、滑行位支撑和坐位的起始姿势下，将腰凸侧的腿外展并外旋。整个骨盆在下（底）部的部分在冠状面上朝着凹侧（腰凸侧）移动。腿放得越高，腰凸的压缩程度就越大。手法解旋腰凸时，同侧髋可以作为解旋的对向运动，在仰卧位时稍向后对着地面做弹簧式抗阻或持续抗阻运动。在正常仰卧位时，由于腿部屈曲，就不必在骨盆下放支撑垫了。

e."腰凸侧腿"外展必须在俯卧位时进行，注意保持骨盆的水平位置。如果有必要的话，可以在肋凸侧的髋部前放置矫正垫做补偿。为了保持骨盆位于水平位置，在坐位时，可在肋凸侧的臀部下放一个矫正垫（图 9.55）。

f. 单单外展左腿没有效果。这条腿必须通过额外的外旋来一起拉动骨盆、骶骨和下腰椎段。在这个有利的起始位上，采取"直角"呼吸，可解旋脊柱和躯干较高的部分，并将它们拉向中间。最终，全方位的肌肉张力稳定了已经取得的成果。

建议

运用一些想象力，这种腿部姿势也可以运用在例如跪立位或挂在肋木架上时进行的相应的姿势练习中。

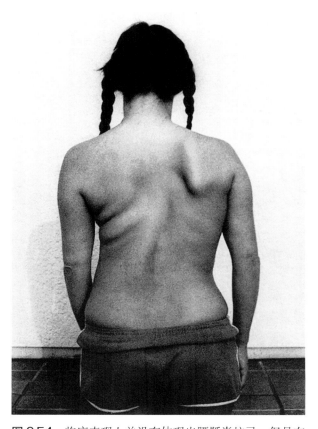

图 9.54 临床表现上并没有体现出腰骶脊柱弓，但是在练习中出现了右侧髋向右移出的现象。这是一个第四弯弓的表现。腰骶脊柱弓在这名女性患者身上起于 L4，为 22° [M616]

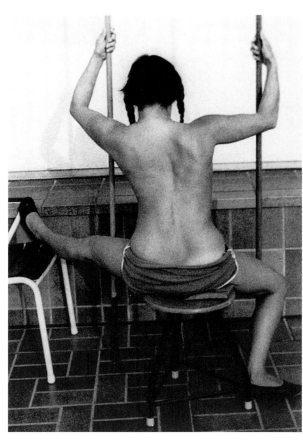

图 9.55 由于腰骶弓向右偏移，故将左侧腿水平放置并外展伸开。通过向外（左）的有力推动，骨盆将从右向左移动，以带动最底部的脊柱弓回到中线。木杆的压力创造理想的脊柱及双侧躯干的伸展，更有效地填充了身体凹陷处。左侧腰凸之上的躯干被撬起，有效减轻了肋凸下的弱侧。那里萎缩的肌肉被激活并承担了支撑作用，进一步抵消了加重脊柱侧凸的力量 [M616]

图 9.56 是一位女性患者 X 线影像的对比图。

图 9.57 是一位 37 岁患有四曲型脊柱侧凸女性的 X 线影像对比图。

对比照片论证训练理论的原则是正确的（图 9.58 ~ 9.60 ）。

9.9 足部和腿部训练：加强根基的稳定性

虽然在很多情况下很难对足部结构进行矫正，但是可以摆脱由足弓下陷（足内翻、扁平足、横弓塌陷）导致的症状。在日常生活中，应该尽量注意双脚平行站立，因为在站立和行走时，如果足尖过度向外的话，容易导致纵弓下陷，从而引起疲劳和疼痛。

足弓强化训练（针对足内翻、扁平足、横弓塌陷，图 9.61 ）

患者双脚分开与髋同宽，平行站立。双脚的内侧和外侧同时弓起，并按以下方式进行张力提升。

- 当脚趾压在地面上时，足底做"抓紧"动作，也就是通过强烈的、一次次有规律性的间歇性张力聚拢抬升脚掌。这些收缩练习可以与或短或长的呼吸练习相结合。
- 取坐位，练习足跟内收。先抬起足跟，随后稍稍向内，然后再次放到地上，保持脚趾与地面接触且张开。通过经常练习这个动作，足背会因此而变高，直到矫正成功。
- 在此矫正姿势中，整个脚（所有的脚趾和足跟）与地面做等长收缩对抗。整个脚部的张力可以对纵弓、横弓以及小腿肌群产生影响。
- 通过"抓紧"练习，肌肉得到加强，就像用脚握拳一样。每次收缩时，足缩短，足弓变高。这是一个很有用的、可以强化足部的练习，也让跗趾外侧肌肉得到收缩，从美观方面来讲，尤其是当跗外翻尚未形成的时候可以塑形。
- 治疗者用拇指从外侧按压第一跖趾关节，示指从内侧向外推跗趾，将其推向直立的矫正位

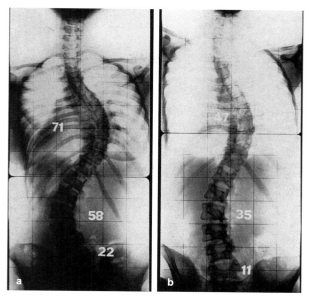

图 9.56 X 线影像对比图 [M616]

a. 患者取直立位

b. 在上述练习中，胸段由 71° 减小到 47° ，腰段从 58° 减小到 35° ，腰骶部从 22° 减小至 11°

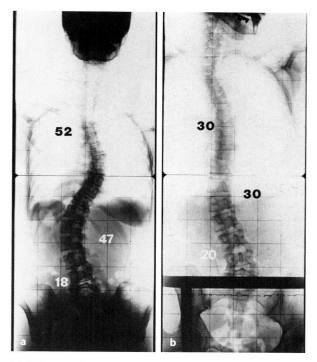

图 9.57 一名 37 岁患有四曲型脊柱侧凸女性的 X 线影像对比图 [M616]

a. 起始位

b. 同一患者在俯卧位上练习时，腰凸侧腿外展。腰椎脊柱弓从 47° 变为 30° 。胸椎脊柱弓从 52° 伸展到 30° 。若患者按照规定的头部姿势，颈椎弓就不重要了：头部沿着胸椎弓向凹侧倾斜，下颌转向肋凸侧

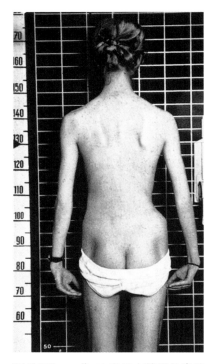

图 9.58   一位 14 岁患有特发性脊柱侧凸的女性患者 [M616]。刚开始治疗时

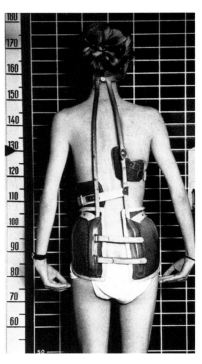

图 9.59   一位 14 岁患有特发性脊柱侧凸的女性患者 [M616]。开始治疗时，在非练习期间穿戴 Milwaukee 矫形支具

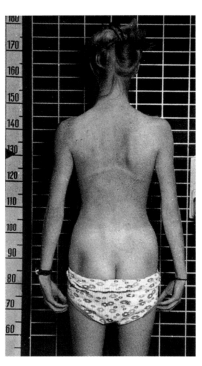

图 9.60   一位 14 岁患有特发性脊柱侧凸的女性患者 [M616]。采用施罗特疗法经过 5 周的主动强化治疗后。矫形支具治疗也应按照施罗特原则来调整：调整骨盆区域时，髋关节应该是直立的，并且应该有足够的空间填充右侧腰部肌肉

置。在这种情况下，所有的足部肌肉必须用力进行等长收缩——直到力竭——随后甩甩脚放松一下。

- 最终，练习者会感觉足部血液循环良好，在走路的时候，会有不同的、更好的足底感受。

建议

这些小的弹性张力收缩、释放或带有短促效果的间歇性收缩训练，可以从患者（对着镜子）的足部开始，经小腿（后侧、外侧、内侧）向上调整至髌骨，激活股四头肌（前侧）、阔筋膜张肌（外侧）、股二头肌（后侧）和内收肌群（内侧）——直至盆底肌、臀部肌群后面和侧面，再到下腹部。

患者应该重视呼气，避免出现咽喉被压迫和血液回流的情况。

用这种方法训练所有的下肢和骨盆的肌肉，

会使腿部中轴自动回到垂线上，骨盆会直立，使姿势变好。

9.10   施罗特矫正原则的总结

9.10.1   三曲型脊柱侧凸（3B、3BH）

"三曲型"一词源于 3 个偏移的身体区块，它们分别将脊柱拉向彼此的一侧。矫正的原则是重视骨盆的矫正和 3 个身体区块在所有三维平面上的身体姿态平衡。

- 第一骨盆矫正：整个骨盆向后移动，相当于矢状面上的姿态矫正。
- 第二骨盆矫正：骨盆前缘上抬，骨盆直立，实现腰椎前凸减少，相当于矢状面上围绕冠状轴的矫正。
- 第三骨盆矫正：肋凹侧髋部向内收紧，大转子区域的肌肉收缩，实现骨盆侧向移动，相当于

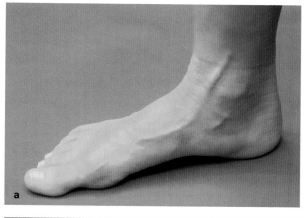
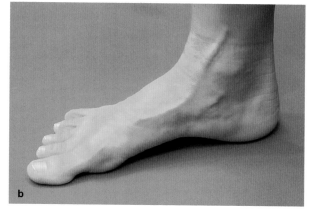
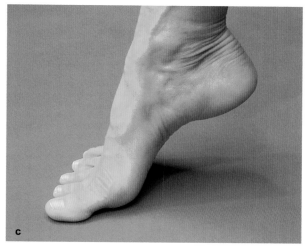
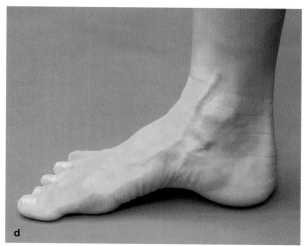

图 9.61　足弓训练 [W858]

a. 起始位

b. 终末位：内弓提起

c. 第一跖趾关节立起

d. 旋前扭转：足跟在足弓缩短的情况下向内、向下按压，以锻炼出有力的足弓

冠状面上的姿态矫正（如果骨盆在冠状面上没有偏移，则无须做第三骨盆矫正）。

- 第四骨盆矫正：胸凸侧的髋部向后旋转，胸凹侧的髋部向前旋转，即针对骨盆扭转及腰椎扭曲进行矫正，相当于横切面上围绕纵轴的矫正。
- 第五骨盆矫正：胸凸侧足跟下推，同侧髋部下沉，实现腰椎减曲伴减旋，相当于矢状轴上的矫正。

注意

在站立位利用胸凹侧腿负重去完成骨盆的矫正是非常重要的。只有在单侧负荷的情况下，才能有效地在冠状面上矫正脊柱侧凸的身体错误姿态。

骨盆直立矫正后，特别重要的是要积极主动地进行脊柱舒展，这可以帮助胸椎弓向胸凹侧减曲。随后是胸椎区域的主动反旋，这是通过收缩凸侧的肋间肌来达成的。肋凸侧"旋转－角度"呼吸的矫正方向是向腹侧头侧和内侧头侧，凹侧的矫正方向则是向外侧头侧及背侧头侧。

作为对向旋转的矫正，胸凹侧肩胛带（骨盆也一样！）向前，胸凸侧肩胛带向后保持。另外整个肩部区块需要向胸凹侧平移（肩部反拉），一方面可以作用于较高的脊柱弓，另一方面可矫正冠状面上的错误姿态。

完整的矫正一定是以头部位置的矫正来结尾。在颈椎反屈的逻辑顺序中，头部向胸凹侧侧倾；在颈椎反旋的逻辑顺序中，头部需要向胸椎凸面转动，且在胸部颈弓的延长线上。

完整的矫正结构为呼吸矫正的成功奠定了基础。从某种意义上说，这是施罗特"旋转－角度"呼吸的基础。

通过有意识地降低膈肌的针对性的呼吸引导，背侧凸侧向骨盆旋转的浮肋（假肋）可以向外侧头侧、背侧头侧运动，胸凹处下沉的肋骨同理。

呼吸力学对其的影响不仅是对畸形胸廓的矫正，更是对脊柱的针对性矫正。由于生物力学的关系，每一个椎体在接近水平的位置上被拉向内侧，随后通过背侧肋骨的拉力作用于横突上而反旋。同时这也是对平背患者的一个重要的矫正方法。在完成矫正动作后，即在训练起始位对矫正姿势进行进一步的巩固加强。

- 等长训练。
- 和（或）反射性维持工作。
- 和（或）等张训练。

上述矫正需要患者和治疗师通过本体感觉和面对镜子不断观察调整来实现，必要的时候还要进行进一步的调整。

在起始位是俯卧位、仰卧位和侧卧位时，可以用矫正垫（约 200 g，明信片大小的米袋）辅助矫正。可使用以下方法。

- 俯卧位（起始位：双腿伸直或向胸凹侧偏移5～10°，相当于对肋凸下的凹处拉伸）。
  - 在骨盆下放一张矮凳（不要放在大腿下！），相当于矢状面上第一骨盆矫正。
  - 在肋凸侧的髋前放一个矫正垫，相当于第四骨盆矫正。反旋腰椎，相当于横切面矫正。
  - 在胸凹侧向前旋转的胸廓部分（前胸凸侧）放矫正垫，从而起到躯干中段及中段脊柱的解旋作用，相当于横切面上的矫正。
  - 在肩胛带或者胸凸侧手肘前部放一个矫正垫以反旋肩胛带和上部脊柱弓，相当于横切面上的矫正。
- 仰卧位（起始位：腿部屈曲以减少腰椎前凸，相当于矢状面上第二骨盆矫正的辅助）。

- 在胸凹侧（背侧）的髋部下放一个矫正垫，相当于横切面上的第四骨盆矫正和腰椎减旋。
- 在背侧凸处（肋凸的肩胛下角下）放一个楔形矫正垫，目的是对胸段的脊柱进行反旋，在横切面和矢状面上矫正，被动拉伸前胸廓部分。平背患者不适用。
- 在胸凹侧的肩胛骨后面（背侧）放一个矫正垫，目的是对肩胛带进行反旋，在出现肩凸时支持在矢状面和横切面上的矫正。对于上部分脊柱弓的旋转有一定的矫正作用。
- 可以在腰部隆突处放一个楔形矫正垫，目的是解决腰凸，也就是反旋，相当于横切面矫正和冠状面上对反曲的矫正。

- 侧卧位（起始位：基本侧卧在胸凹侧上，相当于冠状面身体姿态矫正、全部脊柱弓的反曲）。
  - 在髋部侧面放一个矫正垫，相当于第三骨盆矫正。
  - 在肩胛带侧面放一个矫正垫，目的是对上部分脊柱弓进行反曲及让肩胛带横向移位（肩部的反拉部分）。同时，利用矫正垫将骨盆带和肩胛带向腹侧解旋，上半身处在微微向前倾斜的位置。
  - 矫正垫的作用主要是对一些躯干节段进行反旋和偏转矫正，其还可应用于相应的脊柱弯弧。其原理被后来的矫形支具所采用，制造商们将矫正垫装在了支具内。

有必要再提一句的是，患者必须认识到这些躯体位置异常，这样他们才能真正有目标、有针对性地做矫正运动。这里对治疗师提出了特别的要求，应认真对待对镜练习和在两面镜子间练习的建议。练习新的矫正姿势，这种基于与以前所习惯的姿势完全相反的模式，会给关节一种新的感觉——不一样的拉伸、收紧的感觉，需要患者集中所有注意力，配合练习。在神经生理学意义上，"实际－应该"将被纠正。

9.10.2　四曲型脊柱侧凸（4B、4BH）

四曲型脊柱侧凸的临床表现为在矢状面上骨

盆整体向前移，骨盆前缘下沉，在冠状面上胸凸侧下方的髋部向侧移，并略微上移。对侧的髋部则下移。横切面观察，胸凹侧下方的髋部向背侧移动，另一侧髋部则往腹侧移动。这导致骨盆在前横轴上扭转。

解剖学上的长短腿很难被发现。骨盆处于功能上的倾斜状态，并带有对向运动的代偿或对抗，从而影响了脊柱。

- 髋部对比腰凸＝非常明显。
- 腰凸对比肋凸＝稍强。
- 肋凸对比肩胛带＝少量。
- 肩胛带对比头部＝非常少。

警告

> 试图以加高足跟来补偿这种功能性的骨盆倾斜是没有意义的。这可能会加剧现有的骨盆错位，从而使腰骶部的脊柱弓恶化。

利用髋部水平仪来检查髋部在站立位时的高度，可以发现在施罗特髋部矫正练习期间，髋骨的高度差会越来越小。

如图 3.10 所示，腰部和骨盆节段呈反向旋转和偏移，这使得"躯干楔形"出现。

临床表现不仅有横切面上的旋转，还有两边的髂骨围绕前横轴做对旋，同时横向偏移也造成了冠状面上的错误姿态。胸凹侧的腿有内旋且足内翻。这样就形成了一个代偿性的腰骶部脊柱弓。

治疗的目标是必须解决这些多个三维反转，并重新将整个腰部、髋部区块组合成一个完整的长方体。

因此使用 5 个骨盆矫正法。

- 第一骨盆矫正：站立位，双脚平行，与髋同宽。双腿平均承重。足弓收紧。引导整个骨盆向后，实现矢状面上的姿态矫正。
- 第二骨盆矫正：胸凹侧的大腿外旋，以解决髋骨围绕前横轴的对向旋转（骨盆扭曲）。胸凹侧的髋部由此自动向上、向后移，胸凸侧的髋部向前、向下移。然而，它仍是横向偏移的，

所以需要进行第三骨盆矫正。

- 第三骨盆矫正：在胸凸侧进行髋部的"收紧"，即让大转子区域的肌肉收缩，此即在冠状面上的矫正。在解决髋骨的反旋之前，纯粹的横向位移由于骨盆位置的扭曲，无法达到预期的矫正效果，因此，第二和第三骨盆矫正必须同时进行。现在腰部区块和骨盆区块又成为一个整体，但仍然是楔形的，尤其是当骨盆在横轴上的对旋解除时，胸凸侧的髋部会向腹侧移动。现在，这样被转动的区块作为一个整体被转动，以使肋凸下的弱侧扩张，并对腰凸解旋或者减压，这一点通过以下第四骨盆矫正实现。
- 第四骨盆矫正。
  - 将凸侧的腰 – 骨盆区块向后（由此能启动薄弱的腰部肌群），胸凹侧（包括腰凸）向前，使矫正发生在横切面上（目标是在冠状面上回到 0° 位）。
  - 同时上提两边前侧的骨盆前缘（双侧髂嵴），以减少腰椎前凸，实现矢状面上的矫正。

    只有在腰椎先成功解旋的情况下，才能使骨盆直立。
- 第五骨盆矫正。

    胸凸侧腿的"等长足跟推力"练习（抗阻练习）。该侧髋部不应该降低。

    在以俯卧位、仰卧位、坐位和四点位为起始位时，都需要外展和外旋胸凹侧的腿，目的是伸直腰椎和解决骨盆反转的问题。因此，需要将骨盆视为整体，一同进行"向内收紧"。

    必要的头向矫正（包括"旋转 – 角度"呼吸）与基础骨盆矫正无缝对接。在四曲型脊柱侧凸中，腰部的弓一般是最大的，所以头向的脊柱弓角度可能都较小甚至非常小。在这种情况下，动作的方向是直线。

    如果胸椎弓比较大，练习的方向应该向胸凹侧，但不是从髋部开始，而是从腰凸上方开始。

    只有在颈椎弓存在和颈椎扭曲的情况下，方才需要做头部侧倾和旋转矫正，否则仅需要维持头部直立。

第 10 章 |

10.1 治疗过程

10.1.1 "岛"

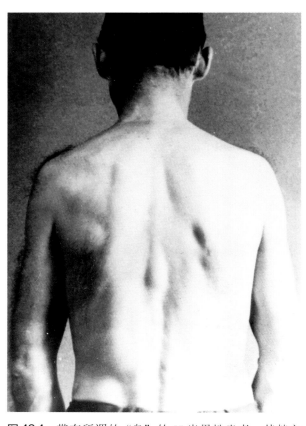

在存在姿势障碍或舒尔曼病伴脊柱侧凸的病例中，经常能发现受侵害的脊柱节段因为继发的肌肉功能障碍而出现下沉，以致其中间短小的棘突像位于两个河流之间的岛屿一样（图 10.1）。这样的"岛"在一条脊柱上可以出现多个。笔者将这看作脊柱向侧凸发展的信号。还可以观察到，在矫正训练中，一些脊柱侧凸患者的脊柱上又出现了一个"岛"，这意味着脊柱侧凸出现了逆转。

图 10.1 带有所谓的"岛"的 57 岁男性患者。其棘突旁有一个由肌肉功能缺陷造成的深凹 [M616]

10.1.2 一位 29 岁患有特发性脊柱侧凸的女性患者（图 10.2）

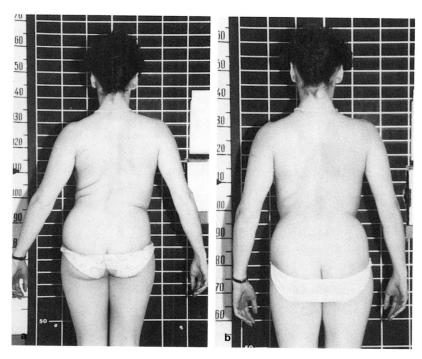

图 10.2 一位 29 岁患有特发性脊柱侧凸的女性患者 [M616]
a. 治疗开始时
b. 经过 4 周的强化治疗后

10.1.3   一位患有舒尔曼病的 13 岁女性患者（图 10.3）

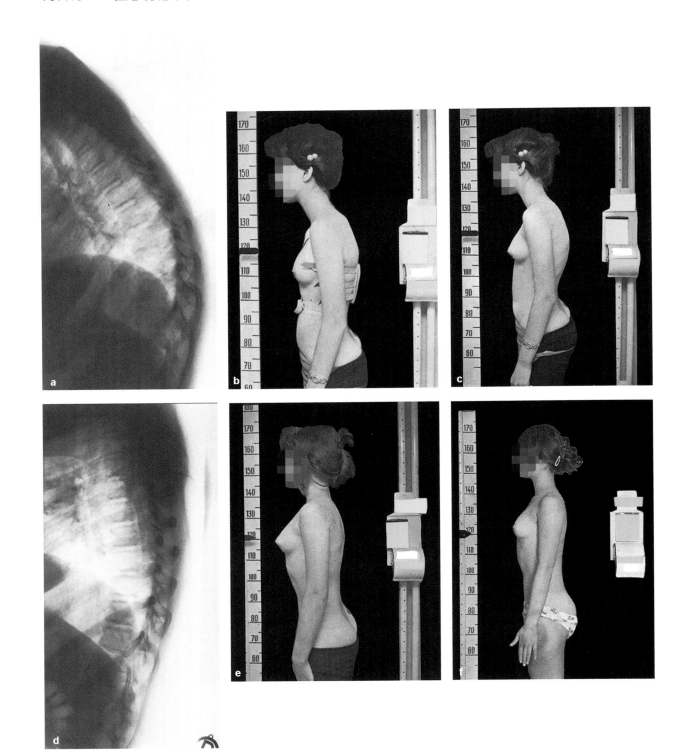

图 10.3   一位患有舒尔曼病的 13 岁女性患者 [M616]

a. 治疗前 X 线片

b、c. 13.1 岁，按施罗特疗法开始治疗时

d、e. 13.5 岁，按施罗特疗法持续治疗 6 周后

f. 16.4 岁，13.5 岁后还有 2 次强化治疗，分别持续 4 周和 3 周

10.1.4 一位患有特发性脊柱侧凸的 14 岁女性患者（图 10.4）

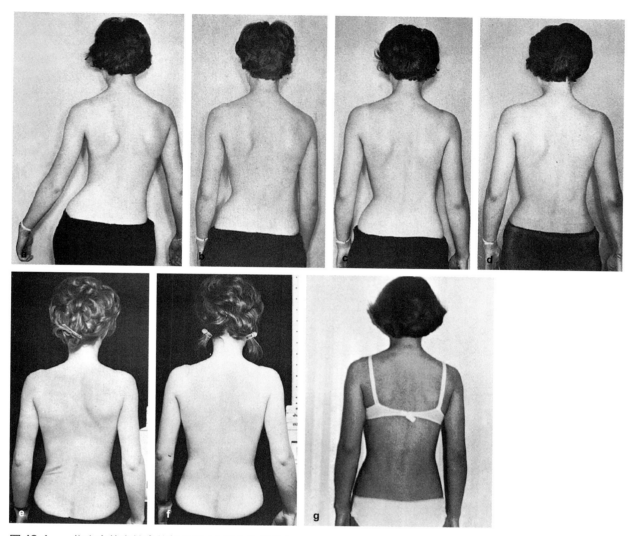

图 10.4 一位患有特发性脊柱侧凸的 14 岁女性患者 [M616]
a. 刚开始接受施罗特疗法治疗时
b~d. 前 2 个月的施罗特疗法治疗期间。X 线影像中，良好的变直效果不是那么明显可见：Cobb 角从 30° 减小至 15°
e. 2 年后，又进行了 2 个月的施罗特疗法治疗之后
f. 23 岁时
g. 患者从家里寄来的对比照片

　　患者没有进一步治疗的必要，因为患者在繁重的大学学习之外，一直坚持自己在家做矫正训练。

10.1.5   一位患有舒尔曼病的 17 岁男性患者（图 10.5）

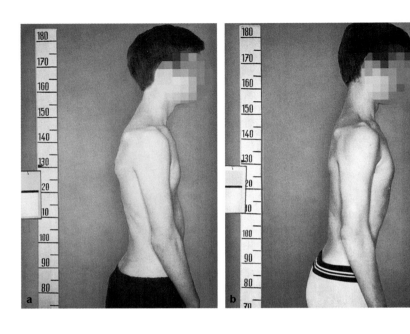

图 10.5   一位患有舒尔曼病的 17 岁
男性患者 [M616]
a. 胸部下方的胸廓不对称
b. 经过 5 周的施罗特疗法治疗后，前
胸部分已经正常化

10.1.6   胸椎左侧凸初期的 10 岁女性患者（图 10.6）

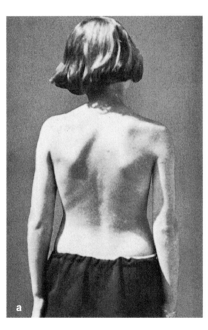
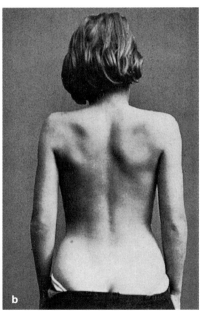

图 10.6   胸椎左侧凸初期的 10 岁女
性患者 [M616]
a. 刚开始治疗时
b. 根据施罗特疗法治疗 8 周之后

这个案例表明，在结构发生变化前，对早期（刚出现的）脊柱侧凸或脊柱侧凸姿势立即进行治疗是多么的重要。早期的治疗可以避免发展为严重脊柱侧凸后而进行的进一步治疗。

所以治疗永远不要嫌太早。这位患者之后就不需要进一步干预了。该患者在 18 岁再次复诊时，脊柱仍保持挺直。

10.1.7　患有右凸型脊柱侧凸的 16 岁女性患者（图 10.7）

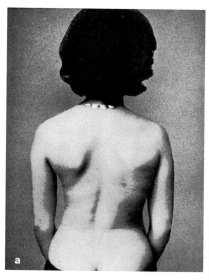
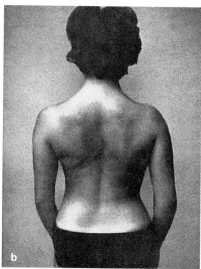
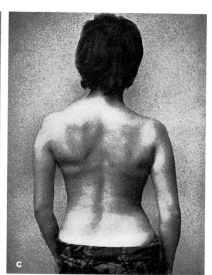

图 10.7　患有右凸型脊柱侧凸的 16 岁女性患者 [M616]

a. 刚开始治疗时

b. 根据施罗特疗法治疗 3 个月之后

c. 根据施罗特疗法治疗 5 个月之后

10.1.8　患有左凸型脊柱侧凸的 9 岁女性患者（图 10.8）

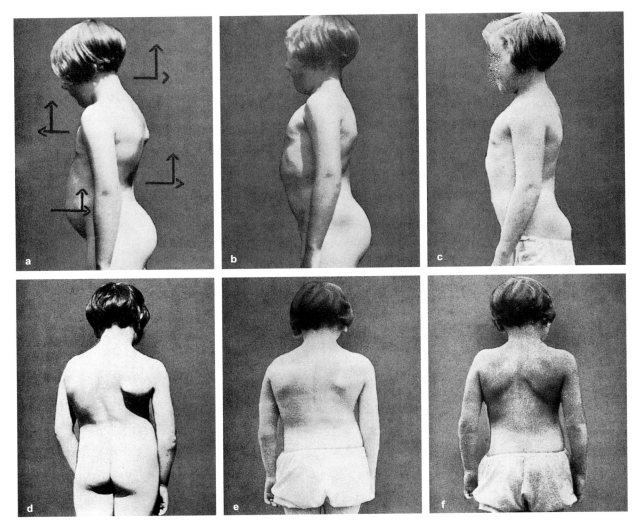

图 10.8　患有左凸型脊柱侧凸的 9 岁女性患者 [M616]
a. 刚开始治疗时的侧面观
b. 根据施罗特疗法治疗 6 周后的侧面观
c. 根据施罗特疗法治疗 13 周后的侧面观
d. 刚开始治疗时的背面观
e. 根据施罗特疗法治疗 6 周后的背面观
f. 根据施罗特疗法治疗 13 周后的背面观

10.1.9 胸椎右侧凸（图 10.9）

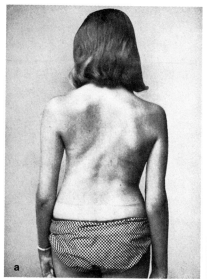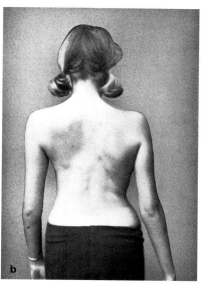

图 10.9 胸椎右侧凸 [M616]
a. 刚开始治疗时
b. 根据施罗特疗法治疗 8 周后

10.1.10 一位患有胸椎右侧凸的 19 岁女性患者（图 10.10）

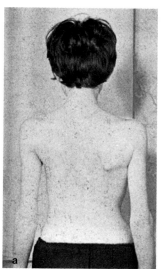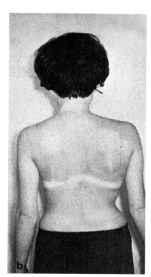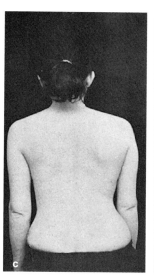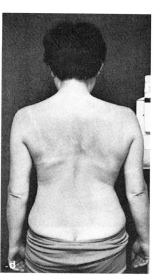

图 10.10 一位患有胸椎右侧凸的 19 岁女性患者 [M616]
a. 19.4 岁时：刚开始治疗
b. 21.1 岁时：在这期间，患者接受了两个疗程的治疗，每个疗程持续 3 周
c. 23.5 岁时：除了为期 2 周的治疗，患者还坚持独自练习
d. 29.7 岁时：除了在家里独自练习，患者还在笔者所在的医院完成了为期 6 周的治疗

10.1.11　一位患有胸腰椎侧凸的 16 岁女性患者（图 10.11）

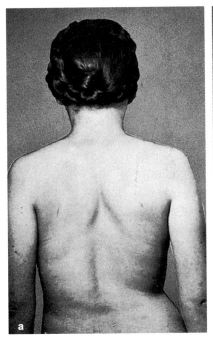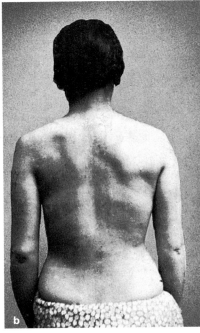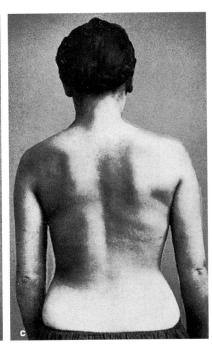

图 10.11　一位患有左侧胸腰椎侧凸的 16 岁女性患者，其右侧髋部也凸出 [M616]
a. 开始治疗时
b. 根据施罗特疗法治疗 6 周后
c. 第二年开始治疗时，前一年的治疗效果仍保持得很好

10.1.12　一位患有胸椎右侧凸的 14 岁女性患者（图 10.12）

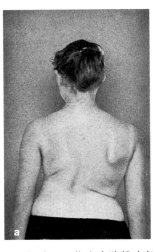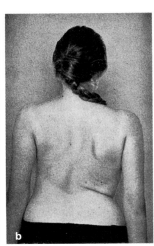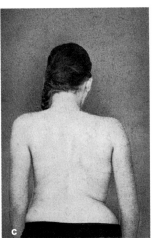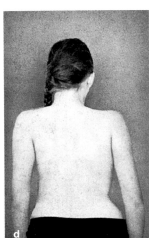

图 10.12　一位患有胸椎右侧凸的 14 岁女性患者 [M616]
a. 刚开始治疗时
b. 根据施罗特疗法治疗 3 周后
c. 次年又进行了 4 周的治疗后
d. 第三年又进行了 4 周的治疗后

10.1.13　一位穿戴 Milwaukee 矫形支具的 10 岁女性患者的 X 线描记图（图 10.13）

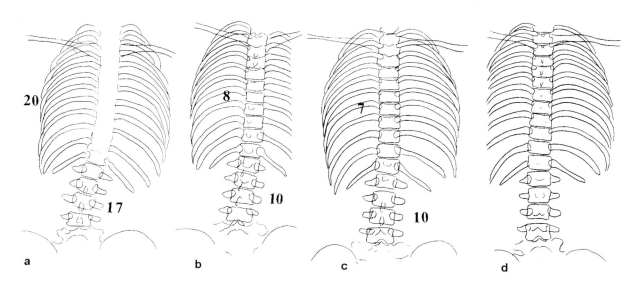

图 10.13　一位穿戴 Milwaukee 矫形支具的 10 岁女性患者的 X 线描记图 [M616]

a. 开始治疗前半年：20° 和 17°

b. 10.5 岁时：其间根据施罗特疗法强化治疗 4 周（8° 和 10°）

c. 11.1 岁时：根据施罗特疗法继续治疗 6 周后（7° 和 10°）。继续穿戴 Milwaukee 矫形支具

d. 12.1 岁时：根据施罗特疗法继续治疗 6 周后

10.1.14　胸椎右侧凸（图 10.14）

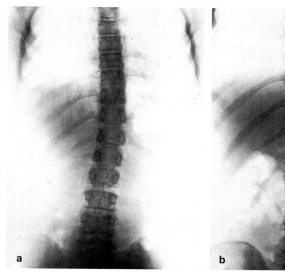 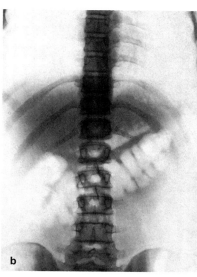

图 10.14　胸椎右侧凸 [M616]

a. 刚开始治疗时

b. 经过其他机构的物理治疗师进行施罗特疗法治疗 1 年之后

10.1.15　一位患有胸椎右侧凸的 13 岁女性患者（图 10.15）

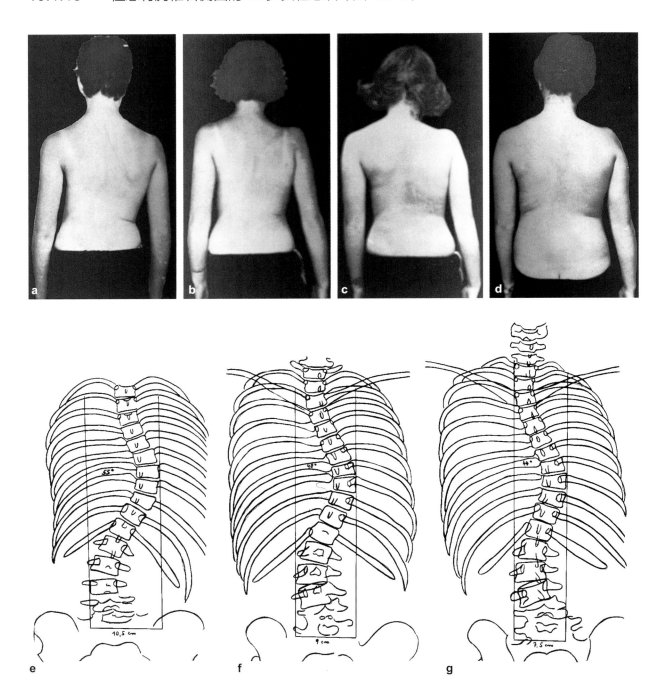

图 10.15　一位患有胸椎右侧凸的 13 岁女性患者 [M616]

a. 12.9 岁时开始治疗：肺活量 2150 ml，呼气冲程值为 2.5 cm

b. 13.11 岁时：肺活量 2600 ml，呼气冲程值为 4.5 cm，治疗一共持续了 9 周

c. 15.4 岁时：肺活量 2800 ml，呼气冲程值为 11 cm，又进行了为期 7 周的治疗

d. 18.1 岁时：肺活量 2900 ml，呼气冲程值为 12 cm，又进行了为期 11 周的治疗。在此期间，患者按照施罗特疗法继续独自练习

e. 13.3 岁时：第一次治疗后的 2.5 个月。脊柱弓弧度 55°，脊柱弓宽 10.5 cm（X 线描记图）

f. 17.3 岁时：经过 23 周的治疗后。脊柱弓弧度 48°，脊柱弓宽 9 cm，较之前（13.3 岁时）变窄 1.5 cm（X 线描记图）

g. 与图 f 是在同一天拍摄的，并且是在呼吸伸展运动时拍摄的。脊柱弓弧度 44°，脊柱弓宽 7.5 cm，进一步变窄 1.5 cm（X 线描记图）

10.1.16　一位因脊髓灰质炎（小儿麻痹症）而发生脊柱侧凸的 10 岁女性患者（图 10.16）

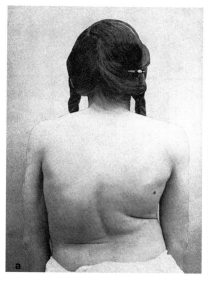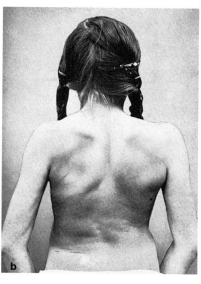

图 10.16　一位因脊髓灰质炎而发生脊柱侧凸的 10 岁女性患者 [M616]
a. 刚开始治疗时
b. 治疗 6 个月之后

10.1.17　一位患有特发性脊柱侧凸的 16 岁女性患者（10.17）

10.1.18　一位患有轻微胸椎右侧凸的 15 岁女性患者的 X 线影像（图 10.18）

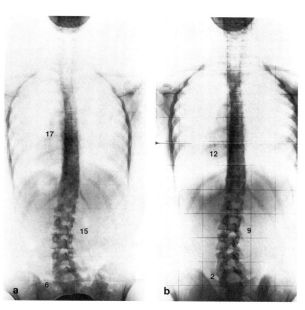

10.17　一位患有特发性脊柱侧凸的 16 岁女性患者，她的妹妹也同样患有脊柱侧凸 [M616]
a. 治疗初始期
b. 17 岁时：在此之前进行了一次持续 3 周、一次持续 2 周的施罗特治疗干预。其余时间患者自行练习。胸椎弓弧度从 17° 减少至 12°，腰椎弓弧度从 15° 降至 9°，腰骶弓弧度从 6° 减少至 2°。这样的改善发生在青春期内

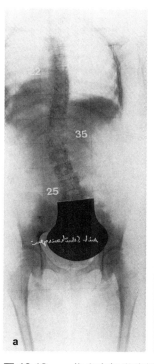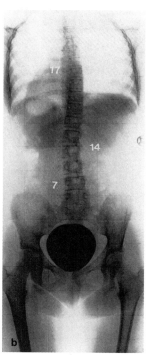

图 10.18　一位患有轻微胸椎右侧凸的 15 岁女性患者的 X 线影像 [M616]
a. 刚开始治疗时：腰部向左弯曲的情况比较明显，除此之外，还有一个向右的腰骶部脊柱弓。在大多数具有腰骶部脊柱弓的脊柱侧凸中，髋部向外凸出的话，腰椎弧度会比胸椎弧度更大
b. 在为期 6 周的施罗特强化治疗中，胸椎弓弧度从 22° 降至 17°，腰椎弓弧度从 35° 降至 14°，腰骶弓弧度从 25° 降至 7°

10.2 问题案例 A 到 Z

10.2.1 案例 A：腰椎旋转滑脱患者术后进行施罗特疗法治疗

关于这个患者，见图 7.17、7.18。

训练结果证明，如果正确进行施罗特疗法的练习，即使 60 岁以上的患者也能有明显的矫正效果（图 10.19，10.20）。最重要的仍然是，腰椎弓向中心移动或变直。因此，矫正必须从整个底部开始。如果腰骶弓位于垂直位，它也会将腰椎弓的尾部拉向中间。向左伸展开的腿会使外侧的腰凸变窄，此处必须要在训练时额外向前、上、内旋转和"呼吸"。必要时治疗者可给予帮助。

如果腰椎弓可以更大限度地伸展，那么其头侧（靠上）的部分也是直立的，反过来会协助胸椎弓下部也向中心移动。枕后推力可以延长胸椎弓的上部。

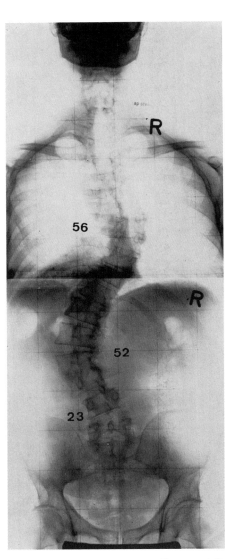

图 10.19 案例 A 中患者的 X 线影像，此时其已经 63 岁 [M616]。站立位时胸椎弓弧度为 56°、腰椎弓弧度为 52°、腰骶弓弧度为 23°

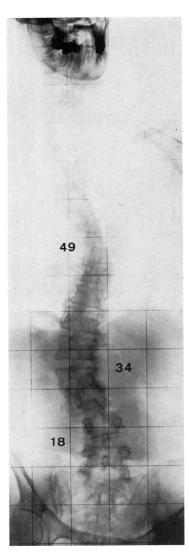

图 10.20 案例 A 中患者的 X 线影像，此时其已经 63 岁 [M616]。在俯卧位练习时，将腿向左外展：高于腰凸的上半身部分向左倾。同时运用枕后推力和矫正呼吸加强前面的动作效果。此时胸椎弓弧度减小了 7°，腰椎弓弧度减小了 18°，腰骶弓弧度减小了 5°

注意

　一直都很重要的点是，在呼气阶段一定要更长时间、更强烈地使肌群等长收缩以保持矫正效果。

　为了确认肌肉气缸练习对该患者是否有帮助，笔者拍摄了X线影像以进行对比（图10.21）。

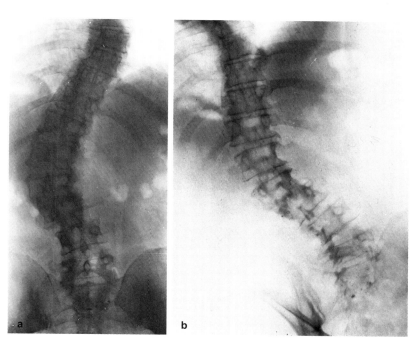

图 10.21 52 岁男性患者的 X 线影像对比 [M616]

a. 站立位

b. 拍摄于练习时。可以看出，当上身向左侧倾斜时，L4 和 L5 被进一步拉向右侧，除此之外，还有明显的扭转。但是当患者站直时，就不会出现这种情况。倘若没有 X 线影像，患者就不会发现这项练习的危害并因此停止该练习。这个案例让人明白，对于这种扭转的腰椎弓（在腰椎融合术后更是如此），即使视觉上看起来非常好，也必须取消肌肉气缸练习，因为这个练习会使融合节段的上下相邻椎体向错误的方向移动

10.2.2　案例 B：不合适的运动治疗的后果和错误矫正后的效果（图 10.22）

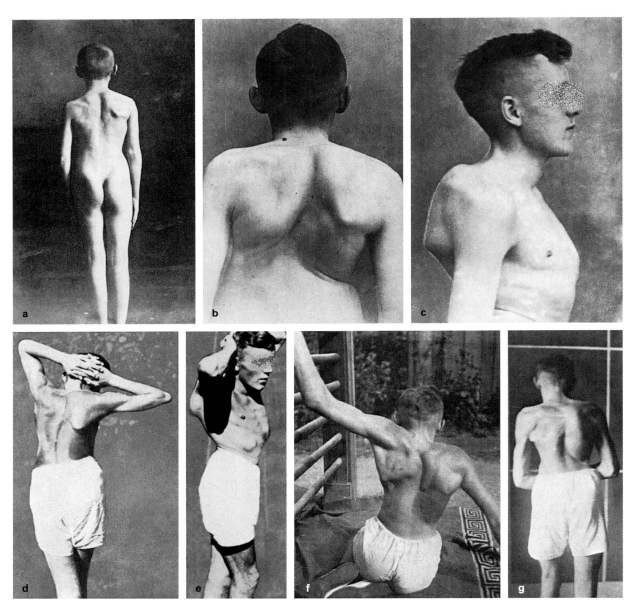

图 10.22　一位 12 岁的患者 [M616]

a. 通过施罗特疗法在 2 个月内加强和改善了他的肌肉组织

b、c. 16 岁时：采用当时常用的治疗方法（瑞典式反弯曲训练）的结果

d、e. 患者演示了一个瑞典式反弯曲训练，即上半身相对于骨盆侧向弯曲并扭转

f. 重建身体平衡的施罗特练习，它显示了侧凸改善的可能性。左臂肌肉等长拉伸应该在通过矫正呼吸解旋胸腔胸椎之后进行

g. 该患者在经过为期 10 周的施罗特疗法治疗后，几乎能对错误的平衡进行良好的矫正

10.2.3　案例 C：侧屈影像解释了上半身的侧屈对于骨盆的影响（图 10.23～10.25）

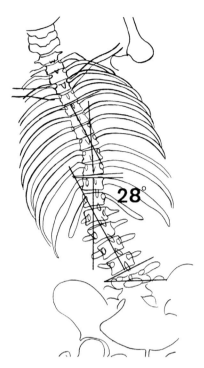
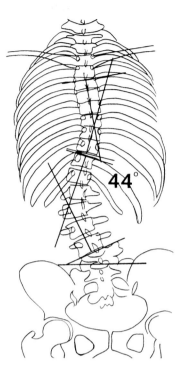
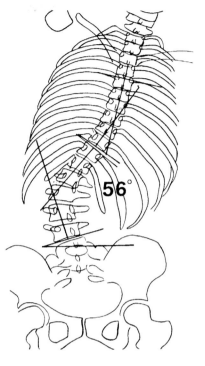

图 10.23　一位患有特发性脊柱侧凸、胸椎右侧凸、腰椎左侧凸的 16 岁女性患者的 X 线影像 [M616]。胸部向左倾会减少腰椎以及胸椎的弯曲，解旋腰椎

图 10.24　一位患有特发性脊柱侧凸、胸椎右侧凸、腰椎左侧凸的 16 岁女性患者的 X 线影像 [M616]。竖直站立位

图 10.25　一位患有特发性脊柱侧凸、胸椎右侧凸、腰椎左侧凸的 16 岁女性患者的 X 线影像 [M616]。胸部向右倾延展了胸椎弓，但是进一步增大了腰椎弓并使腰椎扭转（见第 7 章）

10.2.4   案例 D：身体平衡力导致的先天性脊柱侧凸（图 10.26）

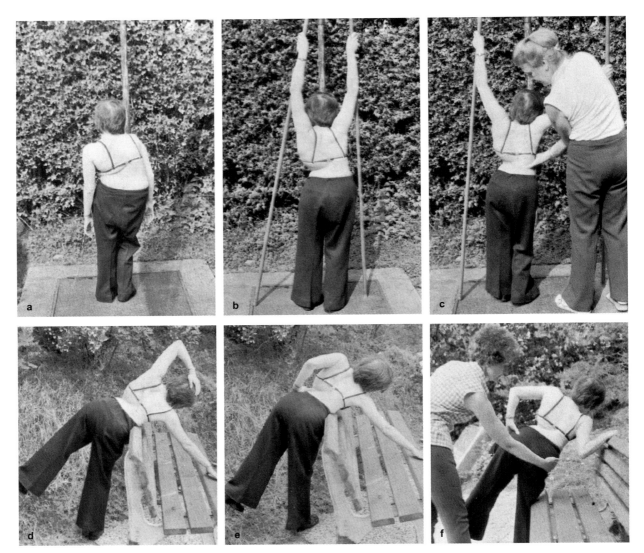

图 10.26   一位患有先天性脊柱侧凸的 25 岁女性患者，其左侧腿结构性地短 4 cm，通过矫形鞋垫高。尽管如此，身体还是出现了"脊柱侧凸平衡"的表现 [M616]

a. 在入院检查时，尚不能明确她是脊柱左侧凸还是脊柱右侧凸，这只能在后来的训练中确定

b. 患者将木杆用力压向地面，将上半身从骨盆带中抬出。现在呈现出一个单纯的胸椎左侧凸伴凹侧的髋外凸，以及肋凸下的明显深褶

c. 患者将身体重心转移到右腿以矫正错误的平衡，治疗师用手将患者右侧腰椎弓向前、向内解旋，同时患者引导呼吸至左侧腰椎区域

d. 在治疗师的帮助下，患者在练习中感受身体自我工作的感觉。利用长椅的靠背固定骨盆，上半身的重量由左侧的弱的腰部肌肉承担，强迫其在拉长状态和负荷下工作

e. 变式 1：左手将左髋部向后、向下推，同时用拇指检查相应的肌肉是否被激活

f. 变式 2：右手臂主动牵拉，将右肩沿对角线向外、向上牵拉（译者注：将躯干想像成长方形，右肩与左侧骨盆底部成对角线，沿该对角线向外、向上牵拉）。治疗师可以用手提醒患者将右髋向中间收紧。每次吸气矫正结束后，在呼气阶段进行"石化"——即呼气的时候进行强烈的等长收缩，逐渐保持住之前矫正的成果

10.2.5 案例 E：石膏矫正之后（图 10.27）

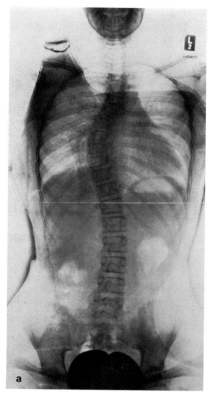
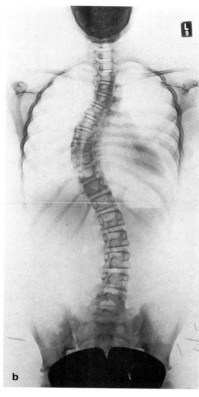

图 10.27 12.8 岁的女性患者的 X 线影像 [M616]

a. 用石膏板矫正后的情况

b. 5 个月后可见恶化：颈椎弓弧度从 21° 增加至 29°，胸椎弓弧度从 32° 增加至 52°，腰椎弓弧度由 18° 增加至 36°，腰骶弓弧度没有变化（还是 7°）

影像图片清楚地显示，在去除石膏固定后，如果不持续穿戴矫形支具以及进行运动治疗的话，其侧凸程度会再次增加。最有意义的是，如果患者在石膏矫正期内已经开始做施罗特等长收缩训练，就可以在摘掉石膏后拥有具有功能的肌肉，后者可帮助维持石膏矫正的结果，甚至还可以进一步提高肌肉表现。

10.2.6   案例 F：胸椎直立对腰椎位置的影响（图 10.28）

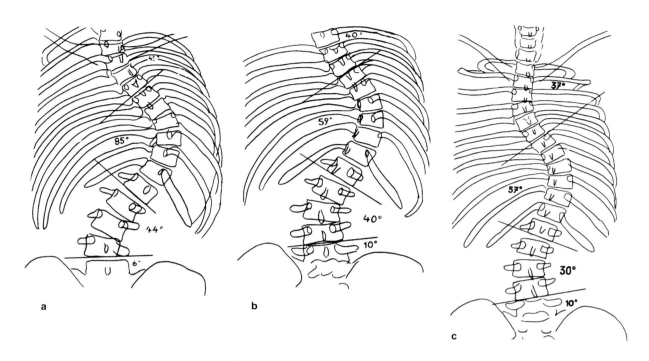

图 10.28   一位 20.1 岁男性患者的 X 线描记图 [M616]

a. 接受施罗特疗法治疗 6 个月之前：颈椎弓、胸椎弓、腰椎弓、腰骶弓弧度分别为 45°、85°、44°、6°

b. 接受施罗特疗法治疗 14 个月后：颈椎弓、胸椎弓、腰椎弓、腰骶弓弧度分别为 40°、59°、40°、10°。在此期间，患者根据施罗特疗法做了 6 周的强化练习之后便独自训练，腰椎弓弧度仅减小了 4°。另外，由于胸椎弓弧度的减小，腰椎弓向左略微偏移，L4 出现一个 10° 的倾斜，这让笔者和患者感到困惑

c. 又过了 5 个月：颈椎弓、胸椎弓、腰椎弓、腰骶弓弧度分别为 37°、57°、30°、10°。X 线影像显示，患者在第三次强化治疗的呼吸伸展运动时，腰椎弓弧度进一步减小了 10°，但是 L4 的倾斜依然存在。可以看到 L5 和 S1 之间也有一定的倾斜

10.2.7　案例 G：青春期前不稳定的脊柱侧凸（图 10.29）

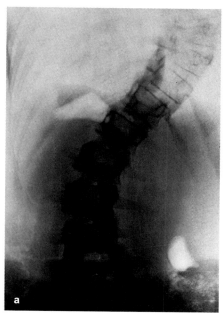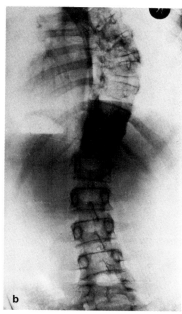

图 10.29　一位存在不稳定的脊柱侧凸的 11.3 岁女性患者 [M616]

a. 治疗初始时

b. 在做"脊柱侧凸重心"（姿态失代偿）的呼吸矫形练习时，胸椎弓弧度从 74° 减小到 51°，腰椎弓弧度由 48° 减小到 27°

　　患者仍处于青春期前，有非常明显的不稳定的脊柱侧凸和姿态失衡。

　　根据施罗特训练的原则，她得到了良好的脊柱侧凸矫正，然而在日常生活中，她并不能自己保持住矫正效果。因此，笔者建议她穿上矫形支具。矫形支具需要根据施罗特的原则进行适配，且需要根据主动矫正后身体的实际变化不断调整。矫形支具需要一直穿戴至青春期结束后。

　　只有将施罗特训练和矫形支具结合在一起综合干预，才能达到预期的治疗效果。

10.2.8   案例 H：僵化的后凸型脊柱侧凸伴舒尔曼病（图 10.30）

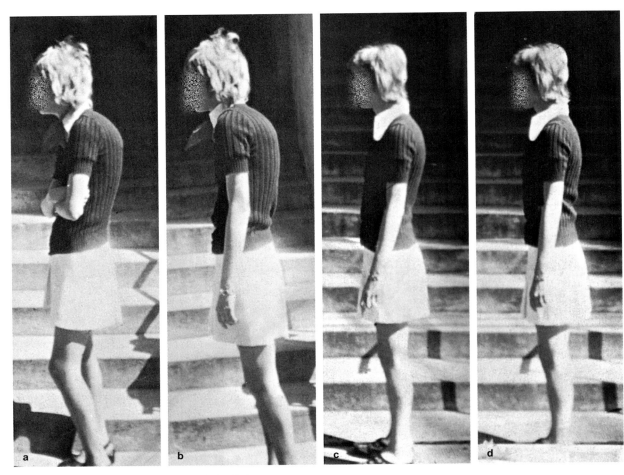

图 10.30   僵化的后凸型脊柱侧凸伴舒尔曼病 [M616]

a. 施罗特疗法治疗前，患者的习惯性不良姿势和僵化的变形

b. 治疗前的最佳姿势

c. 12 周呼吸矫形治疗后的习惯性姿势

d. 12 周呼吸矫形治疗后的最佳姿势

10.2.9   案例 I：对于施罗特疗法治疗时 X 线影像的思考

X 线影像检查对于脊柱侧凸的治疗是有必要的，如果物理治疗师有 X 线影像作为参考，将可以更有针对性地工作。

对患者来说，X 线影像也是很有用的。它可以使患者更直观地认识自己的变形，并且通过 X 线影像可以更好地理解相应的矫正练习。患者可以用透明纸描绘自己的影像并跟踪自己的进步。

然而，不能死板地只关注 X 线影像，通过照片观察外部的改变也非常重要。较大的骨骼缺陷通常会被肌肉所覆盖，在这种情况下（译者注：是指如果患者有较明显的骨科缺陷，但通过训练已经得到了较明显的外观变化时），为了不对患者产生困扰，X 线影像的复查可以延后。

自 1921 年起，也就是在 Katharina Schroth 最初的职业生涯中，她偶尔能从骨科医生处获得 X 线影像。因此，在大多数情况下，她只能通过外观和经验进行治疗。直到 1947—1951 年，德国萨克森自由州的社会保险部门对她的每一位患者都进行了 X 线影像检查，至此她才得以获得足量的 X 线影像。

例如，从图 10.31 中这位 37 岁女性患者的 X 线影像中可以看到，凹侧的肋骨处于吸气位置，凸侧的肋骨处于呼气位置。这样的状态造成了脊柱的弓形、胸肋关节的变形，同时这种变化也是身体的一种紧急代偿，以避免身体的进一步塌陷。如果能使僵硬的脊柱关节变得灵活，那么通过主动向左伸展，使脊柱再次变直，也会使凹侧肋骨朝向下。

该患者左侧的第 11、第 12 肋肉眼可见变长，这种变化可能是为了支撑左背部。右侧的浮肋则由于悬挂肋凸的重量，加之其与髂嵴的接触，被推挤向头侧和腹侧，并且变形。很多时候，肋凸下的浮肋垂直进入腹腔，会刺激肝脏。从外观看，其对应的是出现深凹痕和褶皱的部位。

根据 Schroth 针对三曲型脊柱侧凸的治疗方法，由于最下方的 2 根浮肋与骨盆向同一方向旋转，因此它们被认为属于骨盆带。根据 Schroth 的说法，它们也必须从同一方向上解旋。这只有在上半身向左倾斜（不是屈曲，而是侧移！）并在那里创造空间的前提下才可以实现。这首先得通过练习达到，之后通过保持姿势得以维持。针对这位患者，在多重原因的基础上，最有意义的练习应该从腰椎处入手。

- 将左髋内收。
- 站立位或坐位时，左腿和左臀部承载体重。
- 上半身向左移动，从而使右腰部区域的负担得到缓解。

现在才有可能通过集中意识下沉膈肌，且运用联想进行针对性的单侧（右侧）膈肌呼吸，以将右侧的浮肋从深处抬升。在某些情况下，这个现象可以从 X 线影像中被观察到。通过呼吸使内脏移位，并借助肺部充气形成的支撑使肋骨在这个过程中向外（向外、向后）和向上（向头侧）提升。除了呼吸之外，没有别的办法可以让这成为可能。

临床表现和 X 线影像

虽然左凹侧肋骨在 X 线影像中呈水平位，但必须遵守训练原则，也就是这些肋骨在吸气时向侧面和头向展开，并且在膈顶下沉时向后侧和头向扩宽。患者需要用感觉和联想跟随这一过程。

这种借助胸腔和膈肌的呼吸运动需要在胸腔与骨盆的矫正位或过矫位进行，可以同时激活腰椎右侧虚弱和萎缩的肌群，进一步使腰椎弓更多地向中线移动。现在整个腰部区域显得不那么像楔形，变得正常。因为上半身同时向凹侧倾斜，迫使右腰部肌肉去工作或者进行维持工作。这意味着之前短小的、被压缩的、不活跃的、萎缩的肌肉将变长、变得强壮。现在胸腔部分被解压，迫使空气流入这个区域。同时，X 线影像上位于吸气位置的凹侧肋骨也可以更多地回到正常位置。凸侧则与其相反，因为脊柱也在跟着移动。因此，凹侧的肋骨做"向侧、向上呼吸"是正确的。治疗的成败取决于这些认知和基于此的实践。

治疗是一个持续的过程，它可以激励患者在此基础上在家继续练习，持续几周、几个月甚至几年。

X 线影像只能表现出骨骼部分，这通常包括严重的结构畸形，可以对其角度进行二维测量（Cobb 角测量）。肋凸的大小和深度并不能在 X 线影像上测得。皮肤和肌肉的褶皱（尤其是凹陷处的）以及它们的结构和供血情况是三维的，在 X 线影像上是看不见的。

最终，患者的外观表现是评估和选择治疗方法的决定性因素。这就是为什么施罗特疗法比较看重由于脊柱侧凸而出现的躯体（包括头部）形状以及功能的多种变化，例如从足部到骨盆带再至头部的蹬外翻、足外侧承重、X 形足踝、X 形腿、髋关节倾斜等。

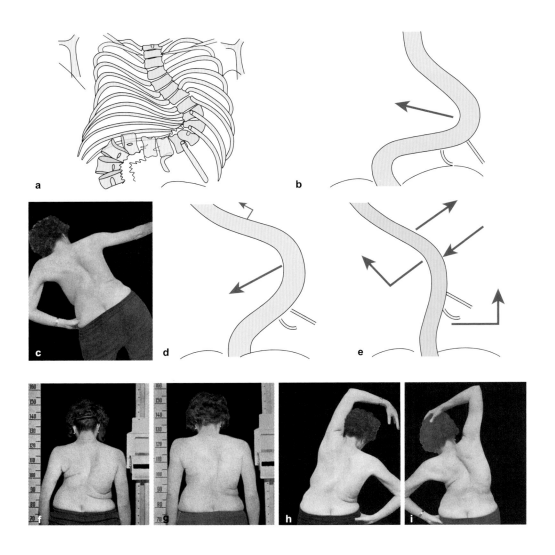

图 10.31　37 岁的女性患者

a. X 线描记图 [L143]

b. 脊柱和第 11、第 12 肋线性移动，最右侧为最大呼气位置。第 12 肋变形，并且与髂嵴摩擦（与 h 对比）。箭头表示在最大吸气位置凹侧肋骨的方向 [L143]

c. 根据施罗特疗法进行练习：上身主动伸展，向左倾斜，这样可使右侧腰部凹侧的压力得到缓解并拉伸右侧腰部凹侧，假肋可以向外、向上抬起。不活跃的腰部肌肉被迫维持姿势，从而变强。腰椎弓伸展，左侧凹面也得到缓解，因此这些肋骨可以向侧面和头侧拓宽，并向背侧移动。颈部由于扭曲而形成凸起并产生凹陷，尽管那里没有肋骨。这种轻微的"弯曲"可以通过很简单的"枕后推力"来解决，即头部处于胸椎弓的延长线上，下颌转向肋凸一侧 [M616]

d. 在运动的时候，由于脊柱伸展，凹侧肋骨是朝下的。因此，肋骨必须被往上抬起，即使在 X 线影像上它们呈水平走向。由于腰椎变直，上胸椎弓和颈椎弓显得更大，因此，必须在这一区域进行向右的反向运动，并结合"枕后推力"将头部和颈部向右旋转和倾斜 [L143]

e. 期待的运动方向想象示意。腰椎归直，"直角"呼吸达到解剖学上最大限度的脊柱伸展和胸凹部分拓宽的效果。这会将肋凸下的摩擦疼痛消除。在肋凸上部，进行"肩部反拉"，即脊柱弓的凹侧通过水平伸出的右侧手臂的拉力实现解旋并收紧后侧及外侧的悬挂肋凸 [L143]

f. 开始治疗时的照片 [M616]

g. 应用上述理论治疗 6 周后的结果 [M616]

h. 当上身向凸侧屈曲的时候，腰椎弓会增大，外观看起来脊柱仿佛被撕开，腰椎弓被迫向外，因此增加了扭转，这也影响到位于上部的脊柱弓 [M616]

i. 当上身向凹侧弯曲的时候，胸椎弓会增大。骨盆的位置得到了矫正。根据施罗特原则，需要进行主动矫正，运用"直角"拓宽，并使上部更多的凹陷处通气，从而将缺陷变成优势。脊柱侧凸患者绝对不允许做脊柱侧屈训练（译者注：反弯曲练习），只能向胸凹侧倾斜，左右都不得出现狭窄的情况，这样才能使躯体产生良好的形态偏移 [M616]

注意

> 姿势的矫正必须从底部开始。因此，在脊柱侧凸中对足部和腿部的干预贯穿整个治疗的始终。

由"旋转－角度"呼吸所产生的胸式呼吸运动可以移动胸肋关节并且可以反旋部分脊柱，减小肋凸，这些成果都是肉眼可见的。

可以想象的是，胸廓相对于骨盆及肩胛带的解旋会产生不一样的肺部压力，膈肌的下沉同样可以对胸廓产生有利的影响，让胸廓位置更加正常并改善胸廓及胸腔内组织的功能。这也有利于胸部其他器官和腹部的器官。因此也可以理解为，胸廓的形状也可由此改变，如同图 10.4 展示的那样，即使 X 线影像上暂未显示出显著的角度减小。其成果可以由以下因素构成。

（1）通过对肌肉骨骼系统的影响，最终可以使身体姿态归位（矫正脊柱侧凸的重心失衡），这也是最根本的意义。

（2）只有过矫才能矫正。

（3）通过过矫才能使之前萎缩的肌肉重新工作。

（4）空气涌入胸部的凹陷区域，使其压力得到缓解。

（5）通过主动伸展脊柱弓和胸腔外部区域，延展所有身体部分。

（6）只有第 5 点达成后才可能反旋脊柱和肋骨。

（7）紧接着在矫正位运用最强烈的矫正等长收缩，动用所有肌肉以保持矫正姿势（否则脊柱侧凸姿势会进一步固定）。

注意

> 没有发现其他可以使特发性脊柱侧凸带来的多种形变转变为正常的保守治疗方法。

作为脊柱侧凸的治疗师，必须认识并掌握上述要点，同时向患者解释这些原理。双方都必须深知，这些方法起初改善外观，随后缩小侧凸

角度（X 线影像上可测量），最终使患者变得更健康。

10.2.10　案例 J：腰骶弓代偿下的脊柱直立

一位 15 岁的女性患者（图 10.32）在我们的医疗中心接受了 6 周的辅助工具治疗（图 10.33），在此期间我们运用了所有种类的被动矫正垫和 5 种骨盆矫正方法。

半年后，X 线影像显示胸椎弓和腰椎弓明显变直（图 10.34）。然而，由于第四和第五骨盆矫正（肋凸侧的髋向后旋转和下沉），腰骶部脊柱弓的角度加大，骨盆倾斜度为 5°。这样的骨盆矫正显然对腰椎弓有好处。但是如果下部脊柱弓的位置过于靠上，就如同这个案例中的情况，那么这两种骨盆矫正方法最好不要进行。

后来，患者继续在家自行练习 7 个月。这一次她并未注重骨盆的旋转。腰骶弓现在变直了。

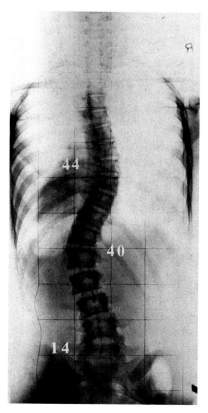

图 10.32　1.25 年内的 X 线影像对比 [M616]。15.25 岁特发性脊柱侧凸女性患者，伴腰骶弓弧度为 14°，向右侧肋凸处偏摆，骨盆水平。治疗前：胸椎弓弧度为 44°，胸腰段弓弧度为 40°，腰骶弓弧度为 14°

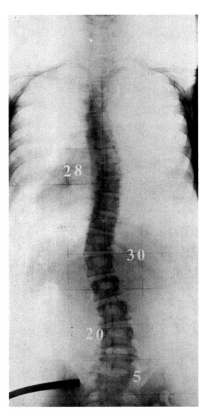

图 10.33   1.25 年内的 X 线影像对比 [M616]。患者 15.75 岁时

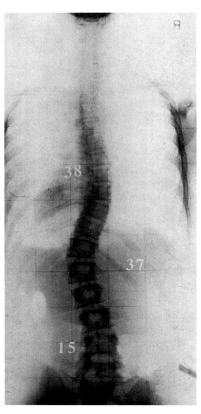

图 10.34   1.25 年内的 X 线影像对比 [M616]。患者 16.5 岁时

然而，这对于上部的脊柱弓却有不良影响。现在摆在我们面前的问题是，如何进行取舍：是水平的骨盆和较大的脊柱弓，还是轻微的骨盆倾斜和较小的脊柱弓？

10.2.11   案例 K：上半身侧屈时伴随的旋转

从图 10.35a 中可以看出，骶骨和下面的 3 节腰椎处于垂直位置。可以将椎体看作一张脸：棘突是鼻子，关节突是眼睛，横突是耳朵。

根据 Lewit（1987）的研究，图 10.35b 显示，非脊柱侧凸患者的脊柱在侧屈时伴随旋转。"脸"面向弓内侧和下方。

图 10.35c 显示了 2 节腰椎的后凸，图示相同腰椎的前凸。画叉的区域活动性增加。被挤压区域的椎体无法移动。

在腰椎生理性前凸的情况下，侧向弯曲会使椎体（主要是位于弓弧中间的顶椎）有向外移位的倾向。

因关节突之间的连接，椎弓区相对固定，椎体区则有一定自由活动的空间，所以只有椎体区真正遵循侧向运动的趋势。意思就是，椎体发生了旋转，向脊柱弓的外侧扭转。这在健康人的生理性侧屈中即会产生，那么在脊柱侧凸患者中，这些力的影响甚至会更强。脊柱侧凸的形状已经形成，躯干（包括头部）从上面压着脊柱，因此，脊柱弯曲一旦开始出现，扭转就会加强，尤其是位于姿态错误节段的脊柱的扭转会进一步发展。

如果我们对"肌肉气缸"练习进行观察，就会注意到，当弓内侧被延展，即腰椎弓反向弯曲时，会产生解旋，当然，这也是通过施加于该处的肌肉拉力形成的。"肌肉气缸"练习可以将侧屈的脊柱拉直，从而减少椎体向凸面被挤出（膨出）的趋势，这样就有了一些扭转的力量，从而减少旋转。

在胸椎区域，存在一个大约 30° 的生理性后凸。在胸部区域，椎体与肋骨紧密连接，因此是固定的。除此之外，椎间盘较薄。所以，椎体在

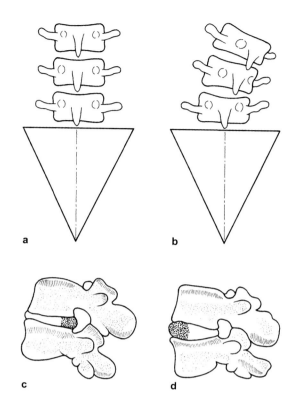

图 10.35 脊柱错误姿态示意图 [M616]

侧屈时同样会向凸侧移动，由此出现一个与腰椎类似的椎体旋转：棘突朝着弓内侧扭转。

根据 Dickson 等人（1984）和 Tomaschewski（1987）的研究，胸椎在主弓上前凸。但是，只有当 X 线影像是从形成主弓椎体的侧面拍摄时，才能看到这一现象。因此必须在站立位将身体倾斜着扭转。之后，即使是严重的脊柱侧凸，也可以看到在（常规）侧向光束路径中无法看见的前凸。

我们的解旋矫正法，即对狭窄的前胸（肋凸侧）进行向前、向上的"呼吸"矫正，以便紧接着使侧面的肋间肌进行收缩，即使是有胸椎前凸的情况，这一点也必须坚持；"向前、向上"不应该被理解为矢状面上的主动直立，而应理解为水平面上的旋转。

理论上讲，颈椎弓作为胸椎弓顶部的延续，可以被描述为一种前凸，类似于腰椎。同样，现在棘突再次向弓的内侧扭转。根据 Schroth 的观

点，头部矫正姿势（将头部向凹侧倾斜，下颌转向肋凸侧）起到了矫正的作用。中立椎（从一个脊柱弓过渡到另一处的椎体）在任何情况下都不发生旋转，只会倾斜。

10.2.12 案例 L：青春期

处于青春期的孩子的脊柱侧凸一直都是一个非常特殊的问题，尤其是初潮来临前的女孩。在此期间，部分脊柱侧凸会恶化，即使患者之前的治疗效果相当好。但由于身体发育相关的弱点，再叠加学业压力等，他们并不能靠自己的力量保持住矫正效果。一些母亲反馈，尽管女儿每天都会练习一小时，她们还是看到自己女儿的脊柱侧凸在 6 周内日益加重。在此期间，通常这些小患者的身体和精神都遭受了很大的挑战。因此，除了内部的支撑外，他们还需要外部的支持。在这种情况下，合身的 Chéneau 胸衣（译者注：色努支具）是最合适的，因为它可以根据体形进行反复调整。

当然，也有一些患者对这一切漠不关心，他们没有兴趣练习，也不想穿矫形支具，他们对自己的问题不做任何努力。对于这类患者，治疗师基本上无法提供帮助。也有很多患者，当他们意识到这一点的时候已经很晚了，在很多情况下，矫正的机会已经丧失。

我们得出了一个结论：正值青春期的患者正处于需要得到帮助的阶段，对还没有来月经的十四五岁的女孩来说，如果侧凸角度为 30° ~ 40°，必须使用适当的矫形支具，因为这样的脊柱侧凸如果没有得到额外的支撑肯定会恶化。

众所周知，脊柱侧凸超过 50° 就成为手术的指征。然而，一些患者不想或不能接受手术。他们如果可以不懈努力，那么仍然可以得到一定的保守治疗的帮助。但死板、机械的练习是没用的，这些患者必须运用积极的精神和想象力来引导自己的思想，同时也必须培养并拥有强大的执行力。

10.2.13　病例 M：胸骨移位的矫正（图 5.16）

胸骨构成了胸廓前部的中心。它在脊柱侧凸时可能会偏向一侧。在严重失代偿的三曲型脊柱侧凸并伴有凹侧髋凸的情况下，它通常会转移到肋凸侧（图 3.8b）；而在髋部正常的脊柱侧凸或是脊柱侧凸偏移较小的四曲型脊柱侧凸中，它将越过中间位置而向凹侧移动。在这种情况下的操作必须极为精细。患者用自己的指尖检查胸骨的位置并且也要注意看镜子。调整胸部，将胸骨带到中间，并在练习的同时保持住手和镜像的控制。保持"向前、向上"的胸腔运动，因为肋凸应该从背侧移动到腹侧。这个胸腔呼吸运动必须充分地进行，将呼吸的胸侧转得很向前，以使在侧面的镜子中，矫正侧完全遮盖另一侧。当然，髋部和肩胛带与其相反。方向"向内"反转为"斜向外、向上"（例如，在图 5.16c 的情况下，向右沿对角线向外、向上）。相应的"向内"只通过收缩外侧的肋间肌来完成，同时将脊柱向中间按压或推移，而脊柱会通过旋转呼吸以解旋的方式从凹侧被牵拉过来。

"旋转 – 角度"呼吸练习必须非常精确地应用在后侧（背侧），因为背凹面位于后侧，且只有后面的肋骨部分才可以拉动和撬动脊柱。一边在胸骨处用手进行自我控制，另一边在两面镜子之间对背凹处进行可视的控制，因此患者掌握了某种斜向呼吸（右前 + 左后）。如果"向外、向上"阶段成功，通过肋骨向后、向上的张开再加上胸腔的充盈，背凹处会向后拱出。如果髋部和肩胛带与其反向向前保持，腰凸被有力地向前垫起，患者就会有一种肌肉紧绷、爆裂的感觉。通过右侧强劲的肩部反拉，整个矫正完成。

10.2.14　案例 N：肩胛带矫正

向前移动引导凹处的肩区时，这一侧整个肩胛骨或整个肩胛带都需要向前，即不仅是肩峰向前，否则容易在背凹处上方形成一个肩凸。

因此，在仰卧位时，肩部矫正垫应如此放置：使整个肩胛骨向腹侧抬升。即使矫正垫放得再高，肩胛带也不会解旋，而是倾斜，这就错了。十分重要的是：在任何情况下都不应该只用凹侧的手臂作为"牵拉手臂"而将凹侧的肩部从肋骨上抬起，否则会增大颈椎弓的弧度。

肩胛带不只是在前后向旋转。如果患者是为了伸展凹侧，应尝试通过拉力去拉动胸凹侧的肩部，使肩胛带向外移动，并由此产生一个颈胸椎脊柱弓，整个肩胛带都会向这侧偏移。

由于很难将这侧肩部"向内拉"，Schroth 开始使用另一侧肩胛带和手臂的拉力，即胸凸侧肩部及手臂沿对角线向斜外、上拉或推。这可以将肩颈弓重新拉向中间，同时头部也需要在矫正位协同矫正。

但是，仅仅这样会加大胸椎弓的弧度。因此，必须将其向内带（进行这一侧的反向运动与外侧肋间肌的收缩）。

但即使这样也是不够的，因为通常肩部也会被一起拉向前方。因此，需要进一步修正。

- 对于"肩部沿对角线向外、向上"，肩部必须额外地向后。
- 对于"侧肋凸向内"，肋凸必须额外地向前和向上。

这一切听起来都很复杂，但当你看到练习的结果时，就能够明白了（图 9.5a，9.6）。

10.2.15　病例 O：前肋凸矫正

不能为了让所谓的前肋凸消失，就简单地用手向后或向内推，因为从前面用手去推压这些肋骨的话，会形成向后肋凸方向斜推的运动，使肋凸进一步增大。当形成背凹的同一处肋骨"向后、向上转和呼吸"时，前面的肋凸会自行归位。身体前部的辅助手法（图 9.18）常常会因为扩展背凹需要更多手法引导而被舍弃。

10.2.16　案例 P：平背

在平背的情况下（图 3.11e），3 个生理性的脊柱弓大大减小或几乎消失。此外，脊柱的生理缓冲功能也降低。患者有背痛的倾向。3 个躯干节段几乎没有相互位移，且在侧视图中呈长方形立于彼此之上。平背通常与"中空背"结合在一起，与此同时肋弓被向前推。这导致了一种不美观的姿势：胸腔上部向后下垂，头部前伸。由于胸腔直径由前向后减小，空间减小，肺活量也会降低。

依据 Tomaschewski（1987）的理论，平背患者的胸椎上某一些节段存在前屈受限，竖脊肌群缩短。最初对称性背伸肌缩短会随着稳定性的降低而转换为非对称性紧张，从而导致病理性的扭转（脊柱侧凸）。其原因可能是活动受限。

Tomaschewski 在所谓的"背包"位置测量平背，并用 X 线影像检查该处的侧面。从站立位的 X 线影像中往往不容易发现胸椎前凸。但可在 X 线影像中运用特定角度来测量"背包"处的椎体。这个角度越大，背部弧度就越符合生理；角度越小，胸椎后凸的生理曲度就越异常。Tomaschewski 对整个学校全部班级进行了"背包"检查，且将有前屈障碍的学生区分出来。观察表明，大多数情况下，这些学生出现了继发性的脊柱侧凸。

所以，平背与脊柱后凸一样并非是生理性的。大多数特发性脊柱侧凸患者都有平背。有时候，平背也会与腰椎后凸或颈椎后凸一同出现。

平背患者的胸腔矢状面直径较小，因此其呼吸受阻。其胸腔向前扭曲，几乎看不见肋凸，很容易在穿着衣服的时候看到一个"特别直挺的姿势"。

平背会随着年龄的增长造成后背部和腰骶部的不适。

如果从侧面看脊柱侧凸的胸椎弓，就会清楚地发现那里不存在以前人们设想的脊柱后凸，而是脊柱前凸。以为的"后凸"通常只是较严重的脊柱侧凸中的肋凸伪装而成的。

对平背来说，"旋转－角度"呼吸训练具有更为重要的意义，其在胸椎区域可以起到前屈松动的作用。"旋转－角度"呼吸的目的是增加矢状胸径。它也是治疗较高位脊柱侧凸的有利工具。

Katharina Schroth 在她职业生涯的早期就已经观察到这一点，尽管当时"后凸型脊柱侧凸"理论占据主导地位。因此，她特别强调类似"大拱桥"练习（图 9.29），因为它们可以与"旋转－角度"呼吸较有利地结合来旋回椎体。因此，她在那个阶段将"旋转－角度"呼吸称为"椎体旋回呼吸"。在平背的运动治疗中，应特别注意那些促使背凹填充和扩大的运动。

此外，在做向前的练习时，应注意背部不要向前弯曲，而是位于一个好的中立位置，且在这个位置上施加最后的矫正张力。

在胸椎前凸的情况下，仰卧位时后肋凸处不需要放矫正垫。如果是在"后背过度前凸"不伴随脊柱侧凸的情况下，矫正垫要放在肩胛骨的左右两侧以及仰卧位时的臀部下面。后者也适用于腰椎过度前凸。后凸元素在这里特别重要。在治疗球上的训练也是有好处的。患者将腹部和骨盆置于大治疗球上，将胸部逐渐贴于球面。在这种姿势下，可以特别好地进行背部呼吸。随着手臂向前伸展，肩胛骨之间形成一种肌肉张力。

在这个练习中，治疗师的指尖可以放在任意前屈受限节段的椎体棘突上。患者进行脊柱舒展并尽力呼吸。治疗师还可以在肋间隙从主弓向外进行循环呼吸刺激手法，与患者的呼吸进行轻轻对抗。

同样的技术可以被融入所有其他的练习中，不仅是针对平背。

上半身向前悬挂的练习（图 5.1）也可对平背起到有益的作用。头部重量造成脊柱延长，这意味着在"旋转－角度"呼吸时，脊柱可以很好地解旋。

10.2.17　案例 Q：缩短的补偿

警告

只有当腿部存在解剖学上的缩短时才应考虑提高鞋子后跟或者垫高足部，因为如果缩短可以被补偿，垫高短侧会使骨盆的向外移动、旋转及扭曲持续存在，且会进一步加大腰椎弓弧度。

通过把鞋子垫高来竖起侧向倾倒的上半身几乎是不可能的，因为腰椎会移向相反一侧。这会增加肋凸下的褶痕（图10.36，10.37）。

笔者认为，在这样的情况下必须取消缩短的补偿，进行将肋凸下半部分变长的练习（图10.36c，10.36d），从而将腰椎拉回到中间。

横向移位被纠正后，往往单侧髋部较高的现象就会消失。如果发现有必要进行缩短补偿，则应当长期穿戴矫形支具，即使是在练习时间里也要穿着，否则每走一步对腰椎来说都是错误的运动。

在某些情况下，大约在练习一年后患者就不必再佩戴缩短补偿器了，因为短侧腿似乎通过矫正受到了进一步的发育刺激。

如果存在腰骶弓，就要特别仔细地核验是否有缩短补偿的适应证。例如，减小腰椎弓弧度的方法可能会加大腰骶弓弧度，反之也是如此。如果存疑，那么始终遵循规则：不要代偿！如果外侧（外凸）的髋关节可以随着时间而"转回来"，尤其要遵循这一点。在这种情况下，腿部的倾斜位置也会发生变化，因此再也不必进行缩短的补偿，因为此时骨盆和骶髂关节再次处于水平位（图10.36）。从几乎所有的病例里都可以观察到，向外偏移的髋关节同时向背侧扭转。在X线影像中，三曲型脊柱侧凸左侧的髂骨（图5.12）、四曲型脊柱侧凸右侧的髂骨（图10.30b，10.34）看起来会更宽。

为了能使矫形支具更好地垂直放置，制作矫形支具时偶尔会提出缩短补偿的要求。然而，这要以人为制造的骨盆倾斜作为代价。

笔者认为，为确保矫形支具更有效，在取矫形支具的模型之前，患者必须学会如何正确地放置骨盆（图10.37e）。

穿着衣服的患者往往从远处就能看出髋部的高度差所造成的不对称。大多数情况下，它是一

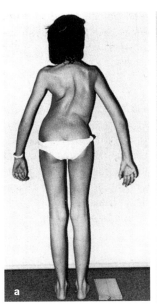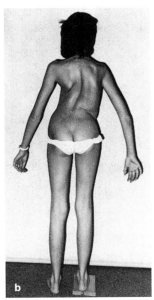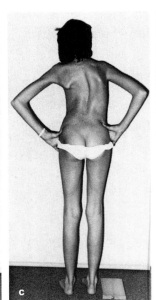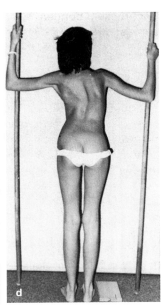

图10.36   缩短补偿对三曲型脊柱侧凸的影响 [M616]
a. 一位患有特发性脊柱侧凸伴明显骨盆姿态错误的12.5岁女性患者，其骨盆状态加重了脊柱的弯曲
b. 右侧足部垫高代偿向右侧悬挂的肋凸，加重了腰椎弓
c. 患者尝试不垫高而用手将左侧髋部向内推，这样腰椎变直
d. 髋部矫正通过主动矫正完成。上半身的直立通过等长压力结合肌肉群的收缩来达到姿势的保持

种功能性的骨盆倾斜。同时，髋凸的位置往往更
高。能看到皮带也是倾斜的，其中一条裤腿显得
更短。因此，即便在穿着衣服的情况下，患者也
应在两面镜子之间观察自己，并立即矫正这个
错误。

接下来患者尝试通过小的脊柱摇摆和向上的

舒展运动来松解脊柱僵化并实现最大可能的脊柱
伸展，一切又再次"呼吸"了。然后就像所描述
的那样，应稳固住伸展的结果。最实用的方法是
握住两根与头部高度平齐的木杆，然后向下压地
板来与之对抗。这利用的是肌群在伸展状态下的
一种等长张力。

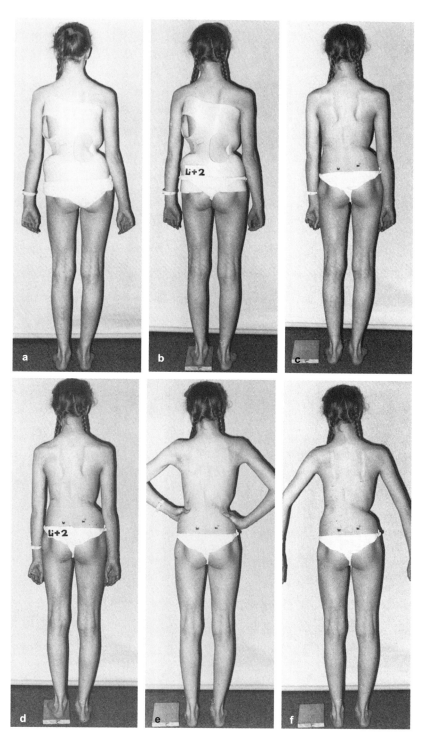

图 10.37　缩短补偿对四曲型脊柱侧
凸的影响 [M616]

当然，如果是多曲型脊柱侧凸，必须运用额外的腰骶弓练习。

- 某位 12.5 岁女性患者，穿戴 Chéneau 胸衣。没有垫高脚时，上身向左下沉。身体负荷在左腿上，右髋凸向外。
- 通过 2 cm 的脚垫使身体更加竖直，但是两侧臀纹处于不同高度（左边比右边更高）。
- 同一位患者，没有穿戴支具。其髂骨是倾斜的，臀纹也处于不同高度（右侧更高）。左边的腰部线条偏平，右侧的髋部突出。骨盆出现扭曲：右侧向上，左侧向前下。
- 左侧垫高 2 cm 并不能完全补偿骨盆的倾斜。但是右髋部不再那么突出。左侧的腰部线条再次形成。
- 同一位患者，"收进髋部"，将右侧浮肋向外、向上和向后、向上呼吸，并通过等长张力来巩固骨盆矫正结果。此时其臀纹是水平的。髋部变得更为平衡而且没有垫高脚！
- 患者尝试在不依靠手、只依靠感觉和镜像控制的情况下做矫正练习。功能性的骨盆倾斜尚不能被平衡。在没有垫高脚的情况下，通过后续一系列的练习，骨盆位置最终回归水平！

10.2.18　案例 R：非典型脊柱侧凸

非典型脊柱侧凸（图 10.38）的症状一般较为轻微，侧凸角度较少超过 20°，基本是脊柱的侧向偏差。它们可以分为三大类。

通常脊柱侧凸患者的棘突会转向脊柱弓的内侧，凸侧横突旋后，凹侧旋前，并且肋骨也被带到这个方向。旋转角度越大，胸廓畸形越明显，因为肋凸会进一步向后旋转。

非典型脊柱侧凸有不同的表现。

（1）脊柱侧凸弓内的棘突一般朝向背侧，也就是说，椎体并没有产生旋转，只是产生偏移，临床检查中基本上看不出异常，前屈测试时，也看不出脊柱两侧的水平高度差，该情况下可以开始竖直方向的矫正。矫正垫放置的位置同脊柱后凸的情况，例如在仰卧位邻近肩胛下角处左右同

时放置矫正垫，以使胸腔向腹侧拓宽。若 X 线影像中显示轻微的脊柱侧凸弓，则呼吸应该和"常规的"脊柱侧凸一样，向外和向上，但是没有向后的部分。在凸侧，只需要收紧外侧的肋间肌。

（2）如果 X 线影像中显示胸椎部分的棘突在弯弧部分的顶椎是朝向凸侧的话，那么临床上，当上半身前屈时，胸凹侧通常会出现肋凸。这种现象很容易让治疗师产生混淆。临床检查时，以左凸型脊柱侧凸为例，其表现为躯干向左偏移，理论上应有左侧肋凸，但是躯干向前屈曲的时候却有右侧肋凸（图 10.39）。在这种情况下，呼吸方向和矫正垫的位置都要做出改变。垫子可以很薄，因为扭转只是轻微的。在凹侧，将垫子横放在肩胛下角处。理论上凸侧应向后，但通常不这么做，目的是避免加重驼背。在这种情况下，只收紧外侧肋间肌非常重要。如果视觉效果允许，通过呼吸使凹侧向外扩大，并向腹侧旋转。

对于这样的脊柱侧凸，需要进行 Niederhöffer 训练，它针对的是上背部表层肌肉，并且只将肌肉拉向外侧。它可以使棘突向凹侧旋转。如果有疑惑，那就向竖直方向矫正，不用反旋。

（3）许多情况下，临床上有很多"常规的"脊柱侧凸伴有凸侧胸廓外悬的情况，它们出现在侧面或者背面，只是在影像中显示得并不典型（图 10.40）。在这种情况下，需要像"常规的"脊柱侧凸一样使用矫正垫和呼吸。任何情况下，对侧凸错误姿态的矫正都需要借助视觉。

笔者在 1982 年时观察到，1.4% 的患者存在非典型的椎体旋转；该比例在 1983 年上升到 3.1%，在 1984 年上升到 6.8%（表 10.1）。

10.2.19　案例 S：错误身体姿态的矫正

所有姿态紊乱的患者都没有正常的身体重心平衡。患有对称性体态紊乱（如舒尔曼病）的患者存在所谓的"后凸平衡"，而患有脊柱侧凸和脊柱后凸伴侧凸的患者存在"脊柱侧凸平衡"。

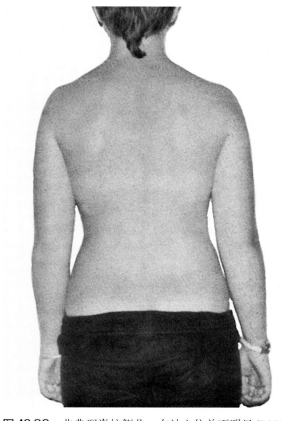

图 10.38　非典型脊柱侧凸，在站立位并不明显 [M616]

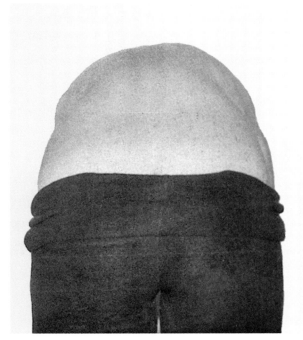

图 10.39　上半身向前屈曲的时候，可以明显看到右半侧背部向后凸 [M616]

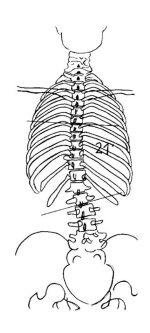

图 10.40　胸椎左侧凸患者的 X 线影像显示，棘突均向左旋转 [M616]

表 10.1　非典型脊柱旋转根据位置的分类及其所占比例

年份	胸椎 / 例	腰椎 / 例	胸腰椎 / 例	腰骶椎 / 例	腰椎 + 腰骶椎 / 例	患者数量 / 例
1982	15	2	—	—	—	17
1983	22	14	—	—	—	36
1984	51	21	3	1	2	77
共计	88	37	3	1	2	130

他们在姿态中无法继续平衡，因此只能错误地调节（失代偿）。他们的姿态结构也受到干扰。3 个躯体块分别从垂线偏移，部分向矢状面偏移，部分向侧面偏移。这可能导致完全的形态异常（图 10.41，10.42），并伴有全方位的生理和心理负担。

　　有一些患有极度严重脊柱侧凸的患者，多年以来并没有察觉自身脊柱侧凸的形成或者发展已经严重破坏他们的身体姿态。他们去看医生是因为他们出现了呼吸障碍，而最终被检查出严重的脊柱侧凸。令人担忧的是，患者和他们的家属往往对此没有认知而表现出满不在乎。在对比照片的帮助下，患者第一次注意到他们身体节段的偏移（图 10.43，10.44）。人们只有去认识它，才能去改变它，才会在家进行自我矫正。

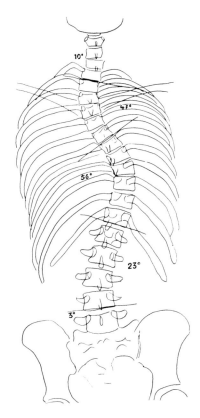

图 10.41 这是一位 26 岁脊柱侧凸女性患者的 X 线描记图：左腿短了 1 cm，右髋高了 1 cm，脊柱中心仍然代偿平衡在中垂线上 [M616]

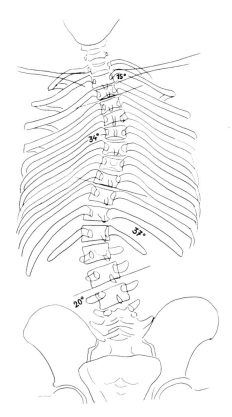

图 10.42 17 岁特发性脊柱侧凸男性患者的 X 线描记图：右髋凸出，躯干向左偏离垂线大概 4 cm [M616]

这也是为什么在姿态矫正中，需要认真对待每一个小错误并及时对其进行矫正的重要原因，同时这也是施罗特疗法的精髓。

如果姿态的偏差是由长短腿导致的，必须首先通过代偿短腿来消除这种偏差。当骨盆在平衡位置的时候，才能使较高的身体节段回归直立，也会使腰椎更移向中线，并将其他的脊柱弓拉直。

向侧边偏移的髋部必须往回收，无论哪一侧凸出的髋部都要往回收。为了恢复直立（即身体的代偿能力）必须力求达到过度矫正。这意味着训练中凹陷的躯干节段应变得凸起，凸起侧需要变得凹陷，躯干过于靠前的部分应该向后，而过于靠后的部分应该前引。

通过过度矫正，错误的姿势将被逆转。也就是说，这将创造出逆转的条件，让身体拥有对错误动作的正确感知。

对于轻度脊柱侧凸，通过过度矫正来训练确实是有必要的。有些矫正效果在练习后会消失，然而，它却在患者的意识里留下了特别的"直立""伸直"的感觉。因此，患者在结束练习后会下意识地采用更直立的姿势，或在休息时采用正常姿势。

对于严重的脊柱侧凸，必须将意念集中于其上。患者必须通过渐进式的练习和适当的积极心态，一毫米一毫米地使身体进步，直到身体重新获得代偿的能力。也就是说，即使患者仍有脊柱侧凸，也要保持身体位于中心线上。

姿态失代偿的修正像一条红线穿梭于施罗特脊柱侧凸的三维治疗中，也贯穿于本书。

10.2.20 案例 T：坐位后凸

坐位后凸患者往往没有脊柱侧凸。该病患者的生理性腰椎前凸消失，腰椎后移且后凸。尤其

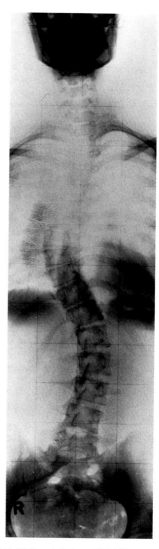

图 10.43 对比图像。（左）X 线影像显示患有四曲型脊柱侧凸的 16 岁女性患者，其骨盆位置水平 [M616]

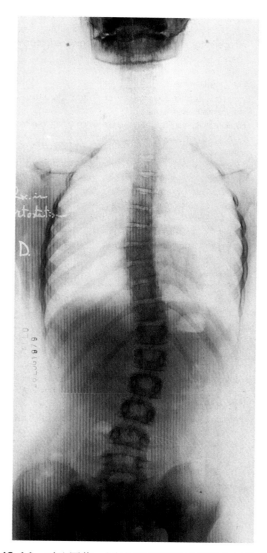

图 10.44 对比图像。（右）X 线影像显示患有四曲型脊柱侧凸的 12 岁女性患者，其胸部肋凸下的髋部突出，颈椎弓弧度 10°，胸椎弓弧度 19°，腰椎弓弧度 25°，腰骶弓弧度 14°。其骨盆相对于胸廓的侧移非常明显

是在坐位时，更加明显。大多数情况下，腰椎后凸会向上发展并形成胸椎前凸（图 10.45）。

　　如果是坐位后凸，治疗师应该检查脊柱下部分（L4/L5）是否有小的脊柱前凸。若有，那么治疗起来会比较棘手，因为有可能怎么做都是错的。因此，应将注意力集中在伸展练习上，并且应取得一个良好的中立位，最后强化肌肉，巩固结果。勿做不必要的复合动作。

　　如果坐位后凸没有伴随腰骶部前凸，练习可以在仰卧位下进行，患者需要伸直双腿。也可以在腰椎下放矫正垫。如果有一个额外的平背的话（图 10.46），骨盆要保持中立位。

　　使用绳带练习的时候，为了避免不必要的腰椎后凸，可以在骨盆两侧各用一根绳带固定。

　　无论如何，练习时必须将骨盆向后移动，也就是必须保持在纵轴上。将腰凸和肋凸从底部开始向后摆位，然后在弧线上方重新向前移动。因此，利用躯干后伸来治疗腰椎后凸是不合理的，因为这会产生多个不连续的身体轴线。

　　治疗必须保证将向后偏离的结构恢复至直立位。无论腰椎后凸的节段有多低，骨盆位置必须保持在其后方。脊椎弓的下半部分无论如何一定要在骨盆前面，而且胸椎不能向前凸。可以这么

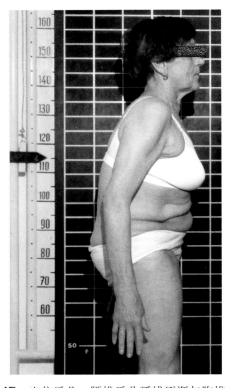

图 10.45　坐位后凸。腰椎后凸弧线逐渐与胸椎弧线融合 [M616]

想象：一张拉满的弓（就像射箭前的状态）的两端指向同一方向，弓中间的方向是与其相反的，否则它就不能成为一张弓。

如果坐位后凸与脊柱侧凸同时存在，胸凹侧就会有严重的腰凸（被误认为"坐位后凸"），而下部分（肋凸下的部分）肋骨则会向前拉。在这种情况下，就不能被称为坐位后凸了，其治疗方式与四曲型脊柱侧凸相同。

10.2.21　案例 U：椎体滑脱

椎体滑脱通常是第 5 腰椎相对于骶骨向前滑移，从外观上常伴有明显的腰椎前凸（图 10.47，10.48）。患者经常出现腰骶痛。在这种情况下需要把治疗重心放在减轻腰椎前凸上：当患者取仰卧位的时候，建议在双侧臀部的底部放置矫正垫，以便使腰椎前凸下沉。在俯卧位时，不要使用脚凳抬高骨盆（第一骨盆矫正）。

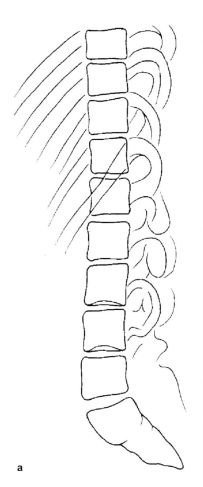

a

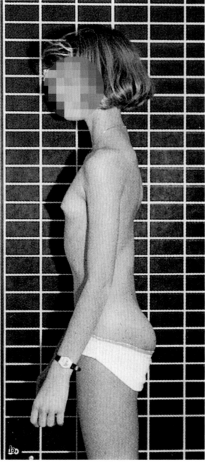

b

图 10.46　腰椎变直 [M616]
a. 侧位 X 线描记图
b. 患者的侧视图

相反，在腹部下方横向放置一个薄垫（腰椎前凸的补偿）。对于椎体滑脱，除了所有的施罗特练习，腹肌和骨盆稳定性练习以及腿部等长练习也尤为重要。

10.2.22 案例 V：背凹陷

在背凹陷的案例中，患者的脊柱曲线是与生理曲线相反的，且通常同时患有腰椎后凸和颈椎后凸（图 10.49）。有时，胸椎前凸会延伸到腰椎下部，基于此，骶骨便会极度向后。这也进一步导致髋关节和膝关节的屈曲挛缩。

这种情况下，应该对髂腰肌、股四头肌进行拉伸。另外应添加后凸的训练。仰卧位下患者的臀下部及骶骨应有支垫。针对平背应该再加入背凹训练。

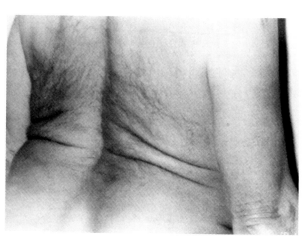

图 10.47 患有椎体滑脱的 46 岁男性患者，临床上可以明显看到由于 L5 滑移产生的棘突凹陷 [M616]

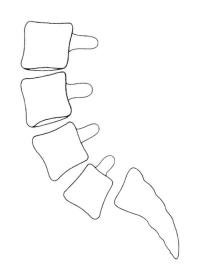

图 10.48 该患者脊柱滑脱的示意图，L5 椎体向腹侧移动（参考图 10.47）[M616]

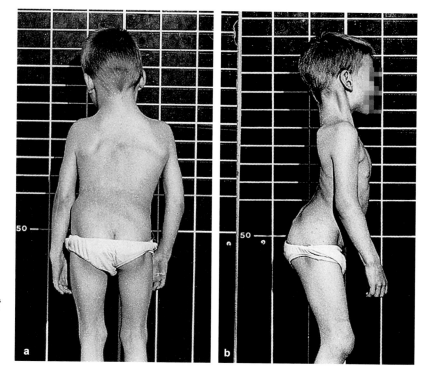

图 10.49 患有先天性脊柱侧凸和背凹陷的 5 岁小男孩 [M616]

a. 背面观

b. 侧面观

10.2.23　案例 W：椎体旋转滑脱

该病（图 10.50，10.51）来源于结缔组织的严重功能障碍，它通常在患者成年后发生。然而，患者在青少年期也会受到其影响（图 10.52），其主要发生在腰椎，也有发生于胸椎的案例（图 10.53）。患者由于韧带、肌肉及神经的损伤，往往有难以忍受的腰骶痛。大多数情况下，需要手术加强固定。

警告

> 如果患者在进行跪姿或站姿的"肌肉气缸"练习时出现腰骶痛，一定要警觉，必须考虑脊柱旋转滑脱并修改治疗方法。根据经验，在练习中通过手法治疗不可能阻止或者影响这种旋转滑脱，椎骨将继续在错误的方向上滑动。

因此，肌肉气缸练习需要在侧卧位下进行，但是首先需要手动反旋腰凸。如果在 X 线影像上出现旋转性滑脱，即使患者没有出现疼痛，也要这样做。

10.2.24　案例 X：胸腰段的脊柱侧凸（图 10.54）

胸腰段的脊柱侧凸展现了一个问题，就是治疗师需要决策，是以三曲型脊柱侧凸的治疗方法治疗，还是将它看作带有腰骶弓的四曲型脊柱侧凸来治疗。哪种选择看起来效果更好？

当曲线向上延伸到胸部大概第 9 胸椎处时，将有 4 对肋骨受影响，通常采用三曲型脊柱侧凸的治疗方法。患者躺在凹侧，并且在髋部和肩胛带处垫上矫正垫。

如果曲线只延伸至第 11 胸椎，那么就将其当作腰椎弓来治疗。当患者侧躺在这个"腰凸"侧时，要将这个腰凸先向前解旋。

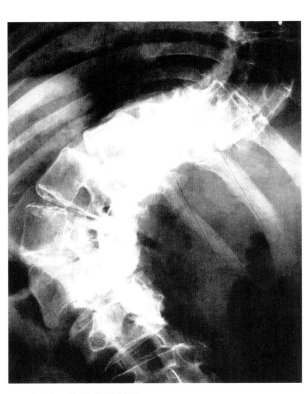

图 10.50　椎体旋转滑脱 [M616]

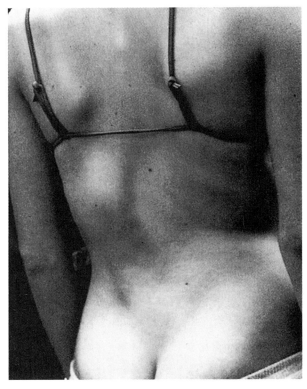

图 10.51　40 岁女性患者，因为 L1 与 L3 之间的椎体旋转滑脱而出现严重的疼痛

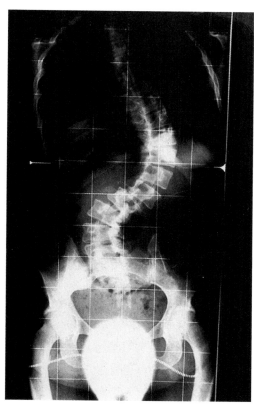

图 10.52　15 岁女性患者，患有腰椎旋转滑脱

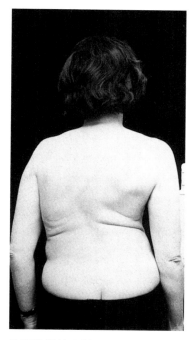

图 10.54　胸腰段脊柱左侧凸 [M616]

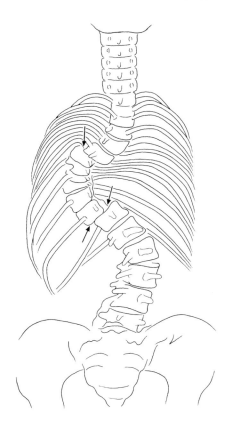

图 10.53　胸椎旋转滑脱。该情况较罕见，这张 X 线描记图显示的是第 5、第 6、第 7 胸椎和第 11、第 12 胸椎的旋转滑脱

胸腰段脊柱侧凸的训练摆位和矫正垫

以左凸为例。

- 仰卧位。
  - 右肩下纵置矫正垫。
  - 从肩胛下角处下纵置左肋凸矫正垫。
  - 右髋下纵置矫正垫，使得髋部旋前。
  - 左腿屈膝向外打开，或者在外旋位时伸直，但是不要运用足跟推力，以使拉伸不会延伸到左肋凸部分。
- 侧卧位。
  - 右侧卧位，下侧腿屈曲。
  - 髋部和肩胛带下放置矫正垫。
  - 当脊柱侧凸发生于胸腰节段较下的位置时，患者取左侧卧位，将该凸起当作腰凸并用支垫物支撑。上侧的腿放在脚凳上，不要主动抬起腿。不要运用足跟推力。
- 俯卧位。
  - 在骨盆下放置脚凳。
  - 需要时可在肋骨下放置滚轴。
  - 当双手放在前额下或者将木杆顶向墙时，在左肩及左肘下放置矫正垫。

- 前肋凸右侧放置矫正垫。

- 为了使左髋后旋，在其下放置矫正垫。

- 双腿伸直，可以的话，将左腿外旋（足内侧贴在地面）。

● 盘腿坐姿。

- 双臀负重相同——或者根据观察稍微向右转移一点。两侧都不要放矫正垫。

- 左腿先盘进，并将左髋部向后旋转。

- 检查双膝处，看骨盆是否水平。

- 在肋木架处观察：在左膝向后垫一个矫正垫的效果是否会更好？如果不是的话，那就不要垫子。

胸腰段脊柱侧凸练习结合联想来启动髂腰肌以解旋腰椎

以下 4 个练习针对的是左腰侧高位凸伴右侧肋凸。该训练可以解旋腰凸并使其变得平坦。

（1）患者站在桌子前，桌下有一把椅子。抓握住木杆向下推时，将上半身从骨盆位置向上抬出。在呼气的时候，保持"旋转－角度"呼吸所达成的矫正姿势，同时将右侧大腿向前向内用力压在椅背上，保持右髋向内。

（2）上半身水平放置在桌子上，右膝压在朝外放置的椅子的椅背上。对下沉的背部节段进行"旋转－角度"呼吸。在呼气的时候保持矫正姿势，并且将桌子边缘拉向身体。

（3）俯卧位，骨盆放在矮凳上，同时膝关节处放置第二张矮凳。在成功的"旋转－角度"呼吸后，右膝向前推第二张矮凳，同时运用枕下推力练习。

（4）患者躺在一个高的与肋木架保持一定距离的凳子上，右手抓住更高的肋木以反旋肩胛带，右髋部向后并用矫正垫支撑，伸展并外旋左腿，左足放在椅子上，用以固定弹力带。弹力带另一端放置在右膝和右侧大腿上。在吸气矫正后，患者在呼气时拉着肋木，用右膝向前、向内拉弹力带。

10.2.25　案例 Y：腰椎双弓

有时，腰段区域会出现 2 个弯弧（图 10.55）。当然，这些都是很轻微的，因为它只涉及 5～6 个椎体，也就是说每个腰椎弓只涉及 2～3 个椎体。

从外部看起来，一侧腰部比另一侧厚。尽管如此，不可以做"肌肉气缸"练习，因为这个运动反而会使两个腰椎弓的其中一个情况变严重。在这种情况下，腰椎节段必须做对称的运动。

10.2.26　案例 Z：四曲型脊柱侧凸

脊柱中的弓越多，弓的弧度就越小。因此，训练的方向基本都是直线。我们将这类脊柱侧凸当作直的脊柱并且在练习时注重加强脊柱的稳定性。大多数四曲型脊柱侧凸的情况都是脊柱弓的

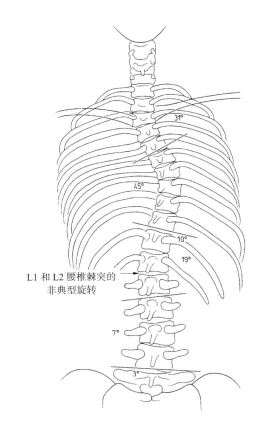

L1 和 L2 腰椎棘突的非典型旋转

图 10.55　棘突呈非典型旋转的腰椎双弓的 X 线描记图 [M616]

弧度小且短，因此很少使用覆盖多个节段的"旋转－角度"呼吸。在这样的情况下，像四曲型甚至五曲型脊柱侧凸，训练的方向需要是竖直的。此外，腰骶部的脊柱弓必须得到额外干预。

10.3　头部姿势

在任何情况下，所有的练习都必须注意头部的位置，因为它对姿势的好坏有决定性的影响。当头部前移的时候，肺尖会被挤压，从而不能通气，肋凸将进一步向后拱出。

因此，颈部的运动很重要，肺尖的压力因此减小，肺尖处准备好再次呼吸［参见图 9.41（感受脊柱延伸），9.42（拉伸缩短一侧的颈部肌肉）］。

如果颈椎弓很大且扭曲，头部将向凹侧倾斜，下颌将在枕后推力下同时转向凸侧。这将重新延展该脊柱弓。

如果这个脊柱弓看起来几乎是直的，也没有扭曲，那么头部保持直立即可。

10.4　患者报告

10.4.1　内容摘自一位 43 岁女性患者的来信

这位患者的对比照片见图 10.56。

就像您知道的，我在贵院的 6 周治疗期间取得了巨大的进步。我现在感觉好多了，因为我已经知道如何去保持自己的体态，并且我也找回了一大部分内心的勇气。

我建议保险公司购买肋木架，他们拒绝了我。之后我和我的骨科医生见面，并且给他看了我的 X 线影像。他大为震撼，并且为我感到高兴。他请求我将这些 X 线影像给他的同事看。我同意了。我也和他说了关于保险公司不给我买肋木架的事情，后来他送了我一个。

之所以将我的这些照片寄给您，是为了给其他患者勇气和鼓励。在 A 组的第一周，我经常感到沮丧，因为有时候治疗相当艰难。如今我知道，这样的启蒙教育是多么的重要，因为它是整个治疗的基础。如今我每天都练习，尽可能多地练习。

10.4.2　一位 65 岁女性患者的报告

为什么每年都来 Katharina-Schroth 医院？一位 65 岁的女性患者这样回答这个问题。

大概自 14 岁起，我就患有严重的脊柱侧凸。我一直都很喜欢运动，尽管这样，我的脊柱侧凸仍然存在。

50 岁时，我第一次来到巴特索伯恩海姆的 Katharina-Schroth 医院。从那时起，我每天按照这个医院的方法做一会儿体操。除此之外，慕尼黑有一位接受过培训的物理治疗师，我每周都会去她那里治疗一次。

并不是所有这样高频训练后的成果我都能维持住。因此，每年我都必须不断重复练习以巩固成果。

例如，60 岁时，我来到诊所，脊柱侧凸的角度为 32°。经过 3 周的训练后，脊柱侧凸的角度为 26°，减小了 6°。

2 年前我刚来医院的时候，肺功能值为 33%。仅经过 2 周的训练，离开医院时，肺功能值是 37%。2 年之后的现在，我来医院的时候肺功能值是 43%，经过 3 周的训练，出院的时候肺功能值达到 47%。除此之外，我也"长高"了 2 cm。这意味着强化的肌肉可以帮助脊柱挺直。胸廓也变宽了，留给肺部的空间更多了。

总有一种偏见——随着年龄的增长，对肌肉和呼吸的强化积极训练将"不再有用"。实际上，这些训练对生活质量和工作能力的提升有明显的积极作用。我现在已经超过 65 岁了。

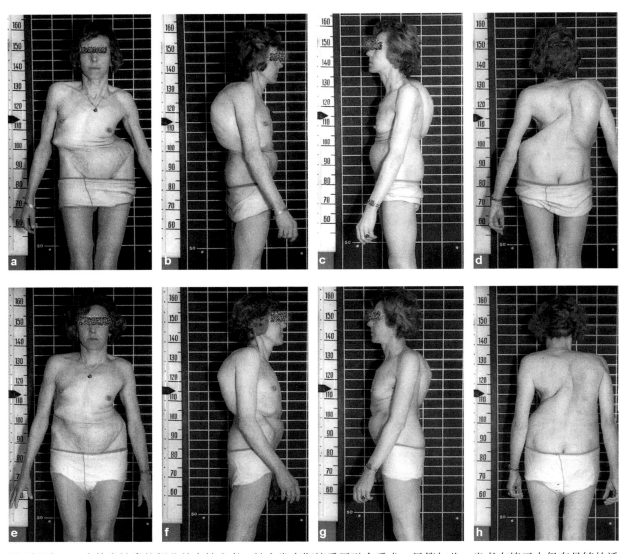

图 10.56   43 岁特发性脊柱侧凸的女性患者。她在发育期接受了融合手术。尽管如此，患者在练习中仍有足够的活动能力，并带着热情进行训练 [M616]
a~d. 开始治疗时
e~h. 6 周疗程结束时

10.4.3   超过 10 年的治疗过程

在这里展示一位女性患者的治疗过程（图 10.57），她一直坚持不懈地练习，且长期穿戴着合身的矫形支具。

这位患者自 6 岁到 13 岁，最初由于姿势不良，之后又因为脊柱侧凸，一直接受物理治疗师的治疗，一般是一周 1~2 次的常规物理治疗练习、往返爬和 Niederhöffer 体操。

在 12.3 岁时该患者第一次进行 X 线影像检查，结果显示胸椎弓弧度为 28°，腰椎弓弧度为 32°，腰骶弓弧度为 22°。

9 个月后，第一次住院接受施罗特疗法治疗时，其 X 线影像显示胸椎弓恶化，弧度从 28° 增大到 43°，腰椎弓弧度从 32° 增大到 58°。

诊断：特发性脊柱侧凸（胸椎右凸），伴随严重的腰椎弓左凸，且腰骶弓又向右凸，将右髋关节向外带。患者的身体重心向左偏移，左腿看起来缩短。由于其脊柱侧凸在 12~13 岁不断快速进展，所以在第一次住院治疗期间针对其病情制作了一件合身的 Chéneau 胸衣，将胸椎弓弧度矫正到了 13°，腰椎弓弧度矫正到了 18°。在

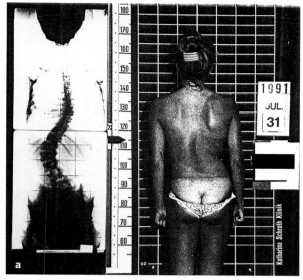

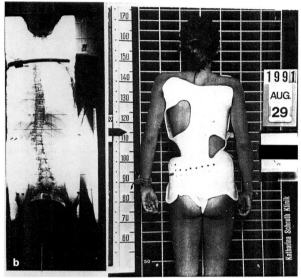

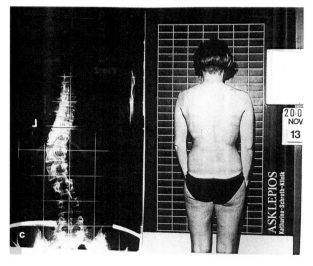

接下来的 4 年中，矫形支具每天穿戴 21～23 小时，18 岁到 23 岁时只在晚上穿。

这位女性患者在进行施罗特疗法的自我训练方面非常值得钦佩，她每周去拜访一次施罗特治疗师，并每天在家自我练习和游泳。因此在她 25 岁时，经过完整的矫形支具训练后，她的身姿看起来是非常挺拔的。脊柱弯曲度大大减小。她的胸椎弓弧度只有 24°，腰椎弓弧度为 30°。外观矫正也会主动引导脊柱矫正。

并非在所有情况下都需要穿戴矫形支具。但是，患者正处于青春期时，必须穿戴矫形支具。这是为了两种疗法的良好结合。

患者对自己在施罗特疗法中投入的时间和金钱感到高兴。如果没有这种治疗，脊柱侧凸会进一步恶化，最终导致需要接受脊柱融合手术。

对手术医生来说，改善角度非常重要。当时 Katharina Schroth 手头几乎没有 X 线影像。因此，她只能试图对外观进行改善，这对患者来说也十分重要。

患者也没有了之前因上半身塌陷、肋骨间相互摩擦或与髋骨摩擦而产生的疼痛，患者因此感到高兴。

10.4.4　一位 81 岁男性患者的报告

以下报告的目的是鼓励那些极其严重的脊柱侧凸患者要继续坚持施罗特疗法，以便他们的状况在老年时期也能得到维持。

在此对这位 81 岁的患者（S 先生）的报告表示由衷的感谢。如 S 先生这样的严重脊柱侧凸患者通常不会过早离世。S 先生在巴特索伯恩

图 10.57　一位 13 岁女孩超过 10 年的治疗经历 [M616]

a. 左：一位患有特发性脊柱侧凸的女性患者在施罗特疗法治疗初期的 X 线影像。其胸椎弓弧度 43°、腰椎弓弧度 58°、腰骶弓弧度 25°。右：右侧髋关节凸出，左侧

腰部严重凸起

b. 左：同一患者穿戴矫形支具后的 X 线影像。胸椎弓弧度 13°，腰椎弓弧度 18°。右：该患者穿戴 Chéneau 胸衣时

c. 左：同一患者在 25 岁时，第 8 次接受施罗特疗法治疗后的 X 线影像。胸椎弓弧度 24°、腰椎弓弧度 30°、腰骶弓弧度 21°。右：施罗特疗法治疗后，患者身姿笔直、挺拔

海姆接受治疗时，Christa Lehnert Schroth 在这座城市遇见了健康又快乐的他。他兴奋地阐述了以下内容。Lehnert Schroth 请求 S 先生写下来并发表，他表示非常乐意。

---

17 岁时，我来到美丽的易北河畔城市迈森参加一个特殊的体操项目——它的场地建在城内的河畔上——那并不是一家豪华疗养院，而是一片充满着夏日欢乐氛围、长有果树的大草坪。每天清晨，我们由 Schroth 女士带领，在户外进行适当的训练。每天，她都会针对每个人的临床情况，向练习者传达她的想法。人们努力去感受并理解这样一个新的思想：呼吸—氧气—生命。她和她的助手们站在体操场上，人们发现她的目光朝向阳光。她热爱黄色，认为它是闪亮的元素，也与她的体操服相匹配。

在实践中，而不是在骨科的讲堂里，她的体操系统不断发展。不难想象，对她来说，她必须不断地与所有思想和实践理论博弈。她给我们透露了一些她的斗争成果。她提到曾在霍亨林青疗养院工作的 Gebhardt 教授等人对她的成果表示肯定。

我总是欢快地从我的公寓走上一个斜坡，在体操伙伴的陪同下，一心一意地投入体操中。在测量器和相机的记录中，我看到了明显的成功。迈森在两个方面给我留下了深刻的印象：人们感谢 Schroth 女士，感谢体操带来的成功和被钟爱的迈森市，这些都让我们的空闲时间更加美丽。

上文写于 1999 年秋，85 岁的 S 先生在 Asklepios Katharina-Schroth 医院治疗期间。那时他的精力依旧非常充沛，仍然骑自行车、写作。后来他又写道：

我已经 88 岁了。我很想再次来巴特索伯恩海姆的医院进行康复治疗，但是申请被我的医保拒绝了。但 5 月到 10 月这段时间，我仍通过骑自行车来保持健康。我已经这样做 20 年了。

上次在你们原来的医院的时候，我每天从"森林屋"到餐厅来回四五次，走 120 个台阶，且没有任何困难。

如今，我仍是一名作家，并享受着这份工作带来的乐趣。40 年来，我早上一直会花 20 分钟做 25 个俯卧撑和其他针对背部的体操练习。傍晚，我会花 10 分钟再来一遍。有时我也会休息半小时。我不需要为我的心脏吃药。我只服用钙片。我独居，是个 Waerland 主义者，吃很多生的食物，其中 80% 的食物是蔬菜、沙拉、土豆、含亚麻籽油的凝乳，20% 的食物是鱼和其他肉制品。

在 16 岁的时候，我第一次去迈森的 Schroth 女士工作的医院待了 3 个月。之后我不时地回去，直至今日仍坚持着施罗特疗法治疗。

50 年来，我没有一天卧床不起，也没有因为脊柱侧凸看过医生或使用过药物。如今，患有严重脊柱侧凸的 88 岁的我依旧健康。

10.4.5　一封来自 84 岁女性患者的信

以下是我们对一位 84 岁的女性患者进行回访时她回想到的。

我手里还有你们寄来的明信片，它都快 60 岁啦。当时的情况真的很有趣。这一切多么美妙，那时看起来微不足道的开始如今变得这么伟大……

如今的医院非常漂亮，但我常常回想起早年时光，特别是在 Wörthersee 湖的那段时光（夏天我们在那里进行过治疗）。那里有一片草地、两根木杆、一个滚轴和两个小沙包。我们盘腿坐在地垫上呼吸，为了矫正我们的脊柱而朝着正确的方向运动。每每回想我们的练习时光，我都感叹 Schroth 女士超前时代那么多。

今天人们说的"自主训练"在 65 年前没有人采用。现在，治疗师提倡健康的自主训练等，实际上我们和 Schroth 女士很早之前就开始执行了。它是如此奏效，以至于到今天，每当我想着它的时候，还能从骨子里感觉到。

那是一段被祝福的时光——我可以不喘气地爬楼梯，因为有优秀的施罗特呼吸矫正法陪伴着我。

10.4.6　一位 32 岁女性患者的报告

一位 32 岁的女性患者热情地表示，年轻时她必须好几年都穿着矫形支具，之后她在自己的睡衣上缝了 3 个口袋，晚上就把施罗特矫正垫放在里面。由于之前穿戴矫形支具，她总要仰着睡觉，睡衣有了矫正垫后睡觉姿势对她来说便不再是个问题。如今，在经过 3 次怀孕、12 年无治疗、日常做家务以及每天进行一些施罗特疗法练习的情况下，她的脊柱侧凸并没有恶化。相反，现在隔着衣服已经看不到她的肋凸了，她的脊柱已经解旋了。现在她可以随心所欲地睡觉了。

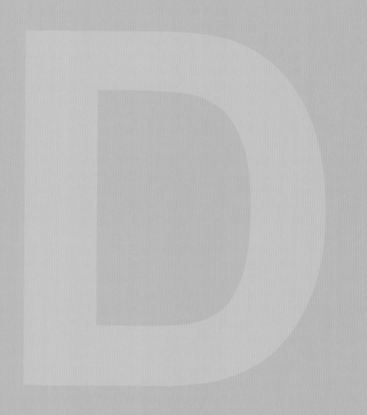

D

记录与评估

第11章 | 治疗过程和结果的记录

在 Asklepios Katharina Schroth 医院，治疗师不仅做回顾性研究，也在进行前瞻性研究，以记录治疗效果。研究发现，即使是严重的脊柱侧凸也可以得到改善。当然，初期和 30° 以内的脊柱侧凸较容易治疗。借助姿态表面检测分析系统，可在表面测量中发现显著的侧向偏移减少、旋转角度减小及脊柱长度增加。

脊柱侧凸水平仪测量结果也显示侧凸角度减小。肺活量和呼吸深度明显改善，这对右心负荷有良好的影响。

通过对运动量较大的训练进行训练时、训练前后脉搏的测量，可以发现心肺功能也能得到显著的改善。

治疗对疼痛有着非常良好的影响。

通过研究、对比肌电图，可以发现治疗对失衡肌肉再平衡的影响被记录下来。

问卷调查显示，对身体利好的情况也同样对患者的精神状态有积极的影响。依据 Hobi 的存在取向量表（Baseler Befindlichkeits-Skala）以及 von Zerssen 的"主诉清单"测试，可以发现治疗后患者的幸福感得到提升。另外，照片记录也是强有力的证据。

这些研究都被 Weiß（2000）详细且科学地记录下来了。

11.1 照片和影像跟踪记录

表 11.1 显示的是站立位与做施罗特训练时 X 线片显示的角度变化对比。在 X 线检查室里，患者无法全力完成练习，因为 X 线机器中固定患者手脚的部分不够稳定。患者在站立位和进行施罗特训练时的 X 线片对比见图 11.1 ~ 11.6。

值得注意的是，即使是老年患者，甚至是脊柱侧凸超过 60° 的患者，施罗特训练也能对其有良好的影响。

表 11.1　X 线片的评估

编号	年龄 / 岁	站立位椎体	站立位 Cobb 角 /°	顶椎	运动时的 Cobb 角 /°	差值
1	14		13		6	−7
		T10				
			30	L2/3	6	−24
		L4				
			17		0	−17
2	15		20		18	−2
		T5				
			44	T8/9	28	−16
		T11				
			40	T12/L1	30	−10
		L3				
			14		20	+6
		L5				
			0		5	+5
3	16		7		0	−7
		T3				
			15	T8	0	−15
		T10				
			17	L1	12	−5
		L3				
			17		4	−13
4	18		18		11	−7
		T5				
			39		22	−17
		T11				
			47	L2	18	−29
		L4				
			26		7	−19
5	20		9		6	−3
		T3				
			23		16	−7
		T10				
			34		21	−13
		L3				
			20		11	−9
6	20		7		7	0
		T4				
			23	T8	23	0
		T11				
			16	T12	8	−8
		L3				
			6		0	−6
7	20		45		37	−8
		T7				
			85		57	−28
		L1				
			44	T10	30	−14
		L4				
			6		10	+4

续表

编号	年龄/岁	站立位椎体	站立位 Cobb 角/°	顶椎	运动时的 Cobb 角/°	差值
8	22	C4				
			44		35	−9
		T5				
			87		75	−12
		T11				
			77		58	−19
		L4				
			31		23	−8
9	24	T4				
			18	T8/9	20	+2*
		T12				
			71	L2/3	47	−24
		L5				
			58		35	−23
		骶骨				
			22		11	−11
10	27		6		22	+16*
		C5				
			11		0	−11
		T7				
			24	T12	6	−18
		L3				
			14		5	−9
11	28		4		2	−2
		T11				
			15		2	−13
		L3				
			11		3	−8
12	30		13		—	—
		T3				
			23	T8	2	−21
		T11				
			28	L1	24	−4
		L3				
			18		16	−2
13	31		17		17	0
		C7				
			54		46	−8
		T9				
			63		49	−14
		L2				
			25		19	−6

*患者在训练时头部是倾斜的

续表

编号	年龄 / 岁	站立位椎体	站立位 Cobb 角 /°	顶椎	运动时的 Cobb 角 /°	差值
14	31		6		6	0
		T3				
			23		14	−9
		T8				
			30	T12	8	−22
		L2				
			13		6	−7
15	32		10		9	−1
		T1				
			39	T3	31	−8
		T5				
			49	T7/8	36	−13
		T10				
			49	L1	29	−20
		L3				
			27		15	−12
16	36		29		15	−14
		L1				
			57	L2	40	−17
旋转滑移						
L1 ~ L4		L3	28		25	−3
17	37		12		12	0
		T3				
			46	T5	34	−12
		T10				
			69	T12	46	−23
		L3				
			35		24	−11
18	37		52	T7	30	−22
		T10				
			47	L2	30	−17
		L3				
			18		20	+2
19	38		17		23	+6
		T1				
			57		57	0
		T6				
			66	T10	53	−13
		L2				
			26		20	−6
20	63		20	T8/9	?	?
		T6				
L2/3			56	T7/8	49	−7
手术融合		L4				
		骶骨	52	L2	34	−18
			23		18	−5

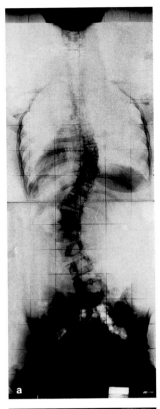

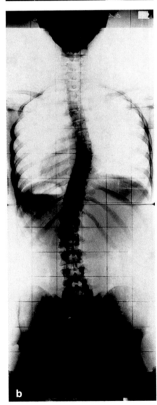

图 11.1   18 岁女性患者的 X 线片 [M616]
a. 起始位
b. 练习时

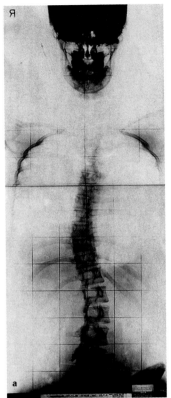

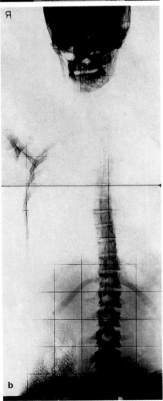

图 11.2   21 岁女性患者的 X 线片 [M616]
a. 起始位
b. 练习时

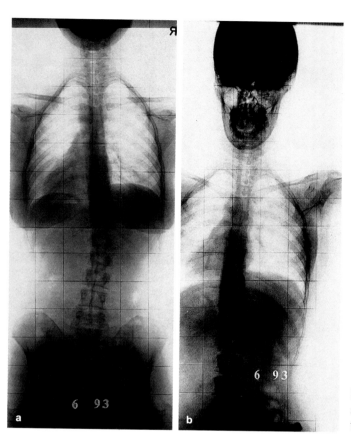

图 11.3 28 岁女性患者的 X 线片 [M616]
a. 起始位
b. 练习时

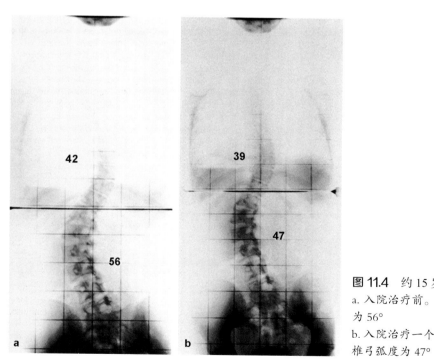

图 11.4 约 15 岁女性患者的 X 线片 [M616]
a. 入院治疗前。胸椎弓弧度为 42°，腰椎弓弧度为 56°
b. 入院治疗一个疗程后。胸椎弓弧度为 39°，腰椎弓弧度为 47°

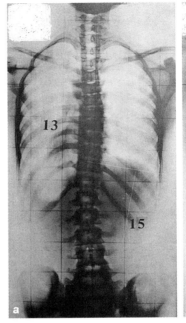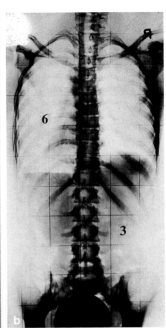

图 11.5   12.8 岁女性患者的 X 线片 [M616]

a. 在入院进行施罗特疗法治疗前。胸椎弓弧度为 13°，腰椎弓弧度为 15°

b. 在入院治疗 4 个月后。同一位患者 13.4 岁时，其胸椎弓弧度为 6°，腰椎弓弧度为 3°。这位患者在家也同样规律地完成了物理治疗的练习计划

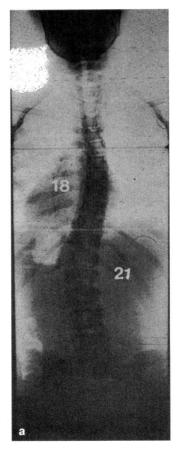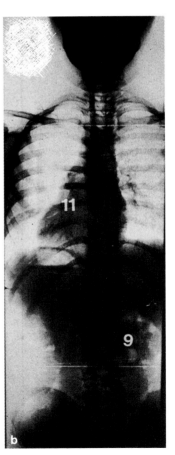

图 11.6   9.5 岁女性患者的 X 线片 [M616]

a. 在入院进行施罗特疗法治疗前。胸椎弓弧度为 18°，腰椎弓弧度为 21°

b. 在入院治疗 6 周后，这位当时 10.6 岁女性患者的胸椎弓弧度为 11°，腰椎弓弧度为 9°。在此期间患者接受了一次高强度的施罗特疗法住院治疗

11.2　利用表面肌电图对目标肌肉的监测

对于特发性脊柱侧凸，肌肉组织是治疗的重点。一方面，通过特定的脊柱侧凸姿势训练让肌肉长时间维持矫正后的姿势，形成肌肉记忆，达到矫正效果（Götze，1975）；另一方面，肌源性疼痛也能通过适当的训练而缓解（Hettinger，1978；Weiß，1989a）。在许多关于该主题的已发表文章中都谈到了肌肉锻炼。通过施罗特训练，患者感受到在住院治疗后体能也得到进一步提升（Weiß，1989a）。然而，据笔者所知，目前尚没有针对物理治疗后姿势表现和能力变化的客观性评估。

一般来说，脊柱侧凸患者的弓外侧肌肉的活动增加（Basmajian 和 De Luca，1985；Schmitt，1985；Heine，1980；Güth 和 Abbink，1980；Brussatis，1962）。这可能是由于凸侧肌肉更多地被使用而形成一种适应机制。适当的训练方式可以使肌肉工作更有效率，也就是说，可以使用较少的运动单元来承担较大的负荷（Stoboy 和 Friedebold，1968）。

注意

> 因此，训练的效果可以通过相同负荷下减少的肌肉电信号得到体现（Basmajian 和 De Luca，1985；Schmitt，1985）。

Weiß（1990）的一项研究调查分析了 259 位患者的去伪影肌电图，这些肌电图是根据 Schmitt（1985）所创立的研究标准来采集的：从俯卧位起身后的一分钟内。

根据 Macintosh 和 Bogduk（1987）的建议，将表面电极（Ag/Ag Cl）贴在胸椎过渡椎的两侧及腰部竖脊肌，由此获得肌电图。

在入院进行施罗特疗法治疗后，凸侧胸椎的活动度明显降低，减少了 6.79%（$P<0.05$）。凸侧腰部的活动度也明显降低，减少了 14.2%

（$P<0.001$）。凸侧 / 凹侧的活动比例也有下降，胸段明显下降 11.99%（$P<0.001$），腰段下降 7.91%（$P<0.01$）。（图 11.7）

从这些结果来看，姿态维持能力有所改善。可以预见的是，肌肉的力量和工作效率通过在治疗中心进行的施罗特疗法治疗可以得到加强。

1988—1989 年，笔者在脊柱侧凸患者身上进行了肌电研究，以更加仔细地研究不同版本的施罗特疗法治疗的效果。

研究中，分别在胸椎、顶椎、棘突外侧 1.5 cm 的竖脊肌、斜方肌和腰椎顶椎处顺着腰部竖脊肌肌纤维走向贴上表面电极，以进行研究性测量（图 11.8）。

最上方一行显示的是胸椎凸侧椎旁肌的肌电活动，第二行显示的是胸凹侧椎旁肌的活动，第三行显示的是腰凸侧椎旁肌的活动，第四行显示的是腰凹侧椎旁肌的活动。

在腰部区域，肌电活动主要来自竖脊肌，因为 L2 以下的表面肌群结构由肌腱构成（Macintosh 和 Bogduk，1987）。

在胸部区域，竖脊肌和浅层肌群（如斜方肌）的活动相混合。根据 Friedebold 的研究（1958），如果在肢体固定的情况下（如利用木杆或做肩部反拉），在上述的贴片点采集到的主要肌肉活动来自竖脊肌。

研究人员检查了以下训练的不同变式（图 11.8，11.9）。

11.3　脊柱侧凸水平仪

为了研究"旋转 – 角度"呼吸对脊柱侧凸式呼吸类型的影响效果，笔者利用脊柱侧凸水平仪（图 11.10）对 76 位脊柱侧凸患者进行研究。

重要的是，这个水平仪需要放置在棘突上，且仅使用一个手指固定中间，避免治疗师对任意一端按压而产生偏差。

在 Katharina-Schroth 医院的治疗开始和结束时，笔者都会记录并分析吸气和呼气时脊柱侧凸

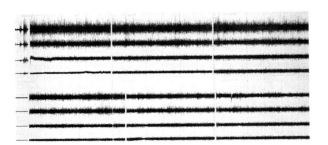

图 11.7 胸凸侧竖脊肌的肌电图（第一行）、胸凹侧竖脊肌的肌电图（第二行）、腰凸侧竖脊肌的肌电图（第三行）和腰凹侧竖脊肌的肌电图（第四行）。上半部分是执行施罗特治疗计划之前，下半部分是执行计划之后。动作为俯卧位至站立位。可以清楚地看到，在相同的工作负荷下，凸侧的腰部和胸部的肌群活动明显减少。尤其是腰凹侧的腰部竖脊肌明显更有效率，而这个肌群可以引导腰椎弓变得竖直和反旋 [M616]

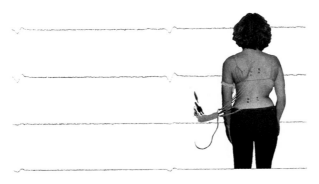

图 11.8 站立位时，这位 18 岁的女性患者被动地通过结构韧带获得支撑（肌肉不发力），因此在图中看不到肌肉的活动。一般来说，第一行和第三行显示增加的肌肉活动，也就是说，可能是腰凸侧节段支撑着胸部向外悬垂的部分。肋凸部分增加的活动也可能来自那些尽力去支撑躯干的肌肉，它们维持着上半身的肩胛带和头部的竖直位置 [M616]

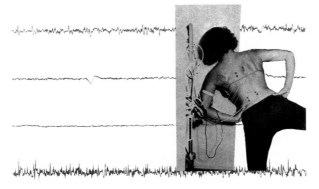

图 11.9 站立位伴髋部支撑的肌肉气缸练习。第四行表示右腰区域有增加的肌肉活动，并且在胸凸侧也有增加的肌肉活动。这是理想位置反射性激活的表现 [M616]

水平仪的数值差异。在平稳呼吸的情况下，首先调查呼气时脊柱侧凸水平仪的数值。

随后要求患者向其躯干凹侧呼吸，也就是向弱侧呼吸，如果有腰弓的话，也要向肋凸下的弱侧呼吸。此外，通过用示指快速叩击患者的目标躯干部分，可以使他们有所感觉。然后检测吸气时数值。

总体来说，几乎所有患者的吸气值都低于呼气值。在入院初期就已经存在一部分吸气和呼气值的差异，在住院治疗结束后，吸气 – 呼气值差在胸椎顶椎处增加了 7.98%（ $P<0.001$ ），在腰椎段则增加了 12.37%（ $P<0.001$ ）。

因此，经过施罗特训练，在住院治疗结束后，大多数病例的吸气值有所减小。也可以从呼气值和吸气值差的显著增长中可见一斑。这表明，"旋转 – 角度"呼吸可以将躯干不断调整（变得平坦）。

由于治疗前后的检查有相同的标准化操作（示指在目标区域的指向性轻轻叩击），因此，这种假设似乎能够证实呼吸模式的改变，并可有效用于躯干畸形的矫正。

11.4 肺功能测试

在 Katharina-Schroth 医院，每一位患者治疗前后的情况都被单独记录以便比较，包括患者的主观感受及其他各方面的情况。目前，关于施罗特脊柱侧凸三维治疗的治疗效果的研究已经完成，在此简要报告如下。

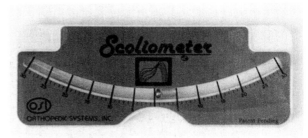

图 11.10 脊柱侧凸水平仪 [M616]

11.4.1　肺活量的改变

笔者研究了 2 年间初次来到 Katharina-Schroth 医院接受治疗的 2013 位患者。其中 93% 的患者的肺活量有所增加，增加值平均为 400～600 ml（图 11.11）。

在一项针对 10～13 岁年龄段脊柱侧凸患者的长期回顾性研究中（Weiß，1989），试验组的肺活量明显增加。初次接受治疗的患者，经过 6 周的治疗，肺活量平均增加了 20.85%（P<0.001）。重复接受治疗的患者中，肺活量平均增加了 10.7%（P<0.001）（图 11.11）。

另一项研究对比了青少年脊柱侧凸患者和成年脊柱侧凸患者的肺活量变化（Weiß，1989b）。在青少年患者（N=278）中，肺活量较初始时显著增加了 18.94%（P<0.001）。这相当于平均增加 445 ml，从开始的平均 2499 ml 增长到 2944 ml。该组重复接受治疗的患者（N=124）的肺活量较初始时平均增加了 10.74%（P<0.001）。平均增加值为 264 ml，初始平均值为 2694 ml，最终平均值为 2958 ml。

148 位大于 24 岁且首次来到 Katharina-Schroth 医院接受治疗的脊柱侧凸患者在出院时平均肺活量增加 13.77%（P<0.001）。平均增加值为 398 ml，初始平均值为 3246 ml，最终平均值为 3644 ml（图 11.12）。

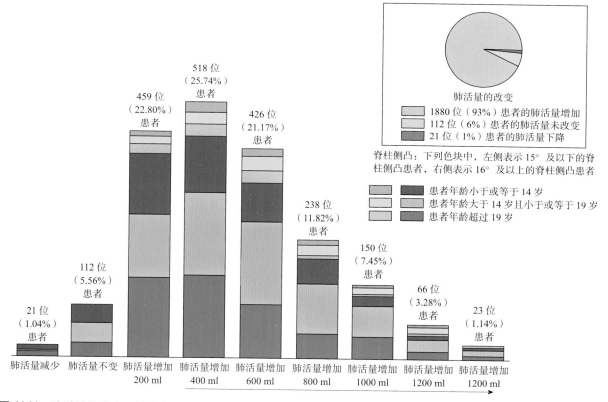

图 11.11　肺活量的改变。从柱状图中可以发现，接受治疗的许多患者都患有非常严重的脊柱侧凸（图表下方深蓝、深黄、深绿的部分），而轻度脊柱侧凸患者较少（图表上方浅蓝、浅黄、浅绿的部分）[L143]

Götze（1978）发现，在 Katharina-Schroth 医院重复接受治疗的部分青少年脊柱侧凸患者中，肺活量增加了 11%，这一点在其引用的研究中也得到证实。

经过首次治疗后，肺活量提升的百分比分别为 18.94% 和 20.85%，相当于重复治疗组增长率的近 2 倍。也就是说，首次治疗可以达到持久的效果，在多年之后这个效果只会略微减退。住院接受施罗特疗法治疗无论如何都优于几周的体能训练。虽然两者都能增加心肺功能，但 Bjure 等人（1969）和 Götze（1976）在研究中发现，体能训练并不能增加肺活量。

由于脊柱侧凸患者的肺活量下降会增加右心室的压力（Meister，1980），笔者认为，通过住院接受施罗特疗法治疗可以缓解那些脊柱侧凸伴心功能障碍患者的右心室压力。

11.4.2   呼吸冲程的改变

注意

呼吸冲程的增加可以被认为是肋骨活动度的增加。

呼吸冲程可以通过测量胸围（译者注：腋下、胸骨体和剑突为测量参照点）以及腰围的数值来衡量。测量需要同一名有资质的专业人员来完成。

一般来说，围度测量的一般误差在这里并不重要，因为测量的重点并不是单次测量的绝对值，而是它们之间的差值。

Weiß（1989a）报告了呼吸冲程在 0.5 ~ 7 cm 范围内的增加。不论是首次治疗还是重复治疗的患者，患者的三点测量结果均显示呼吸冲程增加超过 20%（图 11.13，表 11.2）。

在比较青少年组和成年组脊柱侧凸患者时，并没有发现明显的数据差异（Weiß，1989b）。在该研究中，10 ~ 13 岁患者的平均腋下呼吸冲程（译者注：在治疗结束时）增加了 29%，25 岁以上成年患者的平均腋下呼吸冲程增加了 33.3%。青少年组患者的平均胸部呼吸冲程增加了 29.4%，成年组患者的平均胸部呼吸冲程则增加了 31.5%。

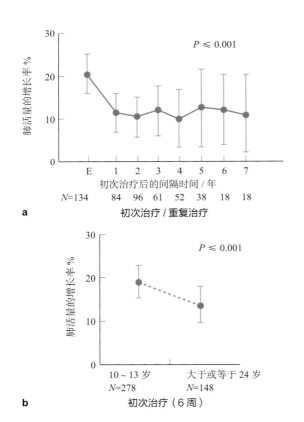

图 11.12   肺活量的增长 [L143]

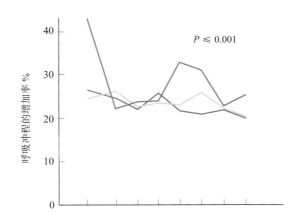

图 11.13   呼吸冲程的增加（经 H-R Weiß 许可转载）

青少年和成年脊柱侧凸患者的腰部围度的增加率分别为 45.1% 和 42.8%。这或许也是在施罗特脊柱侧凸三维治疗的框架内非常重视膈肌呼吸并对假肋进行矫正的重要原因。总而言之，从上述呼吸冲程的增加中只能得出一般的结论。它们并没有对相应的躯干扩张的确切位置给出任何指示。因此，有必要继续研究，这将在后文中讲到。

11.4.3　呼气时间和胸廓在横切面上的宽度变化

在每个疗程的开始和结束时，测量患者在站立位高强度吸气后的最长呼气时间（秒）。

长的呼气时间主要展现了膈肌和肋间肌的训练效果，因为其有必要持续工作。这种呼吸练习是每位患者的最基础的训练。

除此之外，每天应该有在初始值基础上增加 1 s 的持续动力。虽然这种增加不是持续的，但是几乎没有不能增加呼气时间的患者。穿戴矫形支具的患者也不受限。只有在 Cobb 角超过 100° 的脊柱侧凸的情况下，增加值才会变小，尤其是老年患者。

横切面上胸部宽度的增加并不像呼气时间（呼吸数秒）增加得那样明显。这在原则上是可以解释的，因为结构性变化在这里也扮演着重要的角色。

分别从双侧和前后侧对最大呼气和最大吸气的情况进行测量。

测量点位如下。
（1）腋下外侧。
（2）大约第 6 肋的外侧。
（3）胸骨柄 /T3 的前后侧。
（4）剑突 /T11 的前后侧。

用骨盆圆规进行测量。记录胸腔的直径在测量点处扩大了多少厘米，即可得出呼吸测量值。

因此，也要特别注意从胸凹的后部到前部沿对角线方向的呼吸。尽管这对患者来说很难控制，但通过训练可以获得显著的提升。

第一次治疗中，40 岁和 40 岁以下的患者（20 岁以下的患者占 89%，20 ~ 40 岁的患者占 11%）以及 40 ~ 64 岁患者的呼吸测量值增加（表 11.2）。

表 11.2　呼吸测量值的增加

呼气时间		40 岁和 40 岁以下，15.16 ~ 35.29 秒 =132 %	超过 40 岁 17.00 ~ 30.01 秒 = 77 %
		胸腔直径变化（cm）	胸腔直径变化（cm）
Ø	1.	1.41 ~ 2.03 = 44 %	0.85 ~ 1.65 = 17%
Ø	2.	1.64 ~ 2.29 = 39 %	0.75 ~ 1.50 = 100%*
Ø	3.	1.18 ~ 1.66 = 40 %	1.10 ~ 1.30 = 18%
Ø	4.	1.19 ~ 1.72 = 44 %	1.25 ~ 1.60 = 28%

* 之所以达不到 100% 是因为脊柱侧凸角度较大的老年患者有几个相对矛盾的呼吸值，在治疗过程中往往变为正值。在矛盾吸气的情况下，胸腔在有关的测量点上收缩，呼气时再次扩大

11.5　心率的测量

1995 年，在 Katharina-Schroth 医院，治疗师对 169 位脊柱侧凸和姿态缺陷的患者进行了为期 4 周的心率测量，以测试施罗特疗法治疗对于患者的负荷。测量的对象是随机选择的男性或女性患者，年龄范围是 14 ~ 30 岁，测量在特定的施罗特疗法治疗之前、期间和之后进行。不仅是首次治疗的患者，再次治疗的患者也参与其中（图 11.14 ~ 11.16）。

本研究对以下内容进行测量。
（1）仰卧位 5 分钟后第一次测量静息心率（平均为 71 次 / 分）。
（2）高强度的施罗特疗法治疗中的心率（平均为 85 次 / 分）。
（3）仰卧位 2 ~ 5 分钟期间的心率（平均为 73 次 / 分）。
（4）在"引导"放松 5 分钟后的心率（平均为 61 次 / 分）。

本研究的目的是确定部分强度较高的施罗特疗法治疗对心率和心血管系统的影响，以及这些治疗强度是否过大，患者是否会过度疲劳。

没有一位患者的静息心率和工作心率之间的

差值高于 20 次 / 分。在治疗期间，患者的心率成功地在较短的静息期内恢复到初始心率，甚至比静息心率低 8~12 次 / 分。如果以 75 次 / 分的初始心率为例，其下降到 60 次 / 分，就意味着一个月心率减少约 650 000 次！

由此看来，通过集中呼吸加上运动（即收紧）会给心血管系统解压而不是加压。患者们一致认为，安静的环境（团组和治疗空间）和集中注意力非常重要。

时间的选择也很重要。患者们在晚上会比在周日的早晨等其他时间"更加有压力和紧张"。这一事实也通过静息和工作心率反映出来。他们都赞同早晨是进行施罗特疗法治疗的最佳时间，因此他们也如此安排相应的家庭计划。

同样有趣的是观察内心（精神上）的工作——这对施罗特疗法来说是必不可少的，这有鼓励患者并提升其注意力的作用。

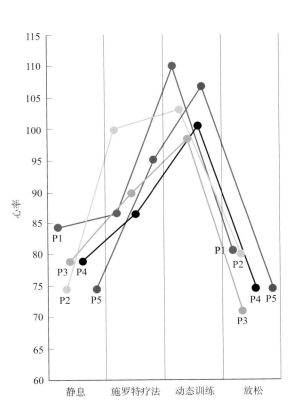

图 11.14　5 位患者在 4 周内的心率平均值 [L143]

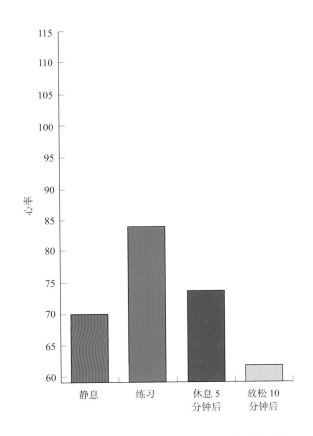

图 11.15　11~15 岁女性患者的肩部反拉练习前后的心率 [L143]

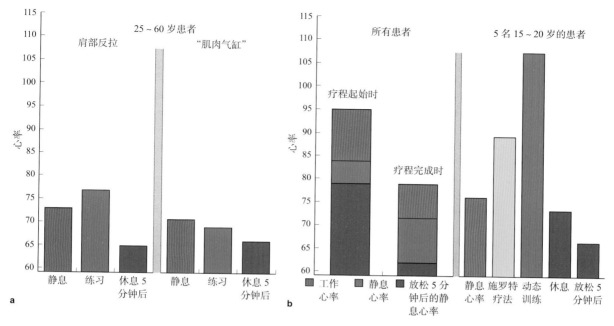

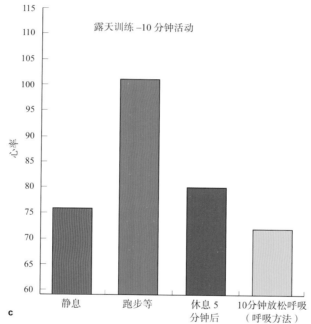

图 11.16 心率值的比较 [L143]

a. 肩部反拉练习与"肌肉气缸"练习的对比

b. 疗程起始和完成时, 以及在不同的练习中

c. 静息时和有不同负荷时

E

脊柱侧凸治疗和其他

第12章 | 巴特索伯恩海姆的 Katharina-Schroth 医院的治疗

12.1 治疗过程的概况

（1）通过拍照记录和测量确定病理性改变。在住院开始和结束时，每次都在裸露上半身、镜头位置和灯光这些条件相同的情况下对患者进行拍摄。除此之外，在治疗开始和结束时，还要确定患者的身高、体重和呼吸值。院内医生进行一般的临床检查，有必要的话，也会进行 X 线检查。

（2）上午和下午，以个人和小组的形式进行呼吸矫正练习，如果可以的话，在室外进行。这些练习由结合音乐的摆动体操开始，因为这可以刺激呼吸和循环系统。各个小组在物理治疗师的引导下，在不同的设备上交替练习 2 小时。治疗师提供个人控制和指导。练习是在镜子的帮助下进行的。

（3）按摩、放松。通常，患者每周接受 2 次背部按摩，在特殊情况下也会接受结缔组织的按摩。每天在个人矫正练习中进行一次全身放松。

（4）休息时间。为了确保治疗成功，每天必须保证一定的休息时间。天气好的情况下，在户外的草坪上或阳台上午休；天气不好的话，在床上休息。

（5）休闲娱乐活动。晚上可以打乒乓球、做手工、唱歌、玩游戏、跳舞。

（6）强化治疗的持续时长。一般来讲，首次治疗不应短于 4 周，因为无法在较短的时间内获得新的身体感觉。情况严重的，有必要进行 6～8 周的治疗。重复治疗则可以在较短的时间内取得成功。

（7）患者的年龄。实际上，7～70 岁的患者都可以用施罗特疗法进行治疗。重要的不是身体要像孩子一样或有"可弯曲的骨头"，而是患者要有意愿并在精神上参与。对于 5～9 岁的儿童，家长应该参与进来（在场），以便在家里进行正确的练习，即使只是机械性地练习，也要带着孩子正确地执行。毋庸置疑，婴儿和幼儿不能使用施罗特疗法。对婴儿来说，建议采用 Neumann-Neurode、Bobath、Vojta 的疗法，或类似的婴幼儿疗法。

12.2 适应证和禁忌证

- 绝对适应证。
  - 脊柱侧凸、后凸型脊柱侧凸、麻痹（瘫痪）性脊柱侧凸。
  - 背部凹陷、舒尔曼病（青少年脊柱后凸），体态畸形。
  - 萎缩（麻痹）性驼背、腰椎过度前凸、姿态相关的腰骶疼痛。
- 相对适应证。
  - 结核性脊柱炎治愈后的波特后凸。
  - 脊柱压缩性骨折后。
  - 脊柱手术治疗前和治疗后。
- 禁忌证。
  - 失代偿性循环系统疾病。
  - 骨质疏松症。
  - 肺结核和骨结核。
  - 挛缩性瘫痪。
  - 肺切除术后。
  - 阿尔茨海默病。

1995 年 8 月 1 日，Katharina-Schroth 医院被

Asklepios 责任有限公司接管。后来它被建成一家现代化的医疗中心，可以通过以下方式联系到。

医院地址：德国巴特索伯恩海姆科尔察克街 2 号阿斯克勒庇俄斯卡特琳娜施罗特医院（ Asklepios Katharina-Schroth-Klinik Korczakstr. 2 Bad Sobernheim Deutschland）

邮编：D55566

官方网站：www.skoliose.com

进修课程报名邮箱：e.mahler@asklepios.com

第13章 | 矫形导向的日常

依从性是指年轻患者对治疗干预的坚持情况。保守治疗的成功依赖于高度的依从性。

注意

> 应将物理治疗作为持续性治疗。起初以周为单位进行治疗，后续治疗可在间隔一定时间的门诊或适当的住院期进行，且必须将物理治疗训练作为家庭作业每天练习。

影响依从性的因素包括社会经济地位、疾病的严重程度、疼痛、康复的概率、对疾病的态度和对生活质量的要求。生活质量的下降可能与持续穿戴矫形支具的依从性较差有关。

13.1 日常矫正运动

为了持续进步，应每天有规律地运用在治疗过程中学到的日常矫正动作（躺、坐、站、走等）。最好是将确定的练习时间融入一天的安排中。每天的练习时间应该在一小时左右，可以拆分成2个30分钟，或3个20分钟。

注意

> 良好、纯净的空气十分重要，在晚上也是如此。在治疗过程中不允许吸烟，在家里也应克制住。

睡觉前应重新考虑并尽可能地改变睡姿。实际经验告诉我们，对位置的感觉必须非常确定，甚至在睡觉时也能意识到不利的旋转——例如翻身到肋凸侧时能醒来，并再次正确地调整，然后继续睡觉。

背靠墙睡觉可能是一个有利的办法。所以，如有必要的话，应交换床头与床尾的位置，在夜间更多地躺在凹侧上，但是一定要在腰凸处垫上矫正垫，使腰椎弓不会增加。即使醒着，比如阅读的时候，也不能躺着去对抗，患者在仰卧位阅读和学习时，最好使用棱镜眼镜。

注意

> 刻意练习所带来的改善可能因粗心大意而失去效果。

上课的时候，应安排患有脊柱侧凸的孩子在中间位置面朝正前方坐着。如果孩子坐在教室的边排，脊柱侧凸会迅速恶化（图 13.1 ~ 13.4）。

一有机会就应该利用镜像（商店橱窗、阴影轮廓）来检查坐位、站立位、行走的情况。练习最好在两面镜子之间进行，因为不用转动头部就可以观察到背部。若镜子里的身体看起来是笔直的，那么姿势就是正确的。感觉往往带有欺骗性。

警告

> 只在练习中保持良好的直立状态是不够的，因为长期存在的脊柱侧凸错误体态有可能一次又一次地将姿态再次拉回错误的位置。

由于这个原因，练习中过度矫正十分重要，这样才能找到正确的中间位置。只有通过过度矫正，才能对脊柱侧凸长期发展过程中形成的缺陷姿势图像（大脑图像）进行改变。

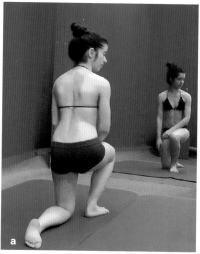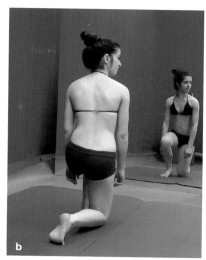

图 13.1　单膝跪立位（章节 7.3）
a. 错误执行
b. 正确执行

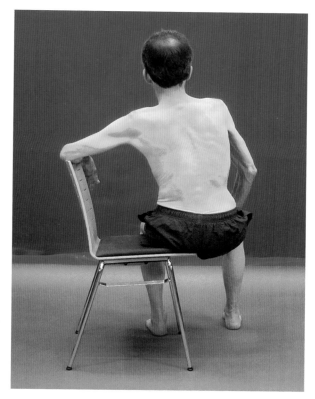

图 13.2　良好的坐姿

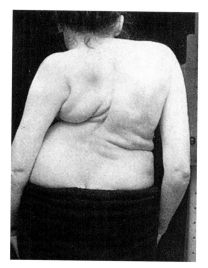

图 13.3　起始位置

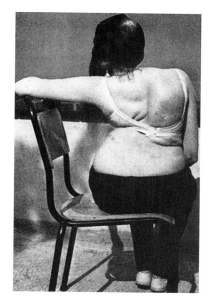

图 13.4　理想的坐姿

注意

　　必须熟悉正确姿势的感觉，直到它成为下意识行为。

　　游泳是最有利于心脏和血液循环的。一周游泳 2~3 次是非常可取的。

　　为了锻炼所有的肌群，应在家里做多方面的

练习。在家里可以用简单的辅助工具代替治疗过程中使用到的设备。比如，肋木架可以用真空吸附在门框之间的家用单杠来代替；髋木可以用桌子或椅子代替；悬吊带倾斜放置（头朝下），足部（由砖或类似物）垫高。这在治疗课上有详细说明！

为了能够在家里进行一定强度且有目的的自我练习，我们制作了各种音频光盘，可以在它们的帮助下每天进行不同的练习。

应该在家里反复查看治疗期间的对比图，并"仔细思考"或"仔细观察"练习，因为单纯的机械性练习是保持不住成效的。

注意

> 积极的基本态度对稳定成效具有决定性的意义。

例如，开车时，要注意将一只脚放在油门前，因为这侧的髋关节会向前旋转。另一只脚应挨在离合器前面。坐长途汽车时建议使用雷卡罗（Recaro）座椅。

通常情况下，患者家里没有架设肋木架的空间。然而，由于肋木架练习非常适合拉伸和加强躯干肌肉，有可能的话，应为此创造条件。

13.2　将矫正后的姿势融入日常

对脊柱侧凸保守性治疗的批判性看法给出了未来的研究重点。

医学上，保守治疗（相对于手术）主要被理解成应用各种各样的矫形支具。在严重脊柱侧凸的情况下，人们往往将运动治疗的重要性排在矫形支具之后。这里要用尽可能客观的方式来阐明根据严重程度而安排的不同治疗方案的价值。

Alfred Schanz（1868—1931）是德国骨科矫形技术的领军人物，他在1908年提出脊柱侧凸治疗的观点。据Schanz所说，过去的时间里，在所有可以想象的方向上，都产生了无数带有变

化的构思。除了讨论脊柱侧凸治疗的有效性之外，他还对个别设备进行了讨论。之所以会造成这种热烈讨论的现象，是因为整个脊柱侧凸治疗问题没有得到系统化的处理，而一直只是从个别观察、个别实验和个别结果中得出一般性的结论（Böni等人，2002）。根据Böni的说法，Schanz从脊柱侧凸的病理学出发，系统性地推导出一般的适应证。当时并没有科研为根基，这并不符合当今的循证医学理念。但Schanz呼吁，对于脊柱侧凸的保守治疗，应将其有效性系统化地阐明出来。到如今这仍然具有非常高的现实意义。

根据Weiß、Rigo和Rovenich（2006）的说法，在日常生活中进行姿势矫正是一个漫长的过程。身体的最佳矫正感觉是不同于外部信息〔例如，通过镜像控制（检查）自己的身姿〕的。内部信息来源于自身的感觉。例如，日常生活中身体通过不同的外部接触而产生的感觉。在一些情况下，身体内部所呈现的"图像"与外部的图像不一致，因此产生了错误的姿态。

注意

> 治疗的目的是让之前的感觉消失，并产生一个新的、改良姿势的感觉。

根据Haas和Blischke（2009）所说，运动学习源于局部神经元连通而产生的短期变化。只有在充分的反复练习后，才能预期整个神经元网络产生可塑性的变化。人类神经系统的可塑性使学习成为可能。Michel等人（2010）强调，保证所学习的新练习的难度适当是非常重要的。儿童在处理信息的能力方面存在着差异。Badan等人（2000年）提出，尚未成熟的处理过程会对运动学习产生影响。应用反馈时，必须考虑儿童的能力。

儿童和青少年具有很强的模仿力。他们会将关系亲密的人的评价作为自身行为的参考。Jung（2006）认为这会对治疗产生深远的影响。Wulf

（2009）表示，物理治疗中运动功能的学习往往与运动执行的定向注意力分不开。根据 Wulf 所说，给患者做动作执行时提供一个外部焦点，将会提升干预效果。在他看来，患者通过这种注意力的转移来停止他们的固有控制，且可通过想象目标来为他们的练习提供引导。在数十个关于内部和外部焦点的对比研究中，Thorn（2006）得出结论：测试平衡反应时，有外部焦点指引儿童的表现会更好。

注意

在日常生活中正确地执行运动意味着动作顺序不应受干扰刺激影响。

Darainy 等人（2009）将分心造成的动作错误称为转移效应。据 Haas 和 Blischke（2009）的研究，如果转移任务是训练的目标，则不该单纯重复、刻板地进行，否则在练习中学到的知识就不能最佳地应用到日常生活中去。

注意

治疗脊柱侧凸的难点在于矫正运动行为不代表全新的学习，而是对运动模式的矫正。

Panzer 等人（2002）发现，曾经学到的记忆内容不会被荒废，而是两者都可以平行地被回忆起来（平行调用）。另一项研究中，Panzer 和 Shea（2008）证实，如果对第一个动作顺序足够熟练，那么就可以更快、更好地学习第二个动作顺序。对此，在脊柱侧凸患者矫正姿势时，让他们自我意识到不对称是第一个动作顺序的学习，以便之后让他们更快地将矫正模式融入下意识行为。

因此，对于"如何、多久一次以及什么样的反馈"这个问题，Huber（2008）提出，每个治疗师都应该将反馈作为独立概念，并非常小心地对患者使用。根据他的观念，这会让患者很快且更好地控制自己，认识错误并自我矫正。

对儿童和青少年的治疗过程中的重点是"积极强化"（Kölli，2008）。其分为自我反馈和外界反馈。自我反馈需要借助视觉观察，这对穿戴矫形支具的脊柱侧凸患者来说是非常重要的教学出发点。如果对此没有积极的干预，从个人角度对自身的不满会形成病态的心理自我感知障碍。在这个前提下，建立一个积极的身体形象和自我感知便成为治疗的一个重要部分（Beumont 等人，1993）。良好的自我意识可以提升患者的自信心（Michler 等人，2007；Pavles 和 Wulf，2008）。

脊柱侧凸干预治疗的可行性是当前的一个热门话题。大规模的研究发现，普通的治疗方式，例如体能训练或者非针对性的物理治疗，在脊柱侧凸的治疗中成效甚微，只有有目的性的措施才能矫正脊柱侧凸。

注意

一个良好的治疗方法包括精准的评估、正确适应证的选择、与评估结果相符的治疗方式。功能组（如神经运动系统、筋膜束、膈肌和骨盆肌群）的运动都应该被包括在治疗中。

运动治疗的另一个重要方面则是以竖直伸展脊柱为重要目标来提高儿童的运动能力。因此除了典型的脊柱侧凸练习外，还要训练协调和运动技巧。应该将物理治疗的"刻意运动"加入日常的动作中。

需要注意的一点是，到目前为止，并没有任何研究证据表明在有明显脊柱侧凸的儿童中，有着促进脊柱侧凸进展的非生理性运动模式。也没有证据表明，只要改变这种非生理性运动模式就能将脊柱侧凸治愈。这再一次强调早期发现脊柱侧凸的重要性。

Schmitt 等人（2002）认为，脊柱侧凸患者不需要被禁止进行体育运动。他们认为，没有可靠的证据表明，某些运动——只要不作为竞技运动训练，并不会使脊柱侧凸加重。Liljenqvist 等人（2006）强调了对脊柱侧凸患者来说运动的重要性，他们认为迄今为止没有证据表明运动有负面影响。Liljenqvist 表示，目前没有科学证据表明基础的运动会对未接受手术的 Cobb 角小于 40° 的脊柱侧凸患者产生正面或负面影响。一般情况下，来自父母、老师或医生对于脊柱侧凸恶化的过度谨慎和担心才是限制脊柱侧凸患者进行运动的原因。因此，他们强调，对患者提出休闲运动的建议非常重要。

运动期间不应该佩戴矫形器，但脊柱的大幅运动以及涉及脊柱反复扭曲和弯曲的运动会使脊柱侧凸恶化。在 Cobb 角大于 41° 的情况下，应考虑运动是否会影响心肺功能以及产生其他风险。对于已经接受手术的 21° ~ 40° 的患者，建议也是相同的。这种建议不能一概而论，因为它还取决于手术器械的类型和脊柱融合的长度。

> **警告**
>
> 一般来说不建议以下运动：接触性运动、自由体操、跃障、蹦床（Schmitt 等人，2004）。

此外，应该明确区分娱乐活动和竞技体育。基本上，俱乐部的体育运动没什么问题，因为在关于脊柱侧凸病情的研究中，没有发现非常爱运动的年轻人和极少运动的年轻人之间有明显区别（Kenanidis 等人，2008）。然而在较大的运动量下，应该尽可能降低那些会对脊柱造成压力的动作比例。这几乎涉及所有运动。与 Kenanidis 等人的研究不同的是，一些研究显示，运动会促使脊柱侧凸恶化，应该避免在负荷下进行躯体旋转，这种情况在田径运动中会经常出现。以芭蕾舞演员和艺术体操运动员为例，肌肉不平衡、韧带松弛和月经推迟进一步促进了脊柱侧凸的发展（Liljenqvist 等人，2006）。

> **建议**
>
> 对脊柱侧凸患者来说，对称加强躯干肌肉的运动似乎是理想选择。

对称性的运动，例如排球或者游泳，第一眼看上去感觉有用，实则不然。排球作为一项团体运动，其特点是单臂优势，并且该侧的肌肉会强壮许多，这又会导致整个躯干肌肉的不平衡。惯用右手者因此容易脊柱右侧凸；关于脊柱左侧凸则没有相关发现（Liljenqvist 等人，2006）。

即使是经常被推荐的游泳运动看上去是一项对称运动，实则也是有偏差的。例如，自由泳反复进行的单侧呼吸会影响或加重脊柱侧凸。在调头时，习惯性使用肌肉较强侧也会导致躯干不对称地发展。在高水平运动员中，脊柱侧凸的发生率高达 6.9%（Becker，1982）。

Karsky 等人（2009）发现芭蕾舞对于脊柱侧凸有好处，它不仅能训练技巧和风格，还可锻炼有氧和无氧力量、关节活动性及肌肉伸展能力。根据 Exner-Grave（2008）的说法，轻度脊柱侧凸并不会在生物力学或者美学上影响舞蹈生涯，不过他假设脊柱都保持均匀活动。对于严重的脊柱侧凸，Simmel（2009）建议咨询舞蹈医生。

由此可以得出结论：在给一些儿童推荐竞技运动前，对于体育运动的选择需要精确的医学和运动科学的分析及长久的物理治疗管理。现如今，很多证据是基于以前原始的传闻知识发展而来，为了纪念那个时代，在结尾处从两篇文章中分别摘录两段文字。

摘自《功能性脊柱侧凸治疗生物医学口袋书》

在 Klapp 和其他人的带领下，骨科的治疗理念早已从静态机械概念和通过胸衣支具治疗脊柱侧凸发展至功能治疗法。对于严重僵化的脊柱侧凸，机械辅助仍然是非常重要的，但是并没有带来满意的结果。

一位业余体操老师 Schroth 女士走上了一条功能治疗的路，以治疗自己的三期脊柱侧凸。她的理念是易于理解的，并且多次被事实证实（也被医生证实）。从她自己身体（脊柱侧凸）的状况中，她理解到需要利用呼吸的塑形能力，来减少形变和改善功能。这种"呼吸矫形"利用大量不同的练习，每一种都可以根据患者的情况进行调整。它主要可以培养身体的感觉并加强控制躯体姿势、四肢和躯干等的能力。她的主要工作目标是将旋转的脊柱反旋回来，这是在呼气的帮助下完成的，将肋骨作为杠杆长臂撬动椎体，这样的"旋转－角度"呼吸需要刻苦地分步学习，要从每一个细节开始学习。

这种治疗方法与传统治疗方法（饮食、光线、空气等）、心理指导和自我激励相结合，以提高自我活动能力。即使是优秀医疗专家也未能通过治疗阻止病情的发展，但通过这个办法取得了良好的疗效。关于这种方法的所有都值得更精确的科学测试。由于目前只有较少的医生知道这一点，更应该对其重视，而且更重要的是，从这种治疗方法中可以获得有价值的、关于预防性治疗的线索，例如学校的矫形体操应该借鉴该疗法。

Vogel（1937: 559–560）

摘自《呼吸疗愈艺术》

最后是关于 Schroth 呼吸矫形学研究的思考，它在某种程度上跳出一般的呼吸治疗的框架，属于纯骨科矫形领域的内容，利用呼吸运动力学和功能成功调整脊柱侧凸中脊柱的位置与肋骨弯曲问题。经过 30 年的发展，自主研发的呼吸矫形术取得了令人满意的矫形效果。

脊柱侧凸患者往往都有膈肌－腹式呼吸功能障碍，膈肌运动的改善及基于功能改善而更全面的上胸腔运动在一定程度上保证了脊柱重新竖直。在特殊的训练过程中，仰卧位、俯卧位、侧卧位同时结合矫形目的的多重支垫，再结合镜像控制，患者由此学会支配和移动呼吸肌群和肋骨节段。为了填补脊柱侧凸形成的肋凹，这些部分需要进行孤立的运动练习。利用"旋转－角度"呼吸可以逐渐将身体从下沉和变形的状态中"呼吸出来"。随后，将肋骨作为长杠杆，将扭转的椎体拧回正常的位置。正如 Schanz 所述，功能增强而重新发展的肺组织部分能像气垫一样从内部提供支持，且治疗时间短，效果令人惊叹（图13.5）。

Schanz 肯定了户外治疗的价值，包括光线、空气的影响，同时患者的生活也由此发生改变。她强调，经过多年的观察，积极的心理转变和积极的呼吸转变是携手并进的。

Schmitt（1956: 543 f）

第13章

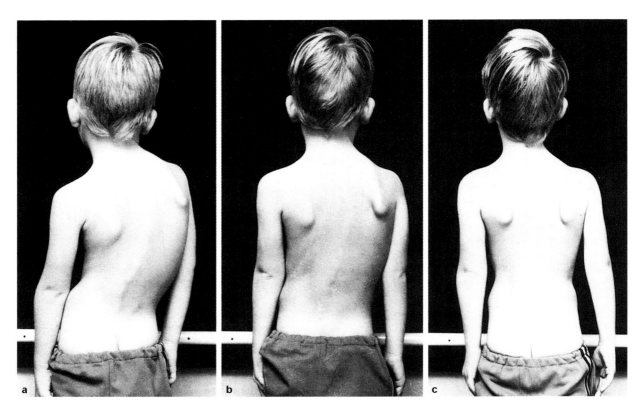

图 13.5　一名患脊髓灰质炎后出现脊柱侧凸的 5 岁男性患者

a. 开始治疗时

b. 3 周的施罗特疗法治疗后

c. 8 周的施罗特疗法治疗后

Alter MJ. Science of flexibility. 3rd ed. Champaign: Human Kinetics; 2004.

Asher MA, Burton D C. Adolescent idiopathic scoliosis: natural history and long term treatment effects. Scoliosis 2006; 1(2): 1–10 (kann unter www.scoliosisjournal.com/content/1/1/2 heruntergeladen werden).

Badan M, Hauert CA, Mounoud P. Sequential pointing in children and adults. J Exp Child Psychol 2000; 75: 43–69.

Barral J, Mercier P. Lehrbuch der viszeralen Osteopathie. 2 Bde. München: Urban & Fischer; 2002.

Basmajian J V, De Luca C J. Muscles alive: their functions revealed by electromyography. 5th ed. Baltimore: Williams & Wilkins; 1985.

Becker TJ. Scoliosis in swimmers. Clin Sports Med 1982; 5: 149–158.

Berdishevsky H, Lebel VA, Bettany-Saltikov J, et al. Physiotherapy scoliosis specific exercises – a comprehensive review of seven major schools, in scoliosis and spinal disorders. Scoliosis Spinal Disord 2016; 11: 20.

Bertram A M, Laube W. Sensomotorische Koordination. Gleichgewichtstraining auf dem Kreisel. Stuttgart: Thieme; 2008.

Beumont P J V, Arthur B, Russell J D, Touyz S W. Excessive physical activity in dieting disorder patients: proposals for a supervised exercise program. Int J Eat Disord 1993; 15(1): 21–36.

Bills D, Moore S. The falciform ligament and the ligamentum teres: friend or foe. (Elektronische Ausgabe). ANZ J Surg 2009; 79(10): 678–680.

Bistritschan E, Delank S, Winnekendonk G, Eysel P. Oberflächenmessverfahren (Medimouse) versus Röntgenfunktionsaufnahmen zur Beurteilung der lumbalen Wirbelsäulenbeweglichkeit. Postersession Deutscher Orthopädie-Kongress 2003. Z Orthop 2003; 141: Heft S1.

Bjure J, Grimby G, Nachemson A. The effect of physical training in girls with idiopathic scoliosis. Acta Orthop Scand 1969; 40: 325.

Böni T, Min K, Hefti F. Idiopathische Skoliose und Scheuermann-Kyphose. Orthopäde 2002; 31: 11–25.

Börke A (2008). Vergleich rasterstereografischer und röntgenologischer Parameter im Langzeitverlauf idiopathischer Skoliosen. Unveröffentlichte Dissertation, Westfälische Wilhelms-Universität, Münster.

Bottenberg H. Biologische Therapie des praktischen Arztes. München: Lehmanns; 1936, S. 314.

Brussatis F. Elektromyographische Untersuchungen der Rücken- und Bauchmuskulatur bei idiopathischen Skoliosen. Die Wirbelsäule in Forschung und Praxis Bd. 24, Stuttgart: Hippokrates; 1962.

Buckup K. Klinische Tests an Knochen, Gelenken und Muskeln. 2. Aufl. Stuttgart: Thieme; 2000.

Budgell B, Polus B. The effects of thoracic manipulation on heart rate variability: A controlled crossover trial. J Manipulative Physiol Ther 2006; 29(8): 603–610.

Butler D S, Moseley G L. Schmerzen verstehen. Heidelberg: Springer; 2005.

Buttermann GR, Mullin WJ. Pain and disability correlated with disc degeneration via magnetic resonance imaging in scoliosis patients. Eur Spine J 2008; 17: 240–249.

Caillet R. Scoliosis, diagnosis and management. Philadelphia: F. A. Davis.; 1983.

Carman DL, Browne RH, Birch JG. Measurement of scoliosis and kyphosis radiographs. J Bone Joint Surg 1990; 72: 328–333.

Chéneau J, Gaubert J. Zur Entwicklung des Chéneau-Korsetts. Grundlagen der Biomechanik für Orthopädie-Mechanik er. Literatursammlung. Dortmund: Verlag Orthopädie Technik; 1988.

Cheung J, Veldhuizen AG, Halbertsma JPK, Maurits NM, Sluiter WJ, Cool JC. The relation between electromyography and growth velocity of the spine in the evaluation of curve progression in idiopathic scoliosis. Spine 2004; 29(9): 1.011–1.016.

Cheung J, Halbertsma JPK, Veldhuizen AG, Sluiter WJ, Maurits NM, Cool JC, van Horn JR. A preliminary study on electromyographic analysis of the paraspinal musculature in idiopathic scoliosis. Eur Spine J 2005; 14: 130–137.

Chu WCW, Man GCW, Lam WWM, Yeung BHY, Chau WW, Ng BKW, Lam T, Lee K, Cheng JCY. Morphological and functional electrophysiological evidence of relative spinal cord tethering in adolescent idiopathic scoliosis. Spine 2008; 33(6): 673–680.

Collis D, Ponseti IV. Long-term follow-up of patients with idiopathic scoliosis not treated surgically. J Bone Joint Surg Am 1969; 51(3): 425–445.

Côté P, Kreitz BG, Cassidy JD, Dzus AK, Martel J. A study of the diagnostic accuracy and reliability of the scoliometer and Adam's forward bend test. Spine 1998; 23(7): 796–802.

Darainy M, Mattar AAG, Ostry DJ. Effects of human arm impedance on dynamics learning and generalization. J Neurophysiol 2009; 101: 3.158–3.168.

Demoulin C, Crielaard J-M, Vanderthommen M. Spinal muscle evaluation in healthy individuals and low-back pain patients: a literature review. Joint Bone Spine 2007; 74(1): 9–13.

Diakow PRP. Pain: a forgotten aspect of idiopa thic scoliosis. The Journal of the CCA 1984; 28(3): 315–318.

Dickson RA, Lawton JO, Archer IA, Butt WP. The pathogenesis of idiopathic scoliosis. Biplanar spinal asymmetry. J Bone Joint Surg 1984; 66(1): 8–15.

Diemer F, Sutor V. Praxis der medizinischen Trainingstherapie. Stuttgart: Thieme; 2007.

Dölken M. Was muss ein Manualtherapeut über die Physiologie des Bindegewebes und die Entwicklung einer Bewegungseinschränkung wissen? Manuelle Medizin 2002; 40(3): 169–176.

Doody MM, Lonstein JE, Stovall M, Hacker DG, Luckyanov N, Land

CE. Breast cancer mortality after diagnsotic radiography. Spine 2000; 25(16): 2.052–2.063.

Drerup B, Ellger B, Meyer zu Bentrup F, Hierholzer E. Rasterstereographische Funktionsaufnahmen. Eine neue Methode zur biomechanischen Analyse der Skelettgeometrie. Orthopäde 2001; 30(4): 242–250.

Duthie R B. Manifestation of musculosceletal disorders. In: Schwartz SI (ed.). Principles of surgery. Vol. 2. New York: McGraw-Hill; 1969. pp. 1.532–1.583.

Dvorák J, Dvorák V, Schneider W. Manuelle Medizin. Diagnostik. 2 Bde. Stuttgart, New York: Thieme; 1997.

Eder M, Tilscher H. Chirotherapie. Stuttgart: Hippokrates; 1988.

Exner-Grave E. Tanzmedizin. Die medizinische Versorgung professioneller Tänzer. Stuttgart: Schattauer; 2008.

Farkas A. Über Bedingungen und auslösende Momente bei der Skolioseentstehung (Versuch einer funktionellen Skoliosenlehre). Beilagenheft der Z. f. Orthopädische Chirurgie Bd. XLVII Stuttgart: Enke; 1925.

Fossum C. Faszien, das osteoartikuläre System und das allgemeine Kompensationsmuster in der Osteopathie. Übers. v. Hinz K. Osteopathische Medizin 2003; 4(1): 4–12.

Friedebold G. Die Aktivität normaler Rückenstreckmuskulatur im Elektromyogramm unter verschiedenen Haltungsbedingungen. Z Orthop 1958; 90: 1–18.

Frost HM. Wolff's law and bone's structural adaptations to mechanical usage: An overview for clinicians. The Angle Orthodontist 1994; 64(3): 175–188.

Gaudreault N, Arsenault AB, Larivière C, DeSerres SJ, Rivard C-H. Assessment of the paraspinal muscles of subjects presenting an idiopathic scoliosis: an EMG pilot study. BMC Musculoskeletal Disorders 2005; 6: 14.

Götze HG. Die Rehabilitation jugendlicher Skoliosepatienten. Untersuchungen zur ka rdiopulmonalen Leistungsfähigkeit und zum Einfluss von Krankengymnastik und Sport. Habilitationsschrift Münster; 1976.

Götze HG. Pathophysiologie der Atmung und kardiopulmonale Funktionsdiagnostik bei Skoliosepatienten. Z Krankengymnastik 1978a; 30: 228.

Götze HG. Metrische Befunddokumentation pulmonaler Funktionswerte von jugendlichen und erwachsenen Skoliosepatienten unter einer 4wöchigen Kurbehandlung. Z Krankengymnastik 1978b; 30: 333.

Götze H G, Vogelpohl H, Seibt G. Der Einfluss einer 4wöchigen krankengymnastischen Behandlung nach Schroth auf die organische Leistungsfähigkeit jugendlicher Skoliosepatienten. Z Krankengymnastik 1975; 27: 316–321.

Greenman PE. Lehrbuch der osteopathischen Medizin. 3. Aufl. Stuttgart: Haug; 2005.

Grumeth F. Bisherige Erfahrungen mit der dreidimensionalen Skoliosebehandlung nach Schroth. In: Meznik F, B öhler N (Hrsg.). Die Skoliose. Buchreihe für Orthopädie und orthopädische Grenzgebiete. Bd. 5. Uelzen: Medizinisch-Literarische Verlagsgesellschaft; 1982. S. 113–118. Zugänglich auch unter: www. schroth-skoliosebehandlung.de/dr_grumeth_de.pdf.

Guo X, Chau W-W, Chan Y-L, Cheng JC-Y. Relative anterior spinal overgrowth in adolescent idiopathic scoliosis; results of

disproportionate endochondralmembranous bone growth. J Bone Joint Surg 2003; 85: 1.026–1.031.

Güth V, Abbink S. Vergleichende elektromyographische und kinesiologische Unter suchungen an kongenitalen und idiopathischen Skoliosen. Z Orthop 1980; 118: 165.

Haas C, Blischke K. Bedeutung der Repetition für das motorische Lernen – Lehren aus der Sportwissenschaft. Neuroreha 2009; 1: 20–27.

Hackenberg L. Stellenwert der Rückenformanalyse in der Therapie von Wirbelsäulendeformitäten. Habilitationsschrift Westfälische Wilhelms-Universität, Münster; 2003.

Hansen Th. Praktische Bewährung der Methode Schroth. Z Orthop Grenzgeb 1976; 114: 462–464.

Heine J. Die Lumbalskoliose. Stuttgart: Enke; 1980.

Heine J, Meister R. Quantitative Untersuchungen der Lungenfunktion und der arteriellen Blutgase bei jugendlichen Skoliotikern mit Hilfe eines funktionsdiagnostischen Minimalprogrammes. Z Orthop 1972; 110: 56.

Helfenstein A. Lankes M, Öhlert K, Varoga D, Hahne H-J, Ulrich HW, Hassenpflug J. The objective determination of compliance in treatment of adolescent idiopathic scoliosis with spinal orthoses. Spine 2006; 31 (3): 339–344.

Helsmoortel J, Hirth T, Wührl P. Lehrbuch der viszeralen Osteopathie. Peritoneale Organe. Stuttgart, New York: Thieme; 2002.

Helsmoortel J, Hirth T, Wührl P. Die Bewegungen der Viszera: Die Mobilität (Teil 1). Deutsche Zeitschrift für Osteopathie 2006; 4(2): 21–24.

Helsmoortel J, Hirth T, Wührl P. Die Bewegungen der Viszera: Die Mobilität (Teil 2). Deutsche Zeitschrift für Osteopathie 2006; 4(4): 28–30. Zugänglich unter: www.qualitative-visceral-osteopathy. com/_pdf/bewegungen_der_viszera_2.pdf.

Hettinger Th. T rainingsgrundlagen im Rahmen der Rehabilitation. Z Krankengymnastik 1978; 30: 339–344.

Hick C, Hick A. Intensivkurs Physiologie. 6. Aufl . München: Elsevier Urban & Fischer; 2009.

Hodges PW, Butler JE, McKenzie DK, Gandevia SC. Contraction of the human diaphragm during rapid postural adjustments. J Physiol 1997; 505(2): 539–548.

Hüter-Becker A, Dölken M. Physiolehrbuch Praxis. Physiotherapie in der Orthopädie. Stuttgart, New York: Thieme; 2005.

Huber M. Weniger ist manchmal mehr – Feedback als therapeutische Technik. Ergopraxis 2008; 1(2): 24–27.

Hundt OE. Möglichkeiten der krankengymnastischen Beeinflussbarkeit der Skoliose und die damit verbundenen Wirkungen auf die Herz-Kreislauf-Funktionsbereiche. Rehabilitation der Atmung. Stuttgart: Fischer; 1975. S. 100–105.

Janicki JA, Alman B. Scoliosis: Review of diagnosis and treatment. Paediatric Child Health 2007; 12(9): 771–776.

Joseph K-F, Richardson CA. Reliability of electromyographic power spectral analysis of back muscle endurance in healthy subjects. Arch Phys Med Rehabil 1996; 77: 259–264.

Jung N. Die Entdeckung der Spiegelneurone – eine Revolution für die Psychologie? Vortrag auf dem Kongress der Arbeitsgemeinschaft für Psychoanalyse und Psychotherapie in Berlin. Februar 2006.

Kahn F. Das Leben des Menschen, eine volkstümliche Anatomie, Biologie, Physiologie und Entwicklungsgeschichte des Menschen.

4 Bände . Kosmos-Gesellschaft der Naturheilkunde. Stuttgart: Franckische Verlagsbuchhandlung; 1929.

Kapandij IA. Funktionelle Anatomie der Gelenke. 4. Aufl. Stuttgart: Thieme; 2006.

Karachalios T, Sojianos J, Roidis N, Sapkas G, Korres D, Nikolopoulos K. Tenyear follow-up evaluation of a school screening program for scoliosis: Is the forward-bending test an accurate diagnostic criterion for the screening of scoliosis? Spine 1999; 24(22): 2.318–2.324.

Karch J. Klinische Zeichen der lumbosakralen Gegenkrümmung bei Skoliosepatienten und der daraus resultierende Korrekturaufbau. Z Krankengymnastik 1989; 41: 467–468.

Karsky T, Makai F, Rehak L, Karsky J, Madej J, Kalakucki J. The new rehabilitation treatment of so called idiopathic scoliosis. The dependence of results on the age of children and the stage of deformity. Locomotor System 2001; 8(2): 66–73. Download unter www.ortotika.cz/skoliozakarski.pdf.

Kawchuk G, McArthur R. Scoliosis quantifi cation: an overview. J C an Chiropract Assoc 1997; 41(3): 137–144.

Kenanidis E, Potoupnis M, Papavasiliou K, Sayegh F, Kapetanos G. Adolescent idiopathic scoliosis and exercising – Is there truly a liaison? Spine 2008; 33(20): 2.160–2.165.

Kirby AS, Burwell RG, Cole AA, Pratt RK, Webb JK, Moulton A. Evaluation of a new real-time ultrasound method for measuring segmental rotation of vertebrea and ribs in scoliosis. In: Stokes IAF (ed.). Research into spinal deformities 2. Amsterdam: IOS Press; 1999. pp. 316–320.

Klawunde G, Zeller HJ, Seidel H, Schneider WD. Neurophysiologische und lungenfunktionsdiagnostische Untersuchungen zur Wirkung von Gymnastik und Manueller Therapie bei juvenilen Skoliosen. Phys Rehab Kur Med 1988; 40(2): 103–111.

Klein-Vogelbach S. Funktionelle Bewegungslehre. 4. Aufl. Berlin, Heidelberg: Springer; 1983.

Klisic P, Nikolic Z. Attitudes scoliotiques et scoliosis idiopathiques: Prévention à l'école. Vorgetragen auf der internationalen Tagung zur Prävention der Skoliose im Schulalter in Rom, Italien, 1. April 1982.

Kouwenhoven JM, Vincken KL, Bartels LW, Castelein RM. Analysis of preexistent vertebral rotation in the normal spine. Spine 2006: 31(13): 1.467–1.472.

Kouwenhoven JM, Smith TH, van der Veen AJ, Kingma I, van Dieën JH, Castelein RM. Effects of dorsal versus ventral shear loads on the rotational stability of the thoracic spine: a biomechanical porcine and human cadaveric study. Spine 2007; 32(23): 2.545–2.550.

Kouwenhoven JM, Castelein RM. The pathogenesis of adolescent idiopathic scoliosis: review of the literature. Spine 2008; 33(26): 2.898–2.908.

Kölli O. Der dialogische Ansatz. Unser Weg 2008; 63(5): 184–187.

Krismer M, Bauer R, Wimmer C. Die operative Behandlung der idiopathischen Skoliose. Orthopäde 1998; 27(2): 147–157.

Lam GC, Hill DL, Le LH, Raso JV, Lou EH. Vertebral rotation measurement: a summary and comparison of common radiographic and CT methods. Scoliosis 2008; Nov 2; 3: 16. doi: 10.1186/1748-7161-3-16. Kostenloser Download unter: www.ncbi.nlm.nih.gov/pmc/articles/PMC2587463/.

Larivière C, Arsenault AB, Gravel D, Gagnon D, Loisel P, Vadeboncoeur R. Electromyographic assessment of back muscle weakness and muscle composition: reliability and validity issues. Arch Phys Med Rehab 2002; 83: 1.206–1.214.

Larivière C, Arsenault AB, Gravel D, Gagnon D, Loisel P. Surface electromyography assessment of back muscle intrinsic properties. J Electromyogr Kinesiol 2003; 13: 305–318.

Lehnert-Schroth Ch. Die Behandlung der Skoliose nach dem System Schroth. Z Krankengymnastik 1975; 9: 322.

Lehnert-Schroth Ch. Die Probleme der krankengymnastischen Skoliosebehandlung. Der deutsche Badebetrieb 1976; 67: 317–324.

Lehnert-Schroth Ch. Grundlegende Gedanken zu den atmungsorthopädischen Skolioseübungen nach System Schroth. Rehabilitation der Atmung. Stuttgart: Fischer; 1976. S. 102–105.

Lehnert-Schroth Ch. Die Besonderheiten der krankengymnastischen Übungsbehandlung nach Schroth. Z Physikal Med Rehab 1976; 17: 3–8.

Lehnert-Schroth Ch. Skoliosen und die verschiedenen krankengymnastischen Behandlungsmethoden. Bad Sobernheim: Eigenverlag Katharina-Sch roth-Klinik; 1977–1990.

Lehnert-Schroth Ch. Die Beeinfl ussung der Lumbosakralskoliose durch die dreidimensionale Skoliosebehandlung. In: Meznik F, Böhler N (Hrsg.). Die Skoliose. Buchreihe für Orthopädie und orthopädische Grenzgebiete. Bd. 5. Uelzen: Medizinisch-Literarische Verlagsgesellschaft; 1982. S. 116–118.

Lehnert-Schroth Ch. Haltungsschwäche und Haltungsschäden. Z Sport Praxis 1986; 27: 40–42.

Lehnert-Schroth Ch. Prävention von Haltungsschäden im Schulunterricht und beim Schulsport. Z Sozialpädiatrie in Praxis und Klinik 1986; 8: 344–348.

Lehnert-Schroth Ch. Die dreidimensionale Skoliosebehandlung nach Schroth. Deutsche Krankenpflegezeitschrift 1987; 40: 1.750–1.756.

Lehnert-Schroth Ch. Haltungsschäden und deren Vorbeugung im Schulunterricht. Z Turnen und Sport 1988; 62: 1–2; auch Broschüre im Eigenverlag Katharina-Schroth-Klinik, Sobernheim.

Lehnert-Schroth Ch. Unsere Erfahrungen mit einem Verkürzungsausgleich in der Skoliosebehandlung. Z Krankengymn 1991; 1: 1.661–1.672.

Lehnert-Schroth Ch. Krankengymastische Behandlung von Patienten mit operativ versteifter Skoliose. Zeitschrift für Physiotherapeuten 1996: 4 8(2): 212–219.

Lehn ert-Schroth Ch. Dreidimensionale Skoliosebehandlung. 5. Aufl. Stuttgart: Fischer; 1997.

Lehnert-Schroth Ch, Weiß H-R. Dokumentation zur Entwicklung derdreidimensionalen Skoliose-Behandlung nach Schroth. Sobernheim: Eigenverlag Katharina-Schroth-K linik; 1989.

Lephart SM. Proprioception and neuromuscular control in joint stability. Champaign: Human Kinetics; 2000.

Lewit K. Manuelle Medizin. 5. Aufl. München: Urban und Schwarzenberg; 1987.

Liem T, Dobler TK, Puylaert M. Leitfaden der viszeralen Osteopathie. 1. Aufl. München : Elsevier Urban & Fischer; 2005.

Liljenqvist U, Witt K-A, Bullmann V, Steinbeck J, Völker K. Empfehlungen zur Sportausübung bei Patienten mit idiopathischer Skoliose. Sportverletzung Sportschaden 2006; 20(1): 36–42.

Liu T, Chu WCW, Young G, Li K, Yeung BHY, Guo L, Man GCW, Lam WWM, Wong STC, Cheng JCY. MR analysis of regional brain volume in adolescent idiopathic scoliosis: neurological manifestation of a systemic disease. J Magn Res Imag 2008; 27(4):

732–736.

Lonstein JF, Carlson JM. Adult scoliosis. In: Lonstein JF, Bradford DS, Winter RB. Moe's textbook of scoliosis and other spinal deformities. Philad elphia: WB Saunders; 1987.

Lowe TG, Edgar M, Margulies JY, Miller NH, Raso VJ, Reinker KA, Rivard CH. Etiology of idiopathic scoliosis: current trends in research. J Bone Joint Surg Am 2000; 82-A (8): 1.157–1.168.

Macintosh JE, Bogduk N. The morphology of the lumbar erector spinae. Spine 1987; 12: 658.

Mannion AF, Connolly B, Wood K, Dolan P. The use of surface EMG power spectral analysis in the evaluation of back muscle function. J Rehabil Res Dev 1997; 34(4): 427–439.

Mannion A F, Knecht K, Balaban G, Dvorak J, Grob D. A new skin-surface device for measuring the curvature and global and segmental ranges of motion of the spine: reliability of measurements and comparison with data reviewed from the literature. Eur Spine J 2004; 13: 122–136; Medizin 2009; 1: 16–20.

Mayo NE, Goldberg MS, Poitras B, Scott S, Hanley J. The Ste-Justine Adolescent Idiopathic Scoliosis Cohort Study. Part III: Back pain. Spine 1994; 19(14): 1.573–1. 581.

Meister R. Atemfunktion und Lungenkreislauf bei thorakaler Skoliose. Stuttgart: Thieme; 1980.

Michel J, Grobet C, Dietz V, van Hedel HJA. Obstacle steppin g in children: task acquisition and performance. Gait & Posture 2010; 31: 341–346.

Michler P, Wolter-Flanz A, Linder M. trEATit – Intensive ambulante Gruppentherapie von Jugendlichen mit Essstörungen. Praxis der Kinderpsychologie und Kinderpsychiatrie 2007; 56: 19–39.

Mirtz TA, Thompson MA, Greene L, Wyatt LA, Akagi CG. Adolescent idiopathic scoliosis screening for school, community and clinical health promotion practise ultilizing the PRECE-DE-PROCEED model. Chiropractic & Osteopathy 2005; 13: 1–11.

Mollon G, Bogduk JC. Scoliosis structurales mineurs et kinésithérapie. Etude statistique comparative des résultats. Kinésithérapie Scient 1986; 244: 47–56.

Morrissy RT, G oldsmith GS, Hall EC, Kehl D, Cowie GH. Measurement of the Cobb angle on radiographs of patients who have scoliosis. Evaluation of intrinsic error. J Bone Joint Surg Am 1990; 72: 320–327.

Nachemson A, Lonstein J, Weinstein S. Report of the prevalence and natural history committee. Vortrag beim Jahrestreffen der Scoliosis Research Society, Denver CO. 25.9.1982.

Nash CL, Moe JH. A study of vertebral rotation. J Bone Joint Surg Am 1969; 51: 223–229.

Panzer S, Naundorf F, Krug J. Motorisches Lernen: Lernen und Umlernen einer Kraftparameterisierungsaufgabe. Deutsche Zeitschrift für Sportmedizin 2002; 53(11): 312–316.

Panzer S, Shea C. The learning of two similar complex movement sequences: Does practice insulate a sequence from interference? Hum Mov Sci 2008; 27(6): 87 3–887.

Paoletti S. Faszien. Anatomie, Strukturen, Techniken, Spezielle Osteopathie. München: Urban & Fischer; 2001.

Pavles Z, Wulf I. Physiotherapie in der Psychiatrie. Physioactive 2008; 4: 36–38.

Pitzen P. Kurzgefaßtes Lehrbuch der orthopädischen Krankheiten. 5. Aufl. München, Berlin: Urban & Schwarzenberg; 1950.

Porter RW. Idiopathic scoliosis: the relation between the vertebral canal and the vertebral bodies. Spine 2000; 25(11): 1.360–1.366.

Porter RW. Can a short spinal cord produce scoliosis? Eur Spine J 2001; 10(1): 2–9.

Preuße U, Giebel J. Die Leber – mehr als GOT und GPT? Osteopathic Psychological Review 2009; 105(3): 558.

Rinsky LA, Gamble JG . Adolescent idiopathic scoliosis. West J Med 1988; 148: 182–191.

Rogala EJ, Drumond DS, Gurr J. Scoliosis. Incidence and natural history. J Bone Joint Surg Am 1978; 60-A: 173–176.

Scheier H. Prognose und Behandlung der Skoliose. Stuttgart: Thieme; 1967. S. 48–49.

Schlegel KF. Wert und Wertlosigkeit der krankengymnastischen Behandlung der Skoliose. Wissenschaftl Zeitschrift der Ernst-Moritz-Arndt-Universität, Greifswald, Mathematisch-Naturwiss enschaftl . Reihe 1971; XX: 2.321–2.333.

Schlegel KF. Die Skoliosebehandlung nach Schroth. Z Orthop 1976; 114: 761.

Schleip R, Klingler W, Lehmann-Horn F. Fascia is able to contract in a smooth muscle-like manner and thereby influence musculoskeletal mechanics. Medical Hypothesis 2005; 65(2): 273–277.

Schmidt FA, Kohlrausch W. Unser Körper. Handbuch der Anatomie, Physiologie und Hygiene der Leibesübungen. 8. Aufl. Leipzig: Voigtländer; 1981.

Schmidt RF, Lang F, Thews G. Physiologie des Menschen mit Pathophysiologie. 29. Aufl . Berlin: Springer 2005.

Schmidt W. Die idiopathische Skoliose aus der Sicht der funktionellen Bewegungslehre (FBL) Z Krankengymnastik 1984; 36: 2–10.

Schmitt JL. Atemheilkunst. 3. Aufl. München, Berlin: Hanns-Georg-Müller-Verlag; 1956.

Schmitt O. Skoliosefrühbehandlung durch Elektrostimulation, Bücherei der Orthopädie Bd. 45, Stuttgart: Enke; 1985.

Schmitt H, Carstens C. Sportliche Belastungsfähi gkeit bei . orthopädischen Deformitäten der Wirbelsäule im Kindesalter. Deutsche Zeitschrift für Sportmedizin 2002; 53(1): 6–11. Zugänglich unter: www.zeitschrift-sportmedizin.de/fileadmin/ externe_websites/ext.dzsm/content/archiv2002/heft01/a01_01_02. pdf.

Schmitt H, Carstens C. Skoliose und Sport. Deutsche Zeitschrift für Sportmedizin 2004; 55(6): 163–164. Zugänglich unter www. zeitschrift-sportmedizin.de/fileadmin/externe_websites/ext.dzsm/ content/archiv2004/heft06/Standards_Schmidt.pdf.

Schmitz A, Prange S, Wallny Th, Jäschke H, Schumpe G, Schmitt O. Erfassung des Anteflexionsverhaltens der Wirbelsäule bei Schulkindern mittels Ultraschall opometrie. Med 2000; 21: 128–131.

Schroth K. Die Atmungs-Kur – Leitfaden zur Lungengymnastik. Chemnitz: Buchdruckerei Gustav Zimmermann; 1924.

Schroth K. Atmungs-Orthopädie und funktionelle Behandlung der Skoliose (seitl. Rückgratv erkrümmung). Essen: Volksarzt-Verlag, 1930.

Schroth K. Behandlung der Skoliose (Rückgratverkrümmung) durch Atmungs-Orthopädie. Z Naturarzt 1931; 59: 11.

Schroth K. Krise in der Orthopädie. Obererzgebirgische Zeitung Buchholz/Sachsen (v. 11.5.1935).

Wie helfen wir den Rückgratverkrümmten? Obererzgebirgische Zeitung Buchholz/Sachsen (v. 23.6.1935).

Schroth K. Naturgemäße Betreuung Rückgratverkrümmter besonders im Krieg. Der Heilpraktiker 4. München: Richard-Pflaum-Verlag; 1943.

Schroth K. Atmungs-Orthopädie Original-System Schroth. Der Heilmasseur – Physiotherapie. Zürich/Schweiz: Gebr. Bossard; 1955.

Schroth K. Was ist Atmungs-Orthopädie? Atem – Massage – Entspannung – Moderne Gymnastik (1/1963). Bad Homburg: Helfer-Verlag Schwabe; 1963. Nachdruck in Physiotherapie 1977; 68: 652–654.

Schroth K. Der hohlrunde Rücken in atmungs-orthopädischer Behandlung. Z. für Atempfl ege – Massage – Entspannung – Moderne Gymnastik 1966; 4: 8–9.

Schroth K. Atmungs-Orthopädie Originalsystem Schroth. Z Erfahrungsheilkunde Bd. XV (6/1966).

Schroth K. Atmungs-Orthopädie Original Schroth. Taschenbuch der Physiotherapie. Heidelberg: Haug; 1968. S. 68–92.

Schroth K. Gefahren der Behandlung seitlicher Rückgratverkrümmung. Der Naturarzt 1972; 7(9): 399–400.

Schroth K. Scoliometer-Beschreibung: Orthopedic systems, INC. 1897 National Avenue, Hayward, CA 94545 (415), 785–1.020.

Seifert J, Selle A, Flieger C, Günther KP. Die Compliance als Prognosefaktor bei der konservativen Behandlung idiopathischer Skoliosen. Der Orthopäde 2008; 38(2): 151–158.

Shea KG, Stevens PM, Nelson M, Smith JT, Masters KS, Yandow S. A comparison of manual versus computer-assisted radiographic measurement: intraobserver measurement variability for Cobb angles. Spine 1998; 23(5): 551–555.

Simmel L . Tanzmedizin in der Praxis. Anatomie, Prävention, Trainingstipps. Berlin: Henschel; 2009.

Simmonds N, Miller P, Gemmell H. A theoretical framework for the role of fascia in manual therapy. J Bodyw Mov Ther 2012; 16(1): 83–93.

Sobotta J. Atlas der deskriptiven Anatomie des Menschen. M ünchen: Lehmanns; 1931.

Soderberg GL, Cook TM. Electromyography in biomechanics. Physical Therapy 1984; 64(12): 1.813–1.820.

Stecco C, Porzionato A, Lancerotto L, Stecco A, Macchi V, Day JA, De Caro R. Histological study of the deep fasciae of the limbs. J Bodyw Mov Ther 2008; 12(3): 225–230.

Stoboy H, Friedebold G. Evaluation of the effect of isometric training in functional and organic muscles atrophy. Arch Phys Med Rehabil 1968; 49(9): 508–514.

Suzuki S, Yamamuro T, Shikata J, Shimizu K, Iida H. Ultrasound measurement of vertebral rotation in idiopathic scoliosis. J Bone Joint Surg Br 1989; 71: 252–255.

Tatekawa Y, Kanehiro H, Nakajima Y. Laparoscopic modified Thal fundoplication for gastroesophageal reflux in patient with severe scoliosis and sliding esophageal hiatal hernia. J Pediatr Surg 2006; 41(10) : 15–18.

T atekawa Y, Tojo T, Kanehiro H, Nakajima Y. Multistage approach for tracheobronchomalacia caused by a chest deformity in the setting of severe scoliosis. Surg Today 2007; 37(10): 910–914.

Theologis TN, Fairbank JCT, Turner-Smith AR, Pantazopoulos T. Early detection of progression in adolescent idiopath ic scoliosis by measurement of changes in back shape with the integrated shape imaging system scanner. Spine 1997; 22(11): 1.223–1.227.

Thorn JE. Using attentional strategies for balance performance and learning in 9 to 12 year olds. Veröffentlichte Dissertation, State University, Florida; 2006.

Tomaschewski R. Die funktionelle Behandlung der beginnenden idiopathischen Skoliose. Dissertationsarbeit. Vorgelegt der Medizinischen Fakultät des Wissenschaftlichen Rates der Martin-Luther-Universität, Halle–Wittenberg; 1987.

Van den Berg F. Angewandte Physiologie 2: Organe verstehen und beeinflussen. Stuttgart: Georg Thieme; 2005.

Von Piekartz HJM. Kiefer, Ge sichts- und Zervikalregion. Neuromuskuloskeletale Untersuchung. Therapie und Management. Stuttgart: Thieme; 2005.

Vogel M. Funktionelle Skoliosebehandlung. Biologisch-Medizinisches Taschenbuch. Stuttgart: Hippokrates; 1937. S. 559–560.

Vogelpohl H. Die Beeinflussung der kardiopulmonalen Leistungsfäigkeit von Skoliosepatienten durch intensive Krankengymnastik und leichtes Ausdauertraining. Dissertationsarbeit Westfäische Wilhelms-Universitä, Institut für Sportmedizin, Münster; 1975.

Weinstein SL, Za vala DC, Ponseti IV. Idiopathic scoliosis: Longterm follow-up and prognosis in untreated patients. J Bone Joint Surg Am 1981; 64: 702–712.

Weiß H-R. Präntion sekundäer Funktionseinschräkungen bei Skoliosepatienten im Rahmen einer mehrwöhigen Intensivbehandlung nach Schroth. Z Physikal Med Baln Med Klim 1988; 17: 306.

Weiß H-R. Eine funktionsanalytische Betrachtung der dreidimensionalen Skoliosebehandlung nach Schroth. Z Krankengymnastik 1988; 40: 363.

Weiß H-R. Krankengymnastische Rehabilitation bei idiopathischer Skoliose. ZFA 1988; 64: 1.027–1.030.

Weiß H-R. Effektive Skoliosebehandlung durch Krankengymnastik. Rheuma 1989; 4/5: 177–180 und 233–237.

Weiß H-R. Ein Modell klinischer Rehabilitation von Kindern und Jugendlichen mit idiopathischer Skoliose. Orthopäische Praxis 1989(a); 25: 93–97.

Weiß H-R. Präntion und Rehabilitation von Skoliosefolgen im Erwachsenenalter. Z. Krankengymnastik 1989(b); 41: 468–473.

Weiß H-R. Krümungsverläfe idiopathischer Skoliosen unter dem Einfluss eines krankengymnastischen Rehabilitationsprogrammes. Orthopäie Praxis 1990; 10: 648–654.

Weiß H-R. Influence of an in-patient exercise program on scoliotic curve. Ital J Orthop Traumatol. 1992; 18(3): 395–406.

Weiß H-R. Beeinflussung skoliosebedingter Schmerzzustäde durch ein krankengymnastisches Rehabilitationsprogramm. Orthopäie-Praxis 1990 ; 26: 793–797.

Weiß H-R. The effect of an exercise program on vital capacity and rib mobility in patients with idiopathic scoliosis. Spine 1991; 16(1): 88–93.

Weiß H-R. Schroth – Ein skoliosespezifisches Rehabilitationsprogramm. Teil 1: Theoretische Grundlagen. Teil 2: Praktische Durchführung. Therapeutikon 1989; 2: 682–694.

Weiß H-R. Wirbelsäulendeformitäten Band 1. Heidelberg: Springer; 1991.

Weiß H-R. Wirbelsäulendeformitäten Band 2. Stuttgart: Fischer; 1992.

Weiß H-R. Wirbelsäulendeformitäten Band 3. Stuttgart: Fischer; 1994.

Weiß H-R. Skolioserehabilitation , Qualitätssicherung und Patientenmanagement. Stuttgart: Thieme; 2000.

Weiß H-R. Befundgerechte Physiotherapie bei Skoliose. 3. Aufl. München: Pflaum; 2010.

Weiß H-R. Operationsinzidenz bei konservativ behandelten PatientInnen mit Skoliose. Med Orth Tech 2002; 122: 148–155.

Weiß H-R. Einflüsse des Schroth'schen Rehabilitationsp rogrammes auf Selbstkonzepte von Skoliose-PatientInnen. Rehabilitation 1994(a); 33: 31– 43.

Weiß H-R. Auswirkungen der Schroth'schen Dreh-Winkel-Atmung auf die dreidimensionale Verformung bei idiopathischen Thorakalskoliosen in Wirbelsäulendeformitäten. Bd. 3. Stuttgart: Fischer; 1994(b). S. 87–92.

Weiss H-R. Rehabilitation of scoliosis patients with pain after surgery. Stud Health Technol Inform 2002; 88: 250–253.

Weiß H-R. Sagittalkonfiguration bei idiopathischen Skoliosen. MOT 2004; 4: 75–79.

Weiss H-R. "Best practice" in conservative scoliosis care. 2. Aufl. München: Pflaum; 2006.

Weiss H-R. Ich habe Skoliose. Ein Ratgeber für Betroffene, Angehörige und Therapeuten. 8. Aufl. München: Pflaum; 2012.

Weiß H-R, Bickert W. Veränderungen elektromyografisch objek-tivierbarer Parameter der Rechtsherzbelastung erwachsener Skoliosepatienten durch das stationäre Rehabilitationsprogramm nach Schroth. Orthopädische Praxis 1996; 32: 450–453.

Weiß H-R, Cherdron J. Befindlichkeitsänderungen bei Skoliosepatie nten in der stationären krankengymnastischen Rehabilitation. Orth Praxis 1992; 28: 87–90.

Weiss H-R, Moramarco M. Re modelling of trunk and backshape deformities in patients with scoliosis using standardized asymmetric computer-aided design/computer-aided manufacturing braces. www. oapublishinglondon.com/images/article/pdf/1367838907.pdf

Weiss H-R, Moramarco M, Moramarco K. Risks and long-term complications of adolescent idiopathic scoliosis surgery vs non-surgical and natural history outcomes. Hard Tissue 2013; 2(3): 27 (www.oapublishinglondon.com/oa-musculoskeletal-medicine)

Weiß H-R, Rigo M, Rovenich U. Befundgerechte Physiotherapie bei Skoliose. 2. Aufl. München: Pflaum; 2006.

Weiß H-R, Weiß G, Petermann F. Incidence of curvature in idiopathic scoliosis patients treated with scoliosis-in-patient rehabilitation (SIR): an age- and sex-matched controlled study. Pediatr Rehabil 2003; 6(1): 23–30.

Weiß H-R, Weiß G, Schaar HJ. Incidence of surgery in conservatively treated patients with scoliosis. Pediatr Rehabil 2003; 6(2): 111–118.

Wild A, Krauspe R. Skoliose. In: Krämer J (Hrsg.). Orthopädie und Orthopädische Chirurgie. Wirbelsäule und Thorax. Stuttgart: Thieme; 2004. S. 165–190.

Wong H-K, Hui J, Rajan U, Chia H-P. Idiopathic scoliosis in Singapore schoolchildren: a prevalen ce study 15 years into the screening program. Spine 2005; 30(10): 1.188–1.196.

Wulf G. Aufmerksamkeit und motorisches Lernen. 1. Aufl. München: Elsevier Urban & Fisch er; 2009.

Zetterberg C, Björk R, Örtengren R, Andersson GBJ. Electromyogra-phy of the paravertebral muscles in idiopathic scoliosis. Acta Orthop Scand 1984; 55: 304–309.

Żuk T. The role of spinal and abdominal muscles in the pathogenesis of scoliosis. J Bone Joint Surg Br 1962; 44(1): 102–105.